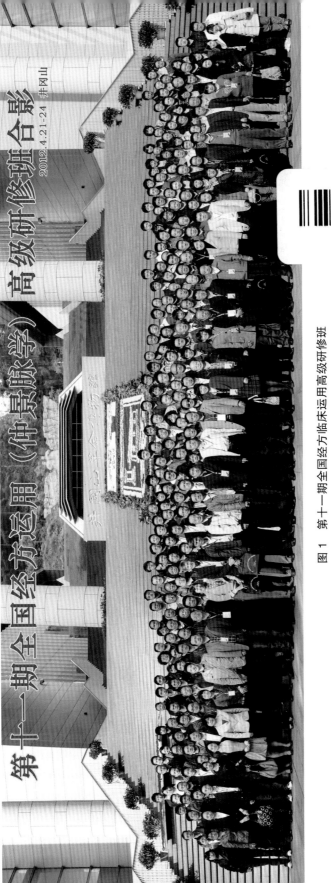

第十一期全国经方运用（仲景脉学）高级研修班合影
2012.4.21-24 井冈山

图1 第十一期全国经方临床运用高级研修班

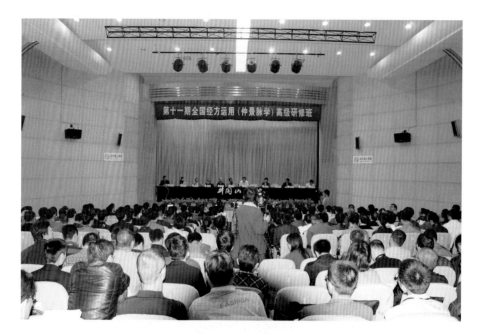

图2　开幕式现场

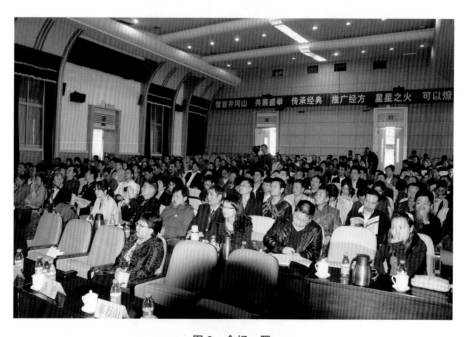

图3　会场一隅

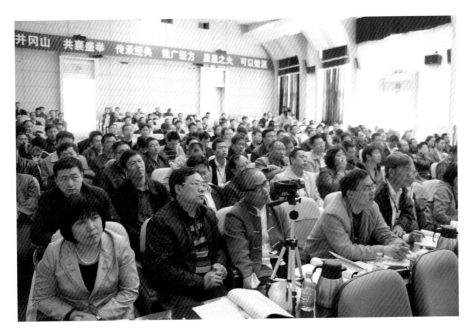

图 4　学员认真聆听

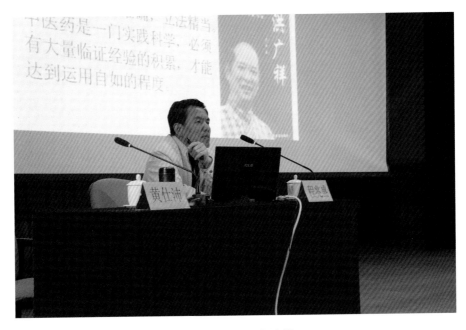

图 5　程兆盛局长演讲

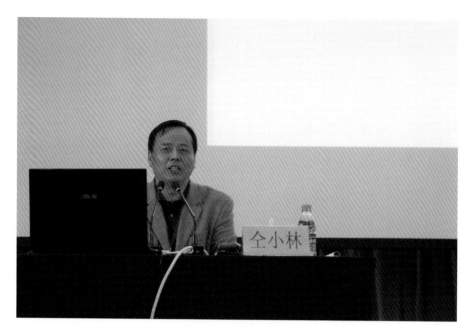

图 6　仝小林教授演讲

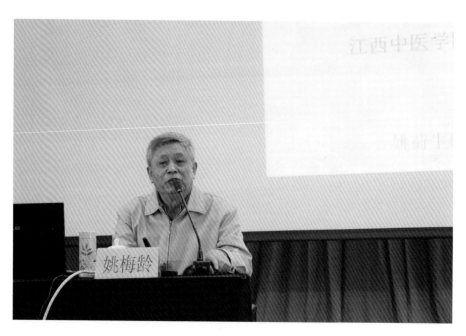

图 7　姚梅龄教授演讲

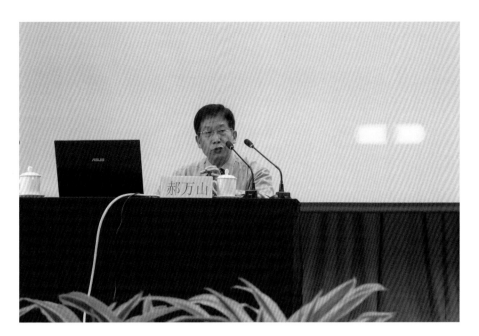

图 8　郝万山教授演讲

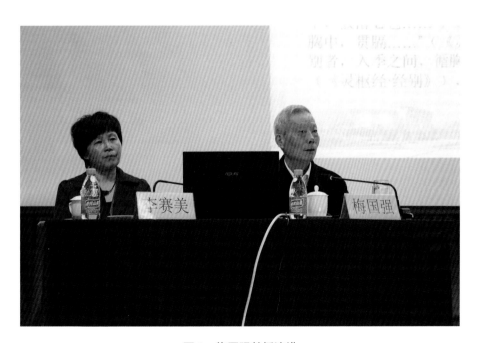

图 9　梅国强教授演讲

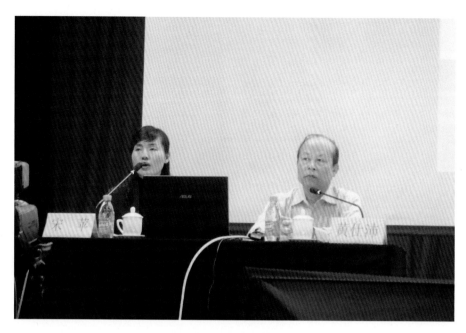

图 10　黄仕沛教授演讲

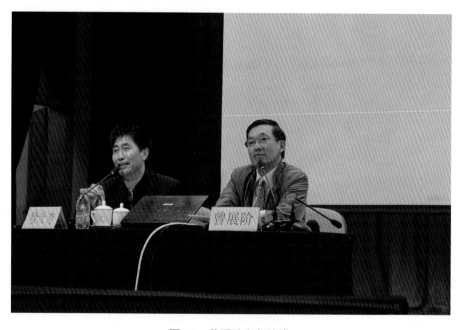

图 11　曾展阶老师演讲

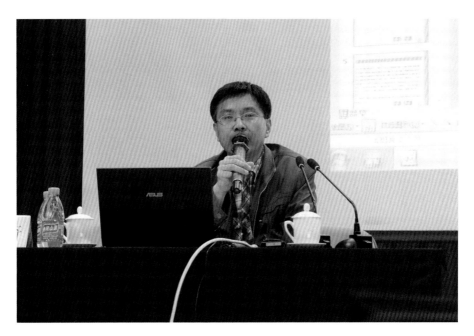

图 12　姜宗瑞医师演讲

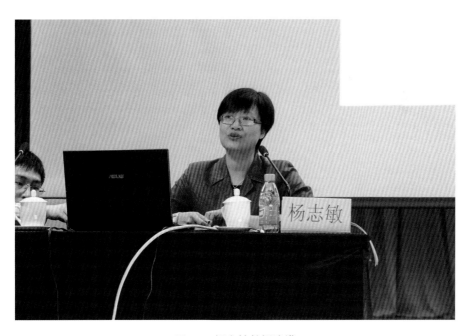

图 13　杨志敏教授演讲

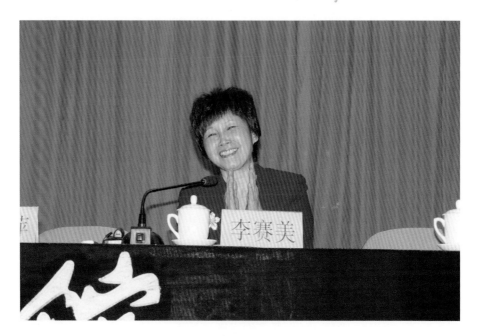

图 14 李赛美教授演讲

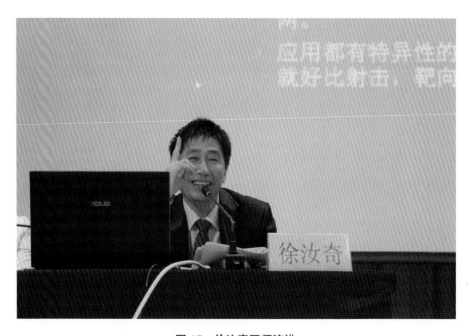

图 15 徐汝奇医师演讲

李赛美 □ 主编

名师

经方讲录（第五辑）

金匮要略

傷寒論

中国中医药出版社

·北 京·

图书在版编目（CIP）数据

名师经方讲录. 第五辑/李赛美主编. —北京：

中国中医药出版社，2015. 10（2022.12重印）

ISBN　978 – 7 –5132 – 1373 – 8

Ⅰ．①名… Ⅱ．①李… Ⅲ．①经方—文集

Ⅳ．①R289. 5 – 53

中国版本图书馆 CIP 数据核字（2015）第 224293 号

中国中医药出版社出版

北京经济技术开发区科创十三街 31 号院二区 8 号楼

邮政编码　100176

传真　010–64405721

廊坊市祥丰印刷有限公司印刷

各地新华书店经销

开本 710×1000　1/16　印张 24　彩插 0.5　字数 374 千字

2015 年 10 月第 1 版　2022 年 12 月第 4 次印刷

书号　ISBN　978 – 7 – 5132 – 1373 – 8

定价　79.00 元

网址　www.cptcm.com

服 务 热 线　010–64405510

购 书 热 线　010–89535836

维 权 打 假　010–64405753

微信服务号　zgzyycbs

微商城网址　https：//kdt.im/LIdUGr

官 方 微 博　http：//e.weibo.com/cptcm

天猫旗舰店网址　https：//zgzyycbs.tmall.com

如有印装质量问题请与本社出版部联系（010–64405510）

名师经方讲录（第五辑）
编 委 会

策　　划	樊粤光	冼绍祥	方　宁		
主　　编	李赛美				
副 主 编	徐汝奇	徐笋晶	邓　烨		
编　　委	王保华	陈靖雯	刘　奇	刘超男	方剑锋
	蔡志敏	唐颜荣	陈嘉文	叶　春	李燕玲
	茹婉琪	罗悦嘉	彭俊祥	李新善	牛晓静
	陈东光	陈　珺			
学术指导	仝小林	黄　煌	冯世纶	姚梅龄	郝万山
	梅国强	黄仕沛	杨志敏	李　艳	温兴韬
	姜宗瑞	程兆盛	黄胜光	李惠林	谢建军
	曾展阶（新加坡）				

前　言

　　"第十一期全国经方临床运用高级研修班"即井冈山经方班，从 2012 年 4 月 21 ~ 24 日，4 天的课程排得满满当当。当时的场景现在仍历历在目。主讲的 14 位老师，既有来自院校的学术界顶尖人物，也有来自三甲医院的领军医师；既有医学渊源深厚的世代名医，也有基层一线独树一帜的中青年医师……中医界的经方专家聚首井冈山，共襄盛举，传承经典，推广经方。与此同时，来自海内外的 240 余名学员认真听课，积极思考，踊跃讨论，在课程结束之后还创建了学员论坛，分享经方铁杆粉丝们"学经典、用经典"的心得。学用一体、教学互动是本次经方班的亮点之一。

　　春夏相交的 4 月，美丽如画，井冈山更是气候宜人，青山翠竹，潺潺流水，微风拂煦，万象葱郁。中医学子们怀揣经典，不远千里汇聚于此，聆听"最美的"中医课程。他们孜孜不倦，乘兴而来，满载而归。遥想当年，毛泽东曾在井冈山挥笔写下豪情诗句"星星之火，可以燎原"，其雄心壮志，势不可挡。而今在革命老区井冈山举办此次经方班亦具有特殊的意义，它的影响将是深远的。

　　本次经方班是"学院派"与"民间派"关于经方研究合作与对话的新尝试。期间特别邀请了众多中青年经方学者传经送宝。他们大多来自临床一线，且均医术精湛，业内享有良好口碑。他们的发言使我们感受到了新鲜的气息。因此，"接地气"是本次经方班的一大特色。

　　本次经方班的发起人之一徐汝奇医师，作为经方班的铁杆学员，参加了第 1 期到第 10 期经方班的研修。他受益于历届经方班专家的培养和提携，此次走上了经方班的讲台。其象征意义在于："今天的经方班学员，明天的经方班教员！"长江后浪推前浪，中医人才培养道路漫长，需要不断开拓。我们要以敬畏之心向古人学习，向前辈学习，向同行学习，向患者学习。中医经方学习之路没有最好，只有更好。经方班是培养中医人才的摇篮，更是推举名医、推广仲景学术的平台。

井冈山经方班的成功举办离不开各位授课专家的悉心指导与支持，也离不开来自海内外经方粉丝们的厚爱。借此，向各位专家、各位同道表示深深的谢意！

特别要感谢徐汝奇医师及其经方团队，以及江西省中医药学会、江西省中医药管理局和南昌市第九医院为此次经方班的举办给予的精心安排和热情接待；还要感谢我的团队——广州中医药大学第一临床医学院经典临床研究所伤寒论教研室的全体同仁们一直以来对经方推广所做的不懈努力，为我们搭建了经方文化和学术交流的平台。

"星星之火，可以燎原"，研修和推广仲景学术是中医人的使命。让我们整理行囊，再次从井冈山出发吧！

李赛美于广州

2015 年 9 月

目　录

上篇　名师讲座篇

1

下篇　名师访谈篇

名 师 讲 座 篇

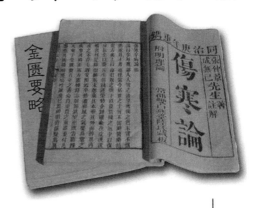

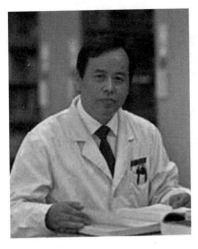

【名师介绍】

　　仝小林，博士生导师，主任医师，国家重点基础研究发展计划（"973"计划）首席科学家，现任中国中医科学院广安门医院副院长，国家中医药管理局内分泌重点学科学科带头人，中华中医药学会量效分会主任委员，中国中医科学院首席研究员，国家药典委员会委员；荣获何梁何利基金科学与技术进步奖（医学、药学奖）1项，国家科技进步二等奖2项，获卫生部有突出贡献的中青年专家、全国优秀科技工作者等多项荣誉称号。

谈《伤寒杂病论》的学习与应用

中国中医科学院广安门医院　　仝小林

　　尊敬的大会主席李赛美教授，尊敬的各位领导、各位同道、各位来宾、各位专家大家上午好。今天我跟大家讨论的题目是"谈《伤寒杂病论》的学习与应用"。

　　我觉得《伤寒杂病论》的魅力在于临床，而张仲景的魅力则在于他的创新。因为张仲景师古而不泥古，他博采群方，把古方成功地运用到了伤寒疾病上，这样的运用就是一种创新。所以我认为，张仲景的创新精神是很值得我们学习的。经方是中医的基础，我们提倡用经方、推广经方，但是不能局限于经方，一定要与时俱进。后世在经方基础上也有很多的创新，尤其是温病学派的出现，像吴又可、叶天士、吴鞠通等，他们治疗温病时在经方的基础上进行很多创新。由于温病有其自身的特点，单纯用六经辨证不合适，所以才有卫气营血辨证、三焦辨证等辨证方法的出现。我认为，我们学习《伤寒杂病论》的时候，要学习张仲景的创新精神，与时俱进，这点非常重要，这就是"知行合一"。

所谓"知行合一"最主要的就是实事求是。现在的一些疾病跟过去相比发生了很大的变化。第一个变化表现为老年病增多。在仲景生活的年代，人均寿命都不长，所以古代对于老年病的治疗是缺乏经验的。第二个变化表现为慢病增多。过去人得了某种病，因为这个病的治疗不理想患者就死掉了，或者最多只能活几年。而现在，患者可以带病生存几十年。慢病的社会化是当今社会一大特点。我想，在仲景生活的年代，医家对这些问题的研究是不足的。第三个变化表现为代谢性疾病增多。代谢性疾病古已有之，但是现在有上亿人患糖尿病、高血压，所以代谢病是全社会一个重要的问题。第四个变化表现为心理疾病增多。心理疾病过去在落后的农耕社会比较少见，但是现今比比皆是。第五个变化表现在医（药）源性疾病增多。第六个变化表现为全球性的瘟疫增多。某地区爆发瘟疫，短时间内可蔓延全球，这在交通不发达的古代是不可能的。所以老年病、慢病、代谢性疾病、心理疾病、医（药）源性疾病、全球性的瘟疫都是现代疾病的重要组成部分，也是我们医学工作者需结合现今形势进行研究的重点。

仲景的魅力在于他的创新、在于他的与时俱进。在众多的辨证方法中，仲景的六经辨证的确有一些很独特的地方，不但可用于外感病，而且还可以用在几乎所有的内伤杂病中，这种应用就是一种创新。但是六经辨证也有很多不足的地方，后世不同年代的医家也相应地提出了不同的辨证方法，如八纲辨证、脏腑辨证、卫气营血辨证、三焦辨证、经络辨证及气血津液辨证等，这些辨证方法各有各的特点。这就告诉我们在学习《伤寒杂病论》的时候，应该师古而不泥古，创新而不离宗。

今天，我就《伤寒杂病论》谈点自己的想法、体会。首先是我们应该怎样理解《伤寒杂病论》；其次我以代谢综合征为例，谈谈怎样活用经方。当然这只是一己之见，可能有很多不恰当的地方，请在座的各位专家、教授提出宝贵的意见。

一、怎样理解《伤寒杂病论》

学习《伤寒杂病论》，第一是要回归本源，读懂"伤寒"。其实读懂"伤寒"并不容易，在座的都是经方大家和经方爱好者，对《伤寒杂病论》有着浓厚的兴趣，我想大家在学习《伤寒杂病论》时都会有这样的体会，真的要把《伤寒杂病论》读懂不是一件容易的事情。第二是要抓住病机，发挥"伤寒"。第三是应对今病，发展"伤寒"。最后是科技支撑，创新"伤寒"。

1. 回归本源，读懂"伤寒"

我觉得《伤寒杂病论》有两大疑团，一个是"伤寒其病"，一个是"伤寒其量"。我认为，如果对这两个问题有了很明确的认识，那么对《伤寒杂病论》方子的理解和应用就会比较明晰了。

20 年前，我跟医古文大家钱超尘教授和中国医学科学院医史文献所负责人梁俊教授探讨过"伤寒其病"的问题。我说："钱老，您能不能好好研究一下'伤寒其病'？"我也跟梁俊教授说："如果'伤寒其病'搞不懂，那么对伤寒的理解就非常困难，就会出现很多歧义。"我认为，我们应该把两个问题分清，一个是张仲景的本义是什么，一个是后世对张仲景的发挥是什么。我们现在用经方治疗各种疑难杂症、治疗各种内科病，都是"伤寒"的发挥，而不是其本义。我和两位教授说了我的一些想法，可是这两位教授都非常谦虚，钱超尘教授说："我实在是不懂临床，不好判断。"梁俊教授则觉得目前精力有限，在对'伤寒其病'研究上有些力不从心。

对于"伤寒其量"的问题，我在十几年前同傅延龄教授探讨过。我说："您是伤寒大家，您也知道'伤寒其量'非常重要，这个问题不研究清楚就跟盲人摸象一样。不知道经方的剂量，怎么能用得好经方呢？"傅延龄教授在很早就招收研究这个方向课题的研究生，他的学生从开题到结题再到论文答辩我都参加，就是希望在'伤寒其量'方面的研究能得出一些结论。后来，恰好我们在做"973"项目"以量效关系为主的经典名方的相关基础研究"，我就和傅延龄教授合作，经过 3 年多的时间，傅延龄教授的团队经过详细的考证，得出"伤寒"一两等于13.8g的结论。本来这个结论去年就要最终鉴定并公布的，但我希望再开1次涉及伤寒学家、文献学家、考古学家、度量衡专家、医史文献专家的研讨会、鉴定会，然后再给出《伤寒杂病论》剂量的最终结论，我想这对推动《伤寒杂病论》的研究非常重要。

（1）伤寒其病

现在比较普遍的一种观点是：伤寒是外感热病的一个总称。但是伤寒究竟是一种病还是所有外感病的总称呢？我觉得这是一个很重要的问题。由于认识不同，对《伤寒杂病论》的理解就会有很大不同。

上届经方班中谈过，我是从流行性出血热来看伤寒六经传变的。我并不是说流行性出血热就一定是伤寒，但是我觉得它很像，至少通过流行性出血热这样一种疾病来理解伤寒的六经传变会很方便。

我们知道，流行性出血热在早期有"三痛三红"的特点，可是有相当一部分病人一开始就三期重叠，发热、少尿和休克三个症状同时出现，这种情况是非常复杂的。从中我就体会到为什么《伤寒论·辨太阳病脉证并治》篇中变证百出，出现那么多复杂的证候，几乎超过了阳明病、少阳病、太阴病、少阴病、厥阴病的总和。为什么桂枝汤类证、承气汤类证、白虎汤类证、四逆汤类证等都在这个阶段出现。其实这与流行性出血热三期重叠相关。

疾病早期，如果只是单纯的发热，那么头痛、身痛、腰痛、骨节疼痛、恶寒、发热、无汗、脉浮紧等症状则非常典型。如果病情继续发展，合并出现少尿、休克，病情就非常复杂了。所以，病在太阳阶段，桂枝汤类证、大青龙汤类证、小青龙汤类证、承气汤类证、栀子豉汤类证、泻心汤类证、陷胸汤类证都可以见到这些症状，尤其是桃核承气汤类证，我的印象是非常深刻的。因为我是周仲瑛教授的博士，参加了他主持的国家"七五"攻关项目"关于中医药治疗流行性出血热研究"。当时我们课题组收集了1400份病例，这1400份病例中有相当一部分病人在少尿或无尿阶段使用了桃核承气汤治疗。这部分病人都有一个典型的症状——"其人如狂"。由于膀胱出血，阻塞下尿路，导致急性肾衰竭，肾脏的肌酐、尿素氮一天天往上升，最后发展为尿毒症。尿毒症进一步引起脑水肿，病人表现为非常的狂躁，这时候我们就用桃核承气汤。服用桃核承气汤后，很多病人会随尿液排出大块大块的血凝块，这就是真正的膀胱蓄血。把血块排出来以后，病人的小便就会非常多，有的病人一天之内可以有几千毫升的小便。连续几天后，心衰、肺水肿、肠道内的水肿、脑水肿都可以得到大大的缓解，然后这个病人就有救了。如果排不出来，病人就有可能死亡。以前我在县医院和公社医院工作，没有透析机，只能是用甘露醇导泻，但多数情况下导泻效果非常不理想，如果应用桃核承气汤，效果就会非常好。还有什么疾病能在太阳病阶段，见到这样典型的膀胱蓄血症状，而且是典型的桃核承气汤类证呢？非常罕见。

另一个印象比较深的是猪苓汤证，以猪苓汤治疗老年出血热急性肾衰竭的水热互结证每收奇功。老年人阴分不足，高热若干天以后就会出现舌带芒刺，少苔，甚至无苔、光苔，像镜面舌一样，舌蜷萎缩。这是因为高热后，细胞内液大量丢失，细胞外水液潴留，所以就出现双腿重度水肿，甚至胸腹腔有积液，这就是典型的阴虚水热互结证。此证用猪苓汤治疗的效果非常好。

太阳证转入阳明腑证，这实际上是由毒血症导致的肠麻痹。早期中毒性肠麻痹会有典型的痞、满、燥、实表现，如果还伴随热结旁流，承气汤类就非常好用了。我们根据不同的情况，用大承气汤、小承气汤、调胃承气汤或者桃核承气汤，但是剂量都非常大，大黄的剂量经常在30～60g，而且用生大黄，后下。看1剂药服后患者是否能通，能通就有救，不能通则很快就会死亡，因为这个时候已经是全身性的毒血症了。如果肠鸣音还有，就可以这样用承气汤类方；如果肠鸣音已经完全没有了，那就是完全性肠麻痹了。这时候医生也不敢用承气汤类方，因为用了之后很可能会出现肠破裂。在阳明病阶段，还可以看见白虎汤类证。在流行性出血热的高热期，特别是当病人没有恶寒，表现出大热、大汗、大渴时，这种情况就是典型的白虎汤证，非常常见。

流行性出血热发展到少阳病阶段，表现为寒热往来的情况相对比较少见。少阳病实际上是在阳明病和太阴病之间的一个转型期，所以《伤寒论·辨少阳病脉证并治》篇中文字很少，方子也很少。有人认为少阳病不应该放在阳明病之后，而应该在太阳病之后，认为应该是按太阳病、少阳病、阳明病这个顺序。实际上这种观点是不对的。太阳病、阳明病、少阳病，接着进入太阴病、少阴病、厥阴病，这个过程是非常符合临床实际的。流行性出血热的病人，先是高热，接着进入阳明病，通身大热，用了白虎汤以后，全身大汗淋漓，整个被子都湿透了，一直到黏糊糊的、黄黄的汗全部出透，则脉静身凉。如果汗出不透，还是稍数脉，那就是热未透尽。所以说，少阳病阶段相对比较少见。有些人认为高热可以用柴胡桂枝汤治疗，但实际上在流行性出血热的早期麻黄汤证最多见，因为病人都年轻力壮，二三十岁左右，所以得病的时候往往不会出现桂枝汤类的恶风、汗出等情况，而是表现为头痛、身痛、腰痛、恶寒发热。开始的时候恶寒非常重，接着是高热，高热往往持续很多天，我们经常会看见三期重叠，也就是这个原因。

流行性出血热在当时的病死率是非常高的，在西医对症处理的基础上，发热的时候该退热就退热，少尿的时候该导尿就导尿，休克的时候该用抗休克药就用抗休克药，并且大量补液，充分补液，即使在这种情况下，病死率仍然在10%以上。流行性出血热是非常有意思的一个病，特别典型的是此病伤于寒邪。不伤于寒邪则不会得这个病。所以，此病于11月到第二年的2月高发。在当时，流行性出血热的主要传染源是黑线姬鼠，它只有在寒冷的冬季才会进入屋子与人密切接触，使人感染病毒而发病。所以，流行性出血热主要在冬季发病。

回想《伤寒杂病论·序》的记载："余宗族素多，向余二百。建安纪年以来，犹未十稔，其死亡者三分有二，伤寒十居其七。"张仲景家族有两百多口人，10年之内死了2/3，在这2/3里，70%的人死于伤寒。因此我认为，伤寒绝不是外感热病的总称，这是我始终坚持的观点。我从1985年开始，跟随周仲瑛教授做流行性出血热、流行性脑脊髓膜炎、腮腺炎、脑膜炎等疾病的研究，经过3年的研究，我感觉到张仲景的伤寒一定要从瘟疫的角度去考虑，从病死率很高的瘟疫的角度去考虑，绝不是一般的温病，而且必须是冬季发生的。因为很多温病是不传染人的，只是外感病，出现高热。只有瘟疫才会有极强的传染性，死亡率亦高。从这个角度去看《伤寒杂病论》，感觉就完全不一样了。虽然从1985年至今我一直坚持这个观点，但是我认为仍然要非常慎重。所以，在上次经方班上我只是提到过这个问题，而这次我把它作为一个正式的观点提出来。我认为，我们必须知道"伤寒其病"，明确张仲景的本义是什么，后世对张仲景的发挥是什么，这样在理解《伤寒杂病论》的时候就会完全不一样。

当流行性出血热进入休克期的时候，就是四逆散证。四逆散证的表现是热深、厥深，也就是四肢冰凉，但胸腹部非常热。四逆散证还只是休克的早期，到了休克晚期，则会出现胸腹四肢逆冷，血压也会下降，甚至降到 0（mmHg），这时我们用抗厥注射液（以陈皮为主）和厥脱注射液（以参附为主）治疗可收到很好的疗效。休克期可以看见非常多的证候，像治疗少阴病的白头翁汤、四逆汤、四逆加猪胆汁汤、真武汤等对应的证候。尤其是在后期，出现心力衰竭、肾衰竭的时候，真武汤证非常多见。这个时候我们要密切观察病人的情况，抢救不好就会死亡。我对休克期的体会是非常深刻的。当时我们课题组一共收集了 1400 多例流行性出血热的病例，其中少尿期出现急性肾衰竭的有 400 多例，而进入休克期的有 200 多例。通过中医药治疗，流行性出血热的病死率降低到 1.4% 左右。后来这个研究还获得了国家中医药管理局科技进步一等奖。

另外，在 1985 年我还温习了《黄帝内经》。《素问·热论》曰："伤寒一日，巨阳受之……二日阳明受之……三日少阳受之……四日太阴受之……五日少阴受之……六日厥阴受之。"在临床中，从流行性出血热来看六经传变，真正可以见到一日一经、传变速度非常快的病例。有些病人可以在几天，大约是七八天甚至五六天内，病情迅速恶化并死亡。这个时候就不会再怀疑《素问·热论》的一日一经之说了。以前我总觉得这只是一种说法而已，而现在我认为这其实是临床中非常实际的描述。从流行性出血热这样一个病种来理解当时流行的伤寒、理解六经传变会有很大好处。

外感疾病的起病有几种途径：第一种是从督脉起病，或者说是太阳经起病，主要表现为头痛、身痛、腰痛，这个时候对呼吸道的症状描述得不多。第二种则是温病从呼吸道起病，比如肺炎、急性扁桃体炎、腮腺炎等。这个时候即使表现出非常明显的恶寒、发热、无汗也不是从太阳起病，而是从呼吸道起病，所以用麻黄汤治疗的效果非常之差，尤其是急性化脓性扁桃体炎。若在麻黄汤的基础上加上银翘散，主要是使用金银花和连翘，再加上解毒的菊花，效果就完全不一样了。所以说，起病的途径非常重要。另外，第三种是从胃肠道起病，如一些胃肠型的感冒。在香港，SARS（非典型肺炎）就是胃肠道起病，而在北京则不是。在北京见到的SARS多数是太阳经起病，少数的可以见到卫气营血起病。

当时我们治疗SARS是以吴又可的《温疫论》为指导的。吴又可认为，浮越于某经，即能显某经之证。"非典"期间，我亲自诊治了248名SARS病人，我观察到这些病人有的是太阳经起病，有的是卫气营血起病，有的是胃肠起病。我把SARS命名为"肺毒疫"，因为它的病位在肺，主要在肺泡这个位置，又是一种严重的传染病，属于瘟疫的范畴。吴又可提出"邪伏膜原"的观点，根据不同瘟疫的特点，膜原的具体位置是不一样的。针对SARS来看，膜原的具体位置在肺，它的发病形式与单纯的外感病是不一样的，往往是哪个地方薄弱则在哪个地方起病。当时我们总结了200多例SARS病例，发现他们有的是太阳经起病、有的是卫气营血起病、有的是胃肠起病……这是瘟疫本身的特点。

另外，急性肾盂肾炎，或慢性肾盂肾炎急性发作，也有恶寒发热，恶寒的程度可能比一般的重症感冒厉害，浑身发抖、发颤，急性肾盂肾炎发热一般在38℃以上，甚至达39℃~40℃。虽然恶寒发热完全具备，可是用麻黄汤解决不了问题。就算可以短暂退热，患者体温很快又会上升。这是因为没有把病因去掉。如果配上八正散，效果就完全不一样了。又比如这几年出现的"甲流"或一些比较复杂的外感病，很多时候确实会出现恶寒发热，但同时有嗓子疼、咽喉痛，或者扁桃体肿大的症状，那治疗就得合银翘散；如果同时出现胃肠不舒服，就要配上藿香正气散。所以我开的方子，既是麻黄汤的底子，又有银翘散的味道，还有藿香正气散在里面，效果非常之好。这就是说，面对这些情况不能仅局限于某一个方子，我们必须要根据患者情况，针对病位来用药。如病位在呼吸道，就一定要用呼吸道的药物；病位在泌尿系统，就一定要用泌尿系统的药物，否则效果就不好。单纯的辨证而不去辨病，疗效会大打折扣。

所以我认为，对于外感病，辨初证、定初治手法非常重要。为什么会有六经辨证、卫气营血辨证、三焦辨证，就是因为初治手法的不同。但是到了阳明阶段、到了气分阶段、到了中焦阶段，寒温是统一的，治疗也就趋于一致。虽然寒温的争议很多，但是从临床中看，无论什么病，伤寒也好、温病也好，到了六经辨证的阳明阶段、到了卫气营血辨证的气分阶段、到了三焦辨证的中焦阶段，辨治就非常一致，只是早期辨治有所不同。如果大家有兴趣，可以看我编写的《中医博士临证精华》，里面有一篇文章介绍了我诊治高热病的经验，就是讲在外感病早期如何定初治手法，如何在早期用好六经辨证、卫气营血辨证和三焦辨证。

张仲景的六经理论中，太阳经是督脉的护卫，而督脉是人体阳气集中的地方，督脉里面是脊髓，督脉通向脑，所以保护脑和保护脊髓是太阳经的一个任务，太阳经起护卫作用。我们看张仲景的描述，如果太阳经起病时没有控制好，病情就会向阳明经发展，向胃肠方面发展。另外还有一个重要的情况是，当太阳经保护不了督脉，疾病就会向督脉发展，出现各种脑炎，像乙脑（流行性乙型脑炎）、流脑（流行性脑脊髓膜炎），以及散发性脑膜炎，这就是疾病从太阳经向督脉发展。而我认为，中医对疾病描述的最大欠缺是对督脉疾病的描述。督脉的疾病分为神系的疾病和髓系的疾病。神系就是指大脑，神系的疾病中医描述非常不清楚。《内经》把灵机记性归到了心，而王清任特别纠正说"灵机记性不在心，在脑"，对《内经》做了修正。但是神系疾病的辨证体系没有建立起来。髓系的疾病，包括现在所说的脊髓空洞症、多发性侧索硬化症、肌萎缩等，中医对髓系疾病也没有一个很好的描述。

中医学对上焦、中焦、下焦概念描述得比较清楚，而对神系和髓系则描述得有些模糊。我给它起了个名字，叫顶焦。顶焦就是从脑到髓的这部分。其中，神系主管人的思维意识活动；髓系主要调控肢体的运动和感觉。顶焦的辨证主要是刚柔辨证。在过去，把神系疾病归到肝，如肝郁证、肝火证。实际上肝火就是过于刚了，需要柔缓；肝郁就是太柔了，需要用刚法。这是神系的内容。而对于肢体来说，肢体的抽搐就是过于刚了，需要用柔法；有的人瘫痪，瘫痪是过于柔了，就需要用刚法。

我把顶焦、上焦、中焦、下焦的内容总结如下（表1）。

表 1　顶焦、上焦、中焦、下焦涉及脏腑与辨证方法

名称	涉及脏腑	辨证方法
顶焦	神系、髓系	刚柔辨证
上焦	心系、肺系	气血辨证
中焦	肝系、胃系	升降辨证
下焦	溲系、衍系	阴阳辨证

　　由于西医学与中国古代解剖学的差别，导致现在我们对人体的认识与古代有很大差距。其中，最模糊的是对顶焦的认识。到底是心主神明还是脑主神明，到底是髓系支配神经活动还是其他的脏腑都支配神经活动。另外，中医把肝脏归到了下焦，其实细想一下，肝脏归到下焦是理由不充足的。因为人体其实就是四个大腔，第一个腔是颅腔，也就是神系所在的地方。第二个腔是胸腔，胸腔里面有心、肺。第三个腔是腹腔，腹腔里面是肝系和胃系。中医学从口腔到肛门都叫胃，肝则是指所有的消化器官，肝、胆、脾、胰都叫做肝，它们都在腹腔里。最后一个是盆腔，盆腔里面一个是泌尿系，一个是生殖系。实际上人体就是这四大腔。四大腔里，中医学认识到了上焦、中焦和下焦，但是把肝脏放到下焦，我认为是错误的。这就造成了"中医的肝与西医的肝不同、中医的肾与西医的肾不同"。其实没有那么多的不同，而是由于中国古代解剖学很落后，导致了认识上的不足。清代王清任亲自解剖了那么多尸体，尤其是扔到荒郊野外的小儿尸体。通过解剖，他纠正了很多中医的错误认识。但即便如此细心地去解读，他也没有发现输尿管。小肠气化"济泌别汁，循下焦而渗入膀胱"。那么渗入膀胱的道路是什么？是输尿管！这点中医没有认识到，王清任也没有找到。而现代的解剖学已经非常发达了。我认为，中医与西医真正要结合应从解剖开始，实际上中医的解剖与西医的解剖就一步之遥，只是中医的认识还有一些模糊。那么，我现在提出在三焦的基础上再加上顶焦，把髓系和神系单独列出来，很多问题就可以跟西医非常方便地"接壤"了。顶焦重点以刚柔来辨证；上焦心是血、肺是气，所以重点用气血来辨证；中焦主要是消化和代谢吸收，用升降来辨证；下焦是阴阳辨证。这是四焦的主纲辨证。

　　所以，我想伤寒其病是很类似于流行性出血热的，是狭义的伤寒，而

不是广义的伤寒，我认为这是张仲景伤寒的本义。伤寒六经类似疾病发展的六个阶段，是疾病的自然转向，而不是把人体分为六个层面。有人认为六经是把人体分成六个层面，而这六个层面代表了人体所有的一切，我认为这是后世的发挥，是对《伤寒论》的一个很重要的补充，但这不是伤寒的本义。以上我所讲的是关于"伤寒其病"的问题。

（2）"伤寒其量"

《伤寒论》中一两等于多少克呢？傅延龄教授最后考证，一两等于13.8g。为什么不是15.625g呢？因为找到了证据证明。东汉的时候，官方度量衡一斤等于十六两，也就是220g，再除以16就是13.8g。而西汉以前，一斤是250g，一两等于15.625g。虽然13.8g和15.625g并有没有多大的差别，但是这个剂量却比李时珍"古之一两，今用一钱可也"的认识大3倍多。

实践经方的剂量非常重要，这是因为在面对急危重难病的时候，按一两等于3g运用经方效果不太理想，而按一两等于15g左右就比较理想。正是因为有了几十年这样的经验和体会，才有很多人对剂量提出疑问并去考证。但大家一定要注意，并不是说所有疾病都必须按一两等于15g来换算。为什么呢？因为我们讲究合理用量，而不是追求大剂量。对于急危重难病，我们可以用大剂量；对于一般性疾病，我们就用中剂量；对于调理性的疾病或者预防性的疾病则可用小剂量。所以我现在在临床中，只有对急危重难病才用一两等于15g的剂量换算，而一般的疾病，则按一两等于9g的剂量，对于预防和调理我们按一两等于3g的剂量。我们在临床运用过程中，并不是一味地投以大剂量，而是强调合理用量，这点希望大家能够充分理解。我们之所以强调剂量的问题，是因为中医越来越萎缩，中医越来越不敢动真刀真枪，越来越不敢在急危重难病面前显示自身的威力。所以我们提倡大剂量，并不是说小剂量和中剂量不用，而是因为大家对小剂量和中剂量的运用已经有充分的经验了，尤其是小剂量的运用经验已经上千年，不需要我们再提了。只是对急危重难病应用大剂量药物，很多人不敢去想它，更不敢去实践它，所以我们强调大剂量的问题。

一般来讲，辨证论治有四个要素，即理、法、方、药。先要知道这个病的理，然后定下这个病的法，然后确定这个病的方，最后要定药，这是传统的认识。但这其中欠缺了一个非常重要的东西，就是量。如果辨证论治在最后一步没有确定它的量，是很难取得疗效的。一般的医生经过10年、20年的临证后，辨证论治的水平都不差的，在确定理、法、方、药上不会有什么问题，但是如果在确定量上没有很准的把握，这个医生就达不到很高的水平。所以我们现在正在做的工作，实际上是做一个字的工作，就是"量"。希望我们能够引导中医走向量化的时代。

我们决定用量，应该明确几点。首先，是用精方还是围方？精就是非常精简，围就是大包围。并不是说围方不好，该用围方的时候就要用围方。为什么？是因为疾病的复杂性，尤其现在的慢病，涉及多系统、多脏器。又如老年病，全身都是病；代谢性疾病，多系统的代谢紊乱，不用围方行吗？尤其是在慢病调理的过程中，要最大限度地减少药物的毒性，保证用药的安全性，并在这个基础上取得疗效，那就要用围方。围方并不是说把一堆药堆在一起就完了，围方是有明确君臣佐使的。围方的君臣佐使是什么呢？是"功能团"。比如说活血药有四五味，那这四五味活血药就是个功能团，行气药四五味，那这四五味行气药就是功能团。用方以功能团来定位围方的君臣佐使，而不是把一大堆的药物、三四十味药全部堆在那里。而精方则往往是单刀直入。在决定用方之前就要明确，是用一个药少而精、药专力宏的精方，还是相对药味多而药量少的围方？这个必须明确。

然后还要明确，要用汤方，还是要用丸、散、膏、丹？现在有个趋势，认为看病就是开汤方，这是不对的，中医在古代不是这样的。汤者荡也，丸者缓也。很多疾病，尤其是注重预防、调理的慢病，根本就不需要汤方，没必要让病人天天喝汤药。所以，医生在处方的时候要决定是用汤方还是用丸、散、膏、丹。

汤方有两种形式，一种是煎饮片，叫做汤药；还有一种是煮散。煮散在宋代非常盛行，煮散就是把饮片打成粗粉末，然后进行煎煮。关于煮散，我们也做了一些研究。煮散既没有违反汤剂的反应原理，也没有违反个体化用药的原则，但是应用煮散剂可以大大节省药源。根茎类的药材，大约可以节省一半的用量，煎煮的时间节省3/4。一般情况下，汤药我们要煎煮 1 小时，但是煮散大约 15 分钟就可以了。所以应该提倡煮散。

还要明确煎汤是选择用高剂量、中剂量还是低剂量。如果这个病人只是调理，那么仲景的一两就按 3g 换算就可以了；一般性的疾病，我们要在短期内见到一定的疗效，那一两按 9g 换算比较合适；而大病，急危重症，那可能一两按 15g 来换算为宜。《内经》里面把方剂分为大、中、小，"君一臣二，制之小也，君一臣三佐五，制之中也，君一臣三佐九，制之大也"。按《内经》来分，3 味药就是小方，9 味药就是中方，13 味药就是大方。那么我们怎么考虑这个方子是小方、中方还是大方呢？防病、小病用小方；中病、慢病用中方；急危重难病用大方。另外，医生还要考虑个体化用药，强人大量、赢者小量。

然后是煎法和服法。煎法非常重要，我们一直沿用张仲景的煎法，从来不去煎第二次。张仲景在治疗急危重难病的时候，就是只煎煮 1 次的。我们是怎么煎煮的呢？首先水要充足，从体积来看要加药的 8 倍量的水，然后温水泡 1 小时以上，接着大火烧开，再用小火煎 1 小时，一次性煎好，分若干次喝。讲到服法的问题，防病每日 1 次就够了；慢病每日 2～3 次；急病初始加倍，西医讲首剂加倍，实际上中医也要讲究初始倍量，每 1～2 小时 1 次，中病即减，或中病即止。如我们在治疗不全肠梗阻的时候用承气汤类方，常用 30～60g 的大黄，15～30g 的芒硝，30～60g 的桃仁，按这样一个水平作为预给量，分 6～8 次给药，那这个时候，大黄 30g 分成 8 次以后，实际上每次只有 4g 左右。然后 1～2 小时给药 1 次，大便一通，立刻停止给药，因为药的后续作用还会发挥，可能还有若干次的稀便，所以中病即止。

但是在治疗感冒的时候，特别是重症感冒，要中病即减。高热的时候不能每天早 1 次、晚 1 次给药，那样间隔时间太长了，血药浓度根本不够。应该每小时给 1 次药，一上午给 4 次，体温一旦降了，从 40℃ 降到 38℃，药量减一半，当体温从 38℃ 降到 36℃ 再减一半，中病即减，然后把剩余的药，分若干次喝掉。这些年我治疗了非常多的重症感冒患者，一般医生定的目标是 3～4 天痊愈，而我们的目标是 1 天。怎么办呢？就是高浓度给药，要有充分的"预给量"。一般来说生麻黄 30g，桂枝 45g，葛根 60g，这样的剂量是一组预给量，然后每小时给药 1 次，当患者体温退到 38℃ 时减一半，降到 36℃ 时减为 1/4。只有这样给药才能真正有效地打击疾病，同时又能保障安全。

治疗睡眠的药一般晚饭后给 1 次，睡前给 1 次。为什么这样给药呢？如果早 1 次、晚 1 次给药，早上上班的时候就会想睡觉，所以晚餐后给药，吃了以后就会迷迷糊糊，睡前再给一次，强化一下，病人晚上就会睡得很好。要是用苦寒的药，如黄连之类，有些人吃了会胃不舒服，那怎么办呢？让病人先喝热牛奶一杯，然后再喝药。

通便的药一般晚饭后给 1 次，大黄不要后下，一般不要用生大黄，而是用熟军或酒军，和其他药一起煎就可以了。这样的话，通便的时间一般是 8～10 小时，正好早上起来大便 1 次。如果用生大黄后下，则大概会在 3～4 小时后起作用，用量足的话甚至会更快。所以要根据不同的情况选择大黄，然后要分具体情况，看看是饭前服还是饭后服。并不见得病位在上焦就饭后吃、在下焦就饭前吃，要根据病人的体质而决定。如病人是虚寒体质，则尽量饭后服。

现在的不少药典中都有两个关键性问题。第一个是方药用量偏小；第二个是用量范围偏窄。本来用量范围是 1～10g，而药典却只有 1～3g，可能你就会琢磨是用 1g，还是 1.3g，还是 1.5g。而实际上，即使用到 3g 也没有落到真正的有效范围内，那你怎么寻找最佳的有效量呢？找不到。在这么窄的用量范围中，我们很难找到药物的最佳有效剂量，所以还需要在座各位共同探索中药的量效关系，寻找合理的最佳用量。我很支持组建方药量效研究分会，从基础到临床，从医学到药学，从西医到中医，多学科共同探讨，深入研究仲景的方药用量问题。

天津中医药大学第一附属医院马融院长做了"重用麻黄治疗婴幼儿外感疾病的临床研究"。他确实发现，大剂量给药的时候，疾病的痊愈时间会明显缩短。研究结果证明，麻杏石甘汤对小儿肺炎的治疗具有量效关系。这种关系的特点是：在一定剂量范围内，随着剂量的增加，疗效随之提高。马融院长在治疗小儿肺炎的时候给 3～6 岁的小孩用 9g 麻黄，是大剂量，相当于成人的剂量，而安全性非常的好。吴咸中院士在大承气汤治疗急腹症的研究中证实，大黄用到 60g 不会出现安全问题，而且效果非常好。研究结果证明，大承气汤对急性肠梗阻的治疗也是具有量效关系的。

还有大黄附子汤治疗肾衰竭的研究，在用 30g 的大黄、30g 的附子这样的大剂量情况下，患者的肌酐、尿素氮降得比较快。研究结果证明，大黄附子汤对慢性肾衰竭的治疗是具有量效关系的。所以，在急危重难病的治疗上可能有较大的剂量探索空间。要拿下来（有效性），要有把握（安全性），找合理的最佳剂量，是我们探索的目的和目标。

2. 抓住病机，发挥"伤寒"

《伤寒论》和《金匮要略》是在 2000 多年前的时代背景下创作的。与古代的一些疾病相比，现今的一些疾病已经发生了不小的变化。尤其是近几十年，我国的疾病谱变化很大。我们知道，中华人民共和国成立初期，居民的平均寿命只有 40 多岁。经过半个多世纪，人均寿命上升到 70 多岁。过去得了慢病，很多人早早就死掉了，现在医疗条件改善了，很多人能带病延年。过去很多人吃不饱，或者吃得饱但吃得不好，而现在大家不愁温饱，在这种情况下，代谢性疾病发病率的增长已经成为全社会日益关注的问题。这确实是中国几千年都没有出现过的现象。你想想，进入老年化社会，中国几千年来有过吗？进入一个"慢病的时代"，中国几千年来有过吗？进入一个代谢性疾病高发的社会，几千年来有过吗？包括心源性疾病、医（药）源性疾病、全球性的瘟疫等，这些都是新问题而不是老问题。所以，我始终认为，学习《伤寒杂病论》也好，学习其他经典也好，一定要学会变通，要变通才能够应对新的形势。我特别欣赏王阳明的"知行合一"。我认为，王阳明"知行合一"的最大特点是实事求是，根据实际情况拿出解决问题的实际对策，而不是照搬硬套。用古方治今病一定要变通，所以我们要抓住核心病机。很多疾病可能跟过去不同，但是核心病机是一致的，这时候我们就能扩展经方的应用。所以我们讲学习《伤寒杂病论》的关键是要抓方证的核心病机。比如治疗阳衰阴盛类疾病，如治疗慢性过敏性鼻炎、哮喘等的时候，我会选四逆汤这个方子。只要符合阳衰阴盛的病机，用四逆汤就可以解决问题了。所以，一个方子可以治疗很多疾病。

3. 应对今病，发展"伤寒"

发展伤寒要关注时代的特点，学会变通。我是研究代谢性疾病的，我在研究代谢性疾病的过程中重新整理了《伤寒杂病论》的一些方子，将这些方子运用到代谢病的治疗中，效果非常理想。

4. 科技支撑，创新"伤寒"

用科技来支撑就是要做一些研究，如果不做研究，想让其他人接受中医传统的东西是很困难的。所以要把传统的东西用现代的道理来说明，用现代的语言来表述，使现代人接受，这是很有必要的。

这次经方班的主题是仲景脉学，我觉得这是一个很好的研究方向。目前，对脉学这个诊断方法的研究是很不够的。我们治病要靠诊断，诊断方法不能忽视。就像我刚才举的例子，如果出现了明显的恶寒发热，病位在呼吸道、在咽喉的，以卫气营血起病，这个时候只靠麻黄汤就不能解决问题；如果是急性肾盂肾炎，病位在泌尿系，只靠麻黄汤可能也欠缺点东西。我们诊治疾病一定要参考各种诊断方法、结合最新的研究进展，解剖学、生理学、病理学、药理学都要结合。而且做研究也一定要结合当今的实际情况，"知行合一"。比如现代药理研究证明，很多药物是有明确作用的，比如五味子降转氨酶，有多么明确的效果啊，可是古人不知道转氨酶；又如钩藤可以扩血管、降低心输出量、降血压……这些都是已经证实的。前段时间，《科学》杂志的一个亚洲主编去我的门诊看中医是怎么治病的。我的病例都是实实在在的数字，用数字说话。这一次肌酐高，下一次肌酐怎么样，再下一次肌酐又怎么样；上次蛋白高，下次怎么样，再下一次怎么样等。血糖、血脂、血尿酸各个方面全是客观数据。我跟他解释，他非常感兴趣。但是如果我跟他讲恶寒发热、头痛身重、身疼腰痛等他是不懂的。前段时间，有位路透社记者到我这里采访，专门跟了我半天的门诊，后来他在路透社发了一篇很长的文章，《参考消息》也翻译了一部分。对西方人，我不能完全讲《伤寒论》，而是要让他看到客观的数据。我是用伤寒的方法、伤寒的方子去治疗，治疗前后客观数据变化了，他们才会完全认可。对于这一点，现在跟我抄方的学生们也很认可，因为他们看得见、摸得着。

另外，《伤寒杂病论》中的用量问题亦需要进行科学研究。经方量效关系的研究可总结为以下几方面的内容：一个病量效，一个证量效，一个方量效，一个药量效。具体细分的时候，证量效里还包括了症量效，方量效里还包括了组分量效和成分量效。但我们主要的研究是如何根据不同的病种、病势来掌握用量；如何根据证候、体质等来考虑证量效；如何根据剂型、方剂，精方还是围方来考虑方量效；如何根据药性、配伍、服法来考虑药量效。另外，组分的研究、成分的研究将来也肯定会纳入中医的大系统里，但目前可能还有一定难度。比如川芎嗪的成分是不是还带有川芎的性质？黄连中的小檗碱是不是还能代表整黄连的有效成分？四气五味是不是还是原来的情况？没有四气五味、寒热温凉，还有没有酸苦甘辛咸？这些都要重新考虑。比如都说山萸肉酸得不得了，但山萸肉总皂甙做成的降糖药又苦得不得了，跟黄连差不多。但是这药为什么能降糖？我想可能跟苦有关系。所以方药的组分或者成分还是不是药物本身的四气五味、升降浮沉呢？我想这是需要考虑的问题。我们要掌握病量效、证量效、方量效、药量效以建立一个系统的方药体系。

我曾经总结了这么几句话："大道至简，道法自然。"实际上人体的疾病也好，治疗的方法也好都取法于自然。比如治疗糖尿病，我提出了苦酸制甜的理论，这就是根据自然现象来的。甜的对立是什么呢？是苦。药太苦了加点糖，是不是？那么甜的中和是什么？是酸。炒菜的时候醋放多了加糖调一调，糖放多了加醋调一调，这都是最基本的道理，所以我在早年提出以苦酸治疗糖尿病就是根据自然现象来的。"参破病机，把握机关，一帖病动，四两拨千"。既强调急危重症服一帖药病就要动，不动不行，同时又要很巧妙地"四两拨千"。比如说这个桌子在晃，晃来晃去的，是桌子出现多大毛病了吗？可能在桌子腿，下面垫一片纸就好了，这就叫"四两拨千"。你没有必要把桌子拆来拆去，甚至搬来搬去的。治疗疾病也是如此，有的时候要"一帖病动，四两拨千"。我的硕士导师，国医大师李济仁就是张一帖的第14代传人，对于急危重症讲究一帖药就好。"一症一药，一病一量，一证一方，药必精专，共性为基，个性体现"，既要掌握药的共性，同时又要掌握药的特点。"急病大治，退兵不难，慢病小治，层层剥茧"，治疗小病，慢慢来，不着急。"未病早调，发于机先"，这说的是"治未病"。"毒剧烈药，撼动即减，君臣佐使，章法井然"，不能说开大围方就没有君臣佐使、就没有章法了，那是不对的。"小方单刀，大方军团"，这里讲的是精方和围方。"单病单方，合病合嵌"，用经方的时候，经常是几个经方合在一起用，为什么呢？因为是合病，合病的时候就合方。"形而下精，形而上瞻"，出手的时候，医生一定要非常精准，准确到位，而且要有前瞻性，要有时空观念。我们培养学生时，要培养学生的医德和医术，但是仅讲医德和医术还欠缺点东西，一定要加上医道。医德是德行，医术是技术，那么什么是医道？医道就是看病的智慧。如果仅教学生医术，那就是医匠了，一定要教医道。怎么去认识问题、怎么去分析问题、怎么去解决问题，这个是智慧。所以，"形神一体，时空全观"，既要把握形的东西，又要把握神的东西。

希望中医学能走向量化的时代，科学地、准确地掌握"量"，与西医学接轨。在过去，中西医结合都是一种尝试，都是在积累，或是在储备。到了现在，中医学与西医学已经有了100多年的碰撞了，有了半个世纪的共同研究，应该走向融合，应该产生新医学了。

所以，在《伤寒杂病论》的学习方面，我认为要学懂"伤寒"，就要回归"伤寒"，要不拘于"伤寒"，要继承创新，这是师古而不泥古，创新而不离宗，用这样的方法学习"伤寒"，我想仲景在天之灵会高兴的。

二、以糖尿病及代谢综合征为例谈如何活用经方

中药对糖尿病及代谢综合征治疗是非常有效的，"非常"这个词我不是轻易用的。因为这么多年来，对于初发糖尿病，不管血糖多高、不管血脂多高、不管血尿酸多高，我们从来没有用过西药。高血压不到脑血管要崩裂的情况，我们也都是用纯中药，对于已经用上西药的患者，我们先配合西药，把血压控制达标以后，再逐渐减西药。我们的方子是非常有效的，所以才给大家介绍。

为什么要活用经方而不是时方？其实有很多时方也非常好，但是为什么还要强调活用经方呢？就是因为大家对经方比较熟，用得比较精。应用经方有一个原则，就是一定要活用，不能照搬。比如葛根黄芩黄连汤，"太阳病，桂枝证，医反下之，利遂不止，脉促者，表未解也；喘而汗出者，葛根黄芩黄连汤主之"。我们用葛根黄芩黄连汤治疗糖尿病。糖尿病会出现太阳病桂枝证吗？不可能有。会利遂不止吗？有可能，但那也只是

糖尿病严重的胃肠道并发症，不是利，而是腹泻不止。会不会脉促，喘而汗出呢？都不会。但我们分析这个方子，它是治疗湿热痢的，病位在胃肠，所以相当一部分糖尿病病人表现为胃肠道湿热。我经常问学生，湿热的特点是什么？痰热、湿热、浊热怎么辨别？实际在临床中靠舌苔辨别就可以了。什么是浊呢？那种粗糙的腐腻苔就是浊。什么是湿呢？细腻的苔就是湿。什么是痰呢？介于腐腻和细腻之间的就是痰。就是这样区分的。我们看到相当一部分糖尿病病人就是这种细腻的苔、黄腻的苔，这就表示病人有湿热，病位在胃肠，这时候我们完全可以用葛根黄芩黄连汤。我们做了224例患者的研究，发现应用葛根黄芩黄连汤降糖化血红蛋白的效果非常好。我们还发现，葛根黄芩黄连汤对糖尿病病人的肠道菌群有明显的调节作用。它对3种有害的肠道菌群有明显的抑制作用，对十几种有益菌群有明显的增强作用。这个活用是基于湿热的核心病机、基于胃肠道这个病位，因此取得了非常好的降糖效果。

我们把糖尿病的发展分为四个阶段——郁、热、虚、损，这四大阶段已经写在《糖尿病中医防治标准》中了。实际上，现今的糖尿病与古代的消渴已经有很大不同，之所以我们在消渴的研究上几十年止步不前，在降糖方面始终不能取得突破，关键是泥用古方以看今病。糖尿病就是最典型的例子。古代的消渴是糖尿病的中晚期。你们想想，现在看到的糖尿病病人中有多少人消渴？"三多一少"的情况多见么？很多人还是肥肥胖胖的，是不是？这些就和古人完全不同了。所以简单地把消渴和糖尿病划等号，说消渴方可以治疗糖尿病，那就错了。现在国际上也很认可，糖尿病一旦出现消渴症状，出现"三多一少"症状，理论上来说就已经是糖尿病的中晚期了。在过去，对于一个有"将军肚"的人，谁会认为他有病呢？直到一下子瘦下来才知道是消渴。所以古人虽有几千年治疗消渴的经验，仍然是应付不了现今的糖尿病。我们为什么要提出糖尿病郁、热、虚、损的四大阶段呢？就是因为糖尿病是吃出来的病。油脂吃多了，这是核心的问题，所以得的是"脂糖病"。国际上叫做"糖脂病"，我把它倒过来，叫做"脂糖病"。因为多数情况下，先是脂代谢的紊乱然后才是糖代谢的紊乱，所以我把它叫做"脂糖病"。现今，大多数得糖尿病人都是先经历了肥胖，然后是代谢综合征，然后"三多一少"，然后消渴，这与过去能一样吗？

在过去，古人只患糖尿病的一个阶段，即中后期的阶段，都是虚证。教科书上不是把消渴总结为气阴两虚型、阴虚热盛型、阴阳两虚型吗？从古代的"三消"到现在的"三型"，都是一个模式，都是虚证。气阴两虚型是不是虚证？阴虚热盛型是不是虚证？阴阳两虚型是不是虚证？但是糖尿病可能都是虚证吗？一个疾病的发展，不经过一个实的阶段、不经过一个虚实相兼的阶段一下就跨越到虚证，可能吗？这是不符合自然规律的，是不符合疾病本身规律的。所以我们提出来郁、热、虚、损。先是吃多了，吃得肥肥胖胖的；然后郁而化热，转化成热证，出现血糖高；然后热耗气、热伤阴，转虚了；然后出现并发症，如大血管、小血管的病变及络病的出现。

那我们用什么方子来治疗呢？《伤寒杂病论》治疗消渴之方，有白虎加人参汤、肾气丸和瓜蒌瞿麦丸。我们重新梳理后总结出大柴胡汤、小陷胸汤、大黄黄连泻心汤和葛根黄芩黄连汤，这些是针对实证的；针对虚实相兼的病证，有泻心汤类方、干姜黄连黄芩人参汤和乌梅丸等。其中，在热证阶段，肺胃热盛证用白虎汤；肝胃郁热证用大柴胡汤；痰热互结证用小陷胸汤；胃肠实热证用大黄黄连泻心汤；肠道湿热证用葛根黄芩黄连汤。在虚实相兼阶段，热盛伤津证用瓜蒌牡蛎散；气阴两伤证用白虎加人参汤；脾虚胃滞证用泻心汤类方，泻心汤类方我们用得很多，像腹泻不止的就用甘草泻心汤，恶心呕吐的就用半夏泻心汤或者旋覆代赭汤；虚实错杂证可以用干姜黄连黄芩人参汤；上热下寒证用乌梅丸。到了损的阶段，主要应用的一个是治疗阴阳两虚证的肾气丸，另一个是治疗脾肾阳虚证的理中丸。我们经常在肾气丸、理中丸的基础上加上络药，有辛香疏络的药，如郁金、降香；还有辛润疏络的药，如桃仁。络病比较严重的时候，我们就用一些活血化瘀的药物，活血化瘀的药几乎都是通络药物。到晚期，我们可以应用一些活血、破血的药物，如地龙、水蛭、土鳖虫。这就是抵当汤（丸）、大黄䗪虫丸的底子。我们在治疗糖尿病的皮肤病变的时候，就是用大黄䗪虫丸，让病人早 1 丸、晚 1 丸，每丸 3g，长期吃，效果非常好。糖尿病出现并发症的时候，出现周围神经病变的病人，用黄芪桂枝五物汤；出现肾脏病变、蛋白尿的病人用抵当汤；肾病综合征的用抵当汤、真武汤、五苓散；终末期肾病用的大黄附子汤、抵当汤；胃肠功能紊乱或胃轻瘫的用小半夏汤、旋覆代赭汤、理中汤；便秘腹胀的用承气汤、厚朴三物汤；虚寒性胃痛的用黄芪建中汤；冠心病的用瓜蒌薤白半夏汤、瓜蒌薤白白酒汤；皮肤病变的用大黄䗪虫丸；心衰的用真武汤、猪苓汤等。这些方子对并发症的治疗都有非常好的疗效。对于大量蛋白尿，24 小时尿蛋白为 3g、5g，甚至 10g 以上的，我们应用上述方剂降蛋白的效果都非常好。甚至对于终末期肾病肾衰竭者，我们就在大黄附子汤的基础上加一些补气活血的药物，在降低肌酐、尿素氮方面，都取得了非常好的疗效。对于此我们已经做了几百例统计。我们治疗的重度胃瘫患者非常多，都是以小半夏汤、理中汤为基础治疗，取得了非常好的效果。所以，变通地应用《伤寒论》的时候，我们就会感觉到《伤寒论》的方真是好方子。但要是不去变通呢，就不知道该怎么应用。

各科的疾病都有早、中、晚期，都有实证、虚实相兼、虚证的发展过程，所以我们可以把《伤寒论》的方子打乱、揉碎，重新梳理，再用到一个疾病的治疗中。《伤寒论》的方子是可以应对很多很多情况的，无论是对外感性疾病的扩展性应用，还是对内伤疾病的扩展性应用，都有很好的前景。但是我们要把它系统化，不能单纯一个汤一个证，这是我们现今的任务。现今这些疾病，冠心病也好，免疫性疾病也好，我们如何用经方将这些疾病从开始到结束全过程完整地串起来，对它进行深刻的、完整的阐述，然后实践、证实，这才是对《伤寒论》的运用和发展。

在这方面，我可以举几个例子。

1. 白虎汤加减治疗肺胃热盛证

陈某，男，29 岁。

主诉：血糖升高 4 个月。

现病史：患者 4 个月前因头晕查血糖 15.67mmol/L 而住院治疗。出院后，未再应用西药。患者刻下口干渴、喜凉饮，每日饮水约 5L，易饥饿，易汗出，时有心烦易怒，尿多，舌红苔薄黄，脉数。身高 172cm，体重 75kg，BMI 为 25.35kg/m^2。

辅助检查：胰岛素抗体三项阴性，FBG（空腹血糖）12.3mmol/L，2hPG（餐后 2 小时血糖）13.8mmol/L，HbA1c（糖化血红蛋白）15.6%。

辨证：肺胃热盛证。

治法：清泄肺胃。

处方：白虎汤加减。

方药：知母 30g，生石膏 60g，生甘草 6g，浮小麦 30g，黄连 30g，黄芩 30g，生大黄 3g，乌梅 15g，桑叶 30g，干姜 9g。

上方服用 50 剂后，患者口渴、易饥、汗出等症状减轻约 70%，查 FBG 6.7～7.4mmol/L，2hPG 8.2～10.5mmol/L，HbA1c 9.2%。

上方加减继续服用 2 月余，诸症消失，查 FBG 5.6～6.5mmol/L，2hPG 6.7～7.2mmol/L，HbA1c 6.3%。

这是一个纯中药治疗的病例。一般情况下，糖化血红蛋白 3 个月测 1 次，但我们都是每个月测 1 次。为什么呢？就是因为 1 个月内的变化已经很大了。由此，我们治疗的时候体会到中药降糖绝不亚于口服降糖西药。

2. 大黄黄连泻心汤加减治疗糖尿病胃肠实热证

李某，男，42 岁。

主诉：血糖升高 10 年。

现病史：患者 10 年前住院时发现血糖升高，现服二甲双胍、金芪降糖胶囊，血糖控制不佳。患者刻下症见口臭，口干渴，唇下疱疹，大便干，3～4 日一行，舌红，脉数。

辅助检查：FBG 13.8mmol/L，2hPG 14.2mmol/L，HbA1c 11.2%，TG（总胆固醇）10.58mmol/L，TC（甘油三酯）9.06mmol/L，UA（尿酸）431μmol/L。

辨证：中焦热结。

治法：清泄中焦。

处方：大黄黄连泻心汤加减。

方药：酒大黄 9g，黄连 45g，黄芩 30g，生山楂 30g，红曲 15g，威灵仙 30g，生姜 5 片。

服药 2 个月，患者唇下疱疹好转，口干口臭等症状减轻。查 FBG 7.8mmol/L，2hPG 9.2mmol/L，HbA1c 7.5%，TG 5.44mmol/L，TC 6.23mmol/L，UA 412μmol/L。

上方红曲、威灵仙减量，继服药 2 月余。服药后，患者复查 FBG 5.9mmol/L，2hPG 6.8mmol/L，HbA1c 6.0%，TG 1.62mmol/L，TC 4.33mmol/L，UA 389μmol/L。

3. 小陷胸汤加减治疗糖尿病痰热互结证

张某，男，58 岁。

主诉：血糖升高 6 年。

现病史：6 年前患者因口干查血糖升高，现服二甲双胍每日 1g、格列美脲每日 1mg，血糖控制不佳，血糖波动在 10～14mmol/L 范围。患者刻下困倦昏沉，下肢轻度浮肿，胸腹胀满，舌红苔黄厚腐腻，脉滑数。

辅助检查：FBG 11.94mmol/L，2hPG 19.1mmol/L，HbA1c 9.4%，TG 1.95mmol/L，LDL（低密度脂蛋白胆固醇）3.34mmol/L。

辨证：痰热互结证。

治法：清利痰热。

处方：小陷胸汤。

方药：黄连 45g，清半夏 50g，瓜蒌仁 30g，苍术 30g，知母 45g，赤芍 30g，酒军 6g，红曲 6g，生姜 5 片。

服药 2 个月后，患者困倦昏沉明显减轻，精神状态好转，下肢浮肿消失，腐腻舌苔已化。查 FBG 7.88mmol/L，2hPG 9.06mmol/L，HbA1c 6.5%，TG 1.45mmol/L，LDL 3.01mmol/L。

4. 葛根黄芩黄连汤加减治疗糖尿病肠道湿热证

孙某，男，52 岁。

主诉：血糖升高 6 年。

现病史：患者 6 年前发现血糖升高，现服二甲双胍 0.5g，每日 3 次，以及格列美脲 2mg，每日 3 次。患者刻下症见口黏，小便黄有泡沫，大便黏滞不爽，舌红苔黄腻，脉弦滑数。身高 170cm，体重 77kg，BMI 为 26.64kg/m²。

辅助检查：FBG 11.4mmol/L，2hPG 13.9mmol/L，HbA1c 10.1%。

辨证：肠道湿热证。

治法：清利湿热。

处方：葛根黄芩黄连汤。

方药：葛根 120g，黄连 45g，黄芩 45g，炙甘草 30g，干姜 7.5g，三七 15g。

服药 3 个月，患者诸症减轻，查 FBG 5.9mmol/L，2hPG 6.9mmol/L，HbA1c 6.4%。

患者继服药 3 个月，已停用格列美脲，仅服二甲双胍 0.5g，每日 3 次。查 FBG 6.3mmol/L，2hPG 7.2mmol/L，HbA1c 6.5%。

服药 2 个月后，患者西药已完全停用，查 FBG 6.2mmol/L，2hPG 7.0mmol/L，HbA1c 6.5%。

5. 大柴胡汤加减治疗糖尿病肝胃郁热证

郎某，女，50 岁。

主诉：血糖升高 13 天。

现病史：患者体检发现血糖升高，FBG 15.05mmol/L，后自测 FBG 7~9mmol/L，2hPG 8~17mmol/L，仍未治疗。刻下症见口干口渴，急躁易怒，面红，大便干，舌红苔黄，脉弦数。身高 165cm，体重 68kg，BMI 为 24.9kg/m²。

辅助检查：FBG 7~9mmol/L，2hPG 8~17mmol/L，HbA1c 9.9%。

辨证：肝胃郁热证。

治法：开郁清热。

处方：大柴胡汤。

方药：柴胡 15g，黄芩 30g，黄连 30g，枳实 15g，白芍 30g，知母 30g，生大黄 6g，炙甘草 15g，生姜 3 片。

服上方 2 个月后，患者口干口渴症状明显改善，血糖下降，查 FBG 6~6.8mmol/L，2hPG 7~8mmol/L，HbA1c 7.1%。

类似的病历还有很多很多，我就不细讲了。举这些例子就是为了说明一方面我们要掌握与《伤寒论》原本的汤证完全一致的用法，这是最基本的；另一方面，我们也要知道变通。要变通，就要掌握"伤寒"的精髓，尤其是汤证的核心病机一定要掌握好，然后就可以活用了。另外，我们现在面对的是疾病，而不是单纯的汤证，所以要按照疾病的发展过程来考虑。以糖尿病为例就是为了说明面对现今的疾病，经方该如何运用。

【名师答疑】

问：仝教授您好，我想请教一下您用经方治疗高尿酸血症的经验。

答：高尿酸血症应该是新问题，不是老问题吧？张仲景知道高尿酸血症吗？肯定不知道。他知道白虎历节，但是他不知道高尿酸血症。高尿酸血症绝对不能和白虎历节简单地划等号，这是我的第一个观点。白虎历节可以是痛风，也可以是其他的疾病。现在很多人认为，白虎历节属于类风湿关节炎，这种观点很普遍。但是我认为，白虎历节，像虎咬一样的历节，可能是痛风，这是我的第二个观点。痛风的治疗与高尿酸血症是一致的，因为高尿酸血症与痛风有密切的关系。当然有些病人可能是高尿酸血症，却不出现痛风；有的病人在出现痛风的时候，血尿酸已经不高了。不管怎样，高尿酸血症与痛风两者之间有密切的关系，这是我的第三个观点。第四个观点是，这个病本身不能简单地按风湿去考虑。因为它是吃出来的病，是胃肠的损害，是嘌呤代谢紊乱，而不是简单的风湿类疾病，所以按祛风除湿之类治疗痛风我个人并不赞同。可以用祛风除湿这类药物，但是整体上按这个思路来治疗我不赞同。我认为，高尿酸血症在治疗的时候应该按胃肠疾病考虑，把它放在一个代谢综合征的大背景下去治疗，要抓住胃肠这个核心病位，治疗的时候主要分成两大类型，一个是实，一个是虚。实的用大黄黄连泻心汤，可以加一些其他药物，我喜欢用白头翁汤，白头翁汤里的秦皮非常好用；关节痛的，四妙散很好用，另外还可以加上上、中、下通用痛风方的几味药；另外，还有虚证，虚证不是嘌呤吃得太多了，不是吃海鲜、喝啤酒、内脏吃太多了，而是嘌呤代谢功能的下降造成的高尿酸血症，我喜欢以防己黄芪汤为基础，加上白头翁汤。我认为痛风可能就是白虎历节。但按照一般的理解，白虎历节应该祛风散寒治疗，这是违背痛风治疗基本规律的。

问：在我们新加坡，1978 年以后就不能用黄连了。但您在临床中大量运用黄连，您是怎么保证用药安全的？

答：非常好的问题。新加坡禁用黄连，是因为有些小儿体内缺乏一种酶，导致吃了黄连之后产生肝毒性。实际上，这个情况我们在成年人身上也碰到过。所以，现在我们需要加强的是个体化用药研究和药物的遗传学研究。我们将遇到的 2 例病例取了血标本、尿标本，送到中南大学。遗传药理学院士周宏灏拿去研究了，现在还没有出结果。我估计这 2 例病例都与酶缺乏有关。其中一个人，胃肠道不好，服用了泻心汤，泻心汤里面有很小剂量的黄连，才 3g，他就马上出现肝功能损害，转氨酶数值一下子升至 400（u/L）多。还有 1 个病例，才用了 1g 的黄连，转氨酶就马上高得不得了。医生遇到这种情况一定要小心。但是只要停用了黄连，转氨酶很快就转为正常了，或者用茵陈蒿汤加五味子，转氨酶也能很快降下来。因此，我们要加强药物个体化的研究，尤其是对临床药理学的研究。希望将来在用黄连这一类药的时候，先检查一下患者是否缺乏这种酶，如果缺乏就不用。

问：全教授您好，我有两个问题想请教您。第一个问题是，我看您黄连用到了 40g，是否所有病人都受得了这么大量？是否会出现苦寒伤胃的情况？第二个问题是，仲景的煎法是讲究每次放多少升水，然后煎煮浓缩到多少升的，而您却说煎沸以后再煮 1 小时，这种煎煮方法上的不同对药效有无影响呢？

答：黄连苦寒伤胃是大家最顾虑的问题，也是用黄连降糖时一直不能突破的问题。所以大家知道黄连能降糖，但是不敢用黄连。当黄连用到 10g 以上，有些病人就会出现不舒服，甚至胃痛。针对这个问题，我们进行了非常深入的研究，试用了各种各样温热的药物去跟它配伍，最后发现用姜最好，无论是干姜还是生姜，效果都很好，它俩是天生的一对。所以，如果病人没有胃病，黄连与干姜就按 6∶1 的比例，6g 黄连，1g 干姜。如果病人有胃病，尤其是虚寒性胃病，黄连与干姜就要达到 1∶1 的比例，30g 黄连，30g 干姜。我们试了很多其他药物的降糖效果，比如肉桂、山萸肉、怀山药和葛根等，基本没效，真正起到降糖作用的，还是黄连。可是怎么防止它苦寒伤胃呢？这就要合理配伍，而且尽可能不要服用太长时间的汤药。只要血糖一降下来，比较平稳了，就马上改用丸、散、膏、丹。

第二个问题，我刚刚说的煎煮方法是一个大致的规律，放 8 倍的水，泡 1 小时以后，大火烧开小火煎 1 小时，这是针对慢病，针对饮片药物而言的。如果是矿物质药，那又是另外一回事了。您说仲景原文是用几升水煎至几升，这样当然是非常好的，但是我们在临床实际运用过程中，煎药方法不可能太复杂。如果让病人将水从几升煎到几升，病人要怎样去量呢？这很难量。所以我提出这么一个大致的规律，差不多就可以了。如果病人脾胃非常弱，不能喝几大杯药，那怎么办呢？当药煎到 1 小时以后，把药渣过滤掉，再把药汁倒回锅里，再大火烧开，根据病人的情况，告诉他煎煮至多少毫升，然后应该分几次服。

问：西医学认为，糖尿病需要终身服药。而用纯中药治疗糖尿病，需不需要终身服药呢？另外，运用中药治疗糖尿病，有没有什么价格上的优势呢？

答：凡是血糖降到达标水平的病人，马上就改用丸、散、膏、丹。我们尤其善配水丸，一配就是半年或 1 年的量，慢慢吃。水丸有两大作用，第一水丸有继续调节糖脂代谢的作用，第二水丸能预防并发症。什么时候血糖不稳定了，比如大吃大喝了、过劳了，血糖又升起来了，这时候我们就再给病人加上半个月或 1 个月的汤药。如果血糖稳定了，再继续吃水丸，就这样长期运用。一段时间后，胰岛功能确实会有一定程度的恢复。汤剂不可能长期运用，只能阶段性运用，是在血糖非常高的阶段去运用，然后就用丸、散、膏、丹。讲到丸、散、膏、丹，丸是什么？丸不是水丸，是大蜜丸。散不是我刚才说的煮散，是研磨后的细粉。膏是膏脂，也就是现在的膏方，早上服 1 小勺、晚上服 1 小勺。再就是丹，丹是现在的水丸，一般我们是早 9 颗、晚 9 颗，长期这样吃。所以不是用汤剂一贯到底，大家千万不要理解错了。

问：很多人用经方时认为药味、剂量不能变，只加药不减药，不知您如何认为？

答：有些人想到用经方就要用原方，要按原比例，原剂量去运用。我个人认为，此一时、彼一时，此一病、彼一病。过去张仲景治疗伤寒的时候，他按当时的情况总结出经方的组成、药味、比例、配伍、剂量。但是当你面对现今的疾病的时候，可能就不是这种情况了。我刚才讲用葛根黄芩黄连汤治疗糖尿病，那是因为我们在做研究，才固定对这个方子、这个剂量进行研究。而真正在临床使用的时候，你一定要个体化、一定要变通。我们还在研究一个问题，就是在治疗糖尿病时，葛根黄芩黄连汤中到底谁是君药？我们正在做葛根大、中、小剂量的变化和黄连大、中、小剂量的变化的研究，得出研究结果后会告诉大家。

所以，临床中应用经方一定要变化，要"知行合一"。

谢谢！

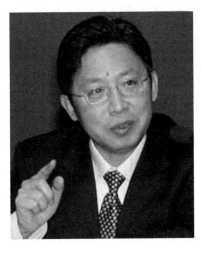

【名师介绍】

黄煌，南京中医药大学教授、博士生导师。20 世纪 80 年代主要从事中医学术流派的教学与研究工作，20 世纪 90 年代以后则以名中医学术经验的调查整理与经方医学流派的研究为主攻方向，其中尤以经方方证与药证为研究重点。黄煌教授致力于经方现代临床应用研究与普及推广工作，主持的"经方医学论坛"已成为全球最大的经方医学网络学术平台。代表性著作有《张仲景 50 味药证》《中医十大类方》《经方的魅力》《药证与经方》《医案助读》《中医临床传统流派》《黄煌经方使用手册》《方药心悟》《方药传真》《经方 100 首》《黄煌经方沙龙》等。

经方应用

南京中医药大学　黄　煌

今天早晨我 5 点醒来，第一个动作就是打开手机，看我的经方论坛，看看昨天网上发的最新的帖子。我看见有网友发了一个帖子，叫"神奇的经方，神奇的外婆"。我马上被他的帖子吸引了。此网友是江苏省中医院推拿科的孙可望医生，他以一种讲故事的方式展现了他用经方救治他 90 多岁外婆的经过。他的外婆 90 多岁了，得了坠积性肺炎，他的家人也身患重病。大病面前，他的家人只愿意相信西医的强大，只有得了一些小毛病的时候才会找他开方。因为他的大姨妈、二姨妈、二姨夫都是地道的西医医生。这一次，他的家人都觉得外婆已经走到了生命的尽头，因为外婆得的是坠积性肺炎，很多老年人都死于这个病。可是孙可望医生的母亲不肯放弃，在这种情况下，她希望自己的儿子能救活外婆。孙可望医生记得我发的一篇介绍老年人肺部感染治疗经验的帖子，于是就想给他外婆用大柴胡汤合栀子厚朴汤，但是看看又感觉不太对，就打电话问我，我推荐他先用大柴胡汤合桂枝茯苓丸。因为老年人用了那么多抗生素不见效果，可能是瘀血或者是气滞所致。用药之后，他又打电话给我说效果不行，老人气喘非常严重。我想，这个是虚喘，要用救逆法，于是我就建议他用桂枝甘草龙骨牡蛎汤加山萸肉、五味子。由于我不在现场，后来我就让他自己定夺。而后，他就按着这个思路开方，居然就把老人救回来了。他妈妈非常开心，全家人都很激动，90多岁的老人，西医已经宣布不治了，居然被他用经方救过来了。所以孙可望医生就写了这个帖子"神奇的经方，神奇的外婆"。

我看了这个帖子之后，非常高兴，就在机场发了个回帖。我说我看了这个帖子后非常高兴，有三点体会。

第一，经方能治大病、重症。在古代，即使是温病学家，他们在治重症大病时，在危急关头时，用的也是经方。可见，中医真正的主打是经方。刘完素提倡火热论，用的是黄连解毒汤；写《寒温条辨》的杨栗山，也是用黄连解毒汤做底方；瘟疫大家余师愚创制的清瘟败毒饮是白虎汤、清热地黄汤加上大黄；吴又可治疗瘟疫也是善用大黄。所以这些温病学家，其实都是很好的经方家。从历史上看，《伤寒论》研究的高潮是在宋代，然后是明代末年，清代初期也出现了一次高潮。同时，温病的研究在清代初期也出现了高潮。所以我们不要简单地把温病和伤寒分开。其实正是因为对《伤寒论》的研究才促进了温病学的崛起。因此，我认为用经方治疗大病、重症这个问题太重要了。我非常佩服全小林教授的老师周仲瑛先生，他讲中医要搞急症，所以他专门开了一个急症医学研究室。我也很佩服李可老先生，佩服他创制的破格救心汤，佩服他能治好重症、大病。所以我们大家要有底气，如果你想要成名，特别是基层医生，一定要从重症、大病开始。我的硕士研究生导师丁光迪先生曾经说过："中医是火证起家，杂病收功。"所以，我们在座很多年轻医生要勇敢地治疗大病、重症，虽然这个风险非常大，但是我们必须经过这一关。

第二点，救逆未必用姜附。一讲到救逆，大家好像只想到四逆汤、真武汤。附子确实有用，但也不是所有大病、重症都一定要用附子。用桂枝甘草龙骨牡蛎汤配合后世救脱用的山萸肉、五味子效果也会很好。张锡纯先生就善用大量的山萸肉救脱。仝小林教授在南京读博士的时候做了很多实验，发现山萸肉、五味子都是很好的救脱药。五味子，张仲景用来治冒。"冒"是什么？就是眼前发黑。其实这是一种脱证，所以当气喘吁吁、满头冷汗、眼前发黑、两眼冒星星的时候就要用五味子。用桂枝甘草龙骨牡蛎汤加上山萸肉、五味子救脱我是很有经验的。我曾经成功地用这个方救治了我的岳父。他当时有慢性阻塞性肺疾病，因肺心病发作，在人民医院住院，病情越来越严重，一动就喘，虚汗淋淋。我妻子就问我有什么办法，我说赶快上中药，不要再用抗生素了。这时候我就用这个方，叫我妻子把药煎好带过去。我岳父觉得这个药很好喝，像酸梅汤，喝着很舒服，很快虚汗就退去了，心就不那么慌了，也不那么喘了，所以他后来又活了很多年。我觉得这张方子非常有用，这张救脱方也是江阴著名的经方家朱莘农先生善用的一张方子。当时我的一位老师夏奕钧先生，是朱莘农先生的得意弟子。我记得夏老师抽着烟、眯着眼睛，跟我讲朱莘农先生治疗大病、重症的经验。他说："要用桂枝甘草龙骨牡蛎汤救逆，第一尺脉要浮露；第二肚脐要跳动，冲气上逆；第三要出现脸潮红，脸红如妆，这是戴阳证；第四就是有的人会出现晕厥，冒冷汗，脚冷。在这种情况下就用桂枝甘草龙骨牡蛎汤。"另外，肉桂也是中医扶阳救逆非常重要的药物，用得好效果也很神奇。所以我一直说："附子固然是了不起的，但肉桂也是值得我们去爱的。"

第三点，医生不要轻言放弃。在大家都认为孙可望医生的外婆不可治疗的情况下，孙可望的妈妈不肯放弃，让儿子去治；孙可望也不肯放弃，最后这个病用中药解决了。其实很多病我们是有办法治疗的，只是因为我们的认识水平没有到那个地步，我们才认为无法治疗。曹仁伯先生是清代的著名医家，他认为病情虽危重，但总有救治之方，问题是我们能否尽心着力去研究。我认为这是很有道理的。我发现，有时候好像山重水复疑无路了，可当思路一变，就又柳暗花明了，所以思路非常重要。我们往往很容易形成思维定式，结果一些治法就算在我们眼前，我们可能都看不见。中医其实就是一种智慧，是一种思维方式。我很同意"医者意也"的说

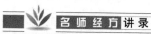

法。当我们的思考方式不正确，就算有很多好方子在手，我们也是不会用的。所以，一些学生往往一经点拨，或者听一场讲座、跟某位老师一抄方，思路马上就打开了，一下子峰回路转了，这就是思维方式的问题。经方班最大的贡献在于给大家开启了一扇窗，给大家提供了新的思路。又比如方证相应，按理说这是个非常实用的理论，也是我们经方医学的理论核心，但很多人都不认同这个理论，说这是机械的，是违背辨证论治的。刘渡舟老先生也是直到晚年才专门提出方证相应是入仲景门墙的路径的。中医难学，难就难在思路上，所以我们不要因为眼前好像无路可走了就放弃了。做医生是不能轻言放弃的。

现在医患关系比较紧张，很多医生感觉治不了就不去治了，不肯再钻研了，这让我非常痛心。因为医学是一门学问，是科学，是要献身的，科学的入口处就像地狱的入口处一样，有的时候就看你敢不敢献身。这让我想到了徐灵胎先生的《洄溪医案》里面有一则治疗痰喘的医案。一位病人，素有血证，由于痰喘"不能著枕，日夜俯几而坐"。徐灵胎先生跑去一看，说这是小青龙汤证，用小青龙汤治疗。但是当时常州名医法丹书却说：小青龙汤证我也知道，可我不敢用。她体弱而素有血证，怎么还可以用麻黄、桂枝呢？我是行道之人，如果用麻黄、桂枝病人死了，我就没法行医了。徐灵胎说：我不是行道之人，我也不靠这个吃饭，如果出了问题，我负责就可以了，你不要阻拦我就行。后来，那个病人喝了小青龙汤气就平了，痰也消了。徐灵胎治完这个病以后，他说："凡举世一有利害关心，即不能大行我志，天下事尽然，岂独医也哉。"我一直说，历史上名医很多，但是医学家不多，能算得上医学家的只有张仲景、徐灵胎等为数不多的医家。中医学到底出了什么问题呢？为什么医学家不多？因为大多数都是为稻粱谋。这并不是说我们不可为稻粱谋，我们也需要，但是真要做医学就必须要有科学家的精神，敢于献身，不要为太多的名利所纠结，不然就没法做研究。一个病人来了，如果医生既用中药又用西药，既用汤药又用成药，各种手段都用上去，钱是赚到了，但是经验没办法总结，学术没办法传承。我在临床看病主要是为了摸索方证，所以我尽量用经方、尽量用原方，而且药量用原剂量，尽量不改变。这样我就可以反复观察，就能总结。我们在座的经方家都有一个共同的特征就是敢于坚持真理、敢于实践，也就是说我们有科学家的潜质，这点非常重要。大家之所以能够不避路远、不顾自己诊室的繁忙，聚结在一起，就是因为我们有一个共同的目标——我们是在寻找真理！这正是仲景精神之所在，这也是经方的一个主心骨。所以我们不是为赚钱而来，是为中医是一种仁术、是行善、是求真、是科学而来。

我的开场白比较长，其实就是要讲一个道理，为什么我要停掉这两天的门诊到这里来与大家分享，就是来感恩，来受感染、受激励，来感受一种精神、一种气场。虽然目前经方的发展势头已经非常好了，但是我对目前高校里忽略经方的现状很不满。非常难得的是，李赛美教授在广州率先对经方教育进行改革，还举办经方班，这让我非常钦佩。李赛美教授在哪儿办班，我就跑到哪里，"你搭台，我唱戏"。

今天我准备给大家讲一下经方的应用。其实有些问题是老生常谈了，尤其对在座的各位，你们的经验可能要比我丰富得多。网友姜宗瑞医生写了一本书叫《经方杂谈》，那本书里每个字都是他自己用心写出来的，不是随便拷贝下来的，实实在在、鲜活、实用，让我受益匪浅。今天我到这里来，给大家介绍大柴胡汤的应用体会，这些体会不一定是非常深奥的，但都是我认为最实用、最基础的东西，就像网友姜宗瑞医生书里写的一样。

大柴胡汤，其实是非常常用的方子，但是对于这张千古相传的经方，很多人觉得它非常陌生，不会用。即使在用，也是对大柴胡汤加加减减，完全失去了它的本来面目。

那么我要延伸说一下，我要猛烈地抨击现今中医遣药组方随意配伍的做法。配方，是我们中国人运用天然药物的智慧结晶，但这种智慧结晶并不是那么容易形成的，不是简单地用这个药配那个药就可以配成功的，它是很多人亲身尝试后得出来的，这些经验是我们应该好好继承的。就像小泽征尔说："听《二泉映月》，是要跪下来听的。"我们学习经方的时候，也是要跪下来的。但是，现在很多人漠视前人留下来的宝贵经验，可是这些人又有多少经验呢？拍拍脑袋就下手开方？现在我感觉到，开原方是中医的最高境界！如今，很多人不会开原方，说中医要辨证论治，要灵活，而灵活就体现在配方的加减上。这是错误的。绝不是随意配伍、随意加减就能够开出好方子来的。所以我们要先开好原方，原方开好后再变化。变化也不是那么容易

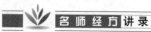

的，要加味，要减味，这也要按照张仲景的规矩来办。所以，我现在反复和学生们讲，要先开原方，要把这当做最高境界来追求。现在，一讲到经方，有些人就认为这是1800年前的方子，认为现在气候和以前不一样了，现在体质和以前不一样了，现在疾病和古代不一样了，怎么还可以用古方治今病呢？乍一听，这很有道理，但是细细想，实在没道理。经方治病不是针对病，是针对患病的人。经方把人在疾病过程中的表现归纳成各个方证，每个方证代表了人体在疾病过程中的反应。所以古方完全可以治今病，我们要以不变应万变。所以中医不难学，我认为用中医看病最简单了。

病人来了，首先看他是胖还是瘦，是强人还是羸人，看他容易出汗还是不容易出汗，是口渴还是口不渴，是下利不止还是大便干结，是能食的还是不能食的，是但欲寐的还是心中烦不得卧的，脉搏是沉的还是浮的……中医就是这么看病的，没什么难的。昨天下午我给干部讲保健，我就说生病是一种感觉，不是数值，不要看血脂高了多少、尿酸高了多少就急得不得了，我说你感觉好就行。我们看人是否健康，也不是看数值，而是看体型，如果体型一直不变，不胖不瘦，不饥不饱，不是饿一顿就马上心慌、手抖、出冷汗，也不是多吃一碗，就肚子胀、嗳气，另外心态又非常好，不卑不亢，情绪非常稳定，不急不躁，这就是健康嘛。中医治病就是要从整体出发，整体观念在经方上得到了最好的体现。

讲到大柴胡汤，一定要讲讲胡希恕先生。我认识胡希恕先生是在20世纪80年代。当时，《中医杂志》刊登了他的几则医案，我看后眼前一亮。胡希恕老先生用经方用得非常好，尤其擅长使用大柴胡汤。因为胡老经常用大柴胡汤，所以行内的人都说他是"大柴胡医生"，可是老百姓不知道大柴胡汤，只知道他经常捧着一个大茶壶喝茶，所以说他是"大茶壶医生"。大柴胡汤是他手里的一把亮剑。"每当胡希恕先生在病房会诊，群贤齐集，高手如云，唯先生能独排众议，不但辨证准确无误，而且立方遣药，虽寥寥几味，看之无奇，却效果非凡，常出人意料，此得力于仲景之学也"。这一段话是刘渡舟先生为《经方传真》写的序。这本书是反映胡希恕学术思想和学术经验的一本著作。这段话非常有意思，这么几句话就把胡希恕先生的学术思想、学术特征勾勒得活灵活现，"大茶壶医生"就有这种本领。大柴胡汤寥寥几味药，柴胡、黄芩、半夏、枳实、芍药、大黄和姜、枣，就这么 8 味药，但是效果非凡。仲景的方都是这样子的，看上去很平淡。但是用费伯雄先生的话来说："天下无神奇之法，只有平淡之法，平淡之极乃为神奇。"（《医醇賸义》）所以大家不要以为中医一定要神奇，不是要非常神秘的药才能治好病。

我们中医的发展不是靠外来的特殊手段，而是靠继承，把仲景的东西继承好。我们现在用方用药，不要去用什么乱七八糟的新奇药，不用开发多少民间药物，我们就把老方子、老药掌握好了就差不多了。用费伯雄先生的话来讲，这就是"一归醇正"，就像一碗清茶、一壶老酒，非常的醇厚。这才是所谓的平淡之极方为神奇。那么神方在哪里？就在《伤寒论》里面。《中国中医药报》经常刊登名医名方，这些方子可以参考，但不能够完全临摹。我们要临摹，就临摹张仲景的方。

一、经典方证

大柴胡汤是古代宿食病的专方，凡是饱食之后腹痛腹胀、拒按、呕吐者，张仲景常用本方。我们看原文，张仲景写得非常实在。《金匮要略·腹满寒疝宿食病脉证治》："按之心下满痛者，此为实也，当下之，宜大柴胡汤。"张仲景将最关键的客观指征"按之心下满痛"点出来了。但是现在有多少中医师会给病人按肚子？按肚子也全是按着西医学的方法，就不晓得中医学也是要按肚子来辨方证的。张仲景讲腹诊，大柴胡汤里讲"按之心下满痛"就是腹诊。我在日本多次讲过，日本的腹诊并不纯粹是日本的。清代俞根初在《通俗伤寒论》中也讲到六经的腹诊，朱莘农先生也讲究腹诊，谁说腹诊一定是日本的？后来我发现，其实不需要这么复杂，张仲景说得很朴实、很简单。就像霍去病墓前的石雕，很传神，但是不那么精细，但把最关键的地方都点出来了，张仲景书中的内容也是这样。那么大柴胡汤的第一个重要指征是"按之心下满痛"，张仲景就是在说腹诊，而且说得非常有意思。

大柴胡汤的第二个重要指征是"伤寒发热，汗出不解，心下痞硬，呕吐而下利者，大柴胡汤主之"。大柴胡汤也可以用来治疗发热性疾病。你们看看陶御风先生的《皕一选方治验实录》，这本书把古今很多方剂的文献及临床中用得非常好的案例聚在一起。在这本书中，我发现古代医家用大柴胡汤多是治疗热性疾病。而现在，治疗热性疾病时很多人往往只想到了板蓝根、金银花。

另外，大柴胡汤还能治疗呕吐，"呕不止，心下急，郁郁微烦者……与大柴胡汤"，所以大柴胡汤还是一张止呕的方子。

关于大柴胡汤方证的几个关键点，我要再强调一下。第一，"按之心下满痛"。医生按压患者上腹部及两肋下时，有时会有比较明显的抵抗感，而患者则出现压痛。我发现凡是胰、胆疾病患者，这一指征非常明显。就算不是胰、胆疾病，其他消化系统疾病，比如说胆汁反流性胃炎、胃动力不足，病人也会有"按之心下满痛"之症。一些有高脂血症或高血压病的患者，也可以出现上腹部肌肉紧张、按之手下有充实感的表现。所以按之心下满痛这个腹证是使用大柴胡汤的一个必不可少的客观指征。

下面日本《腹证奇览》一书中大柴胡汤的腹诊图（图1）。根据这张图可以看出，大柴胡汤腹证的范围是比较宽的，不是仅在心下这一局部，而是可以达到脐上部位。

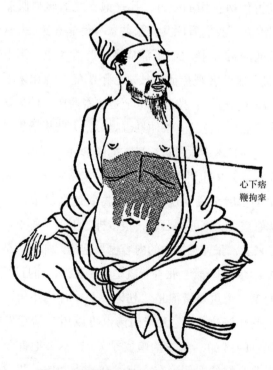

心下痞
鞕拘挛

图1　大柴胡汤的腹诊图（《腹证奇览》）

另外，呕吐或呕吐而下利者，或呕不止、心下悸者，这都与呕吐有关。有的病人并没有明显的呕吐症状，但有呕吐的易趋性，容易呕吐，或者曾经呕吐，而且不断地出现呕吐后不舒服的感觉，比如说嗳气、腹胀、酸水反流等，我们也应该把它视为呕吐的延伸。关于反酸，我刚开始学的时候，一听到反酸就想着制酸，就想到瓦楞子、牡蛎、海螵蛸，但后来我慢慢地把这些药都去掉了。因为，我把反酸视为呕吐的延伸。还有一种情况就是流口水，有人问睡时口水流得很多怎么办，我发现睡时流口水大多与病人喝酒或者是晚上吃了很多油腻的东西有关系，并且伴随饱胀感或者烧灼感，因此，我认为流口水也是呕吐的延伸。

第三，"郁郁微烦"是大柴胡汤方证的精神心理特征。大多数经方都会考虑到精神心理特征。比如说桂枝汤证气上冲就是一种精神心理症状，小柴胡汤证的胸胁苦满、心烦喜呕、默默不欲饮食，少阴病出现的但欲寐，黄连阿胶汤证出现的心中烦不得卧，栀子厚朴汤证出现的心烦腹满、卧起不安，这都是精神症状。张仲景结合人的生理、心理特点总结的麻黄体质、桂枝体质，都包含了精神心理特征。"郁郁微烦"主要表现为抑郁、焦虑、烦躁等，它反映了一种精神心理状态。日本有位森立之，他是位著名的考据学家，他对《伤寒论》《金匮要略》《神农本草经》和《内经》都有研究。他本身有阳痿，但他自己用大柴胡汤治好了。因为情志忧郁可引发阳痿，而用大柴胡汤可以解除郁闷。因此，他用大柴胡汤治疗，病证也就自愈了。这说明大柴胡汤对改善精神症状非常有效。

我们读《伤寒论》时一定要把张仲景的原文看作是一个不全的、真实的东西。就像考古学家，他们挖掘到一个动物的脊椎化石就要通过这个脊椎的化石片段慢慢地恢复动物的原型。我想我们对于张仲景的原文也是这样的，张仲景的原文是真实的，但是不全面，所以我们要善于复原，要通过一个角发现一个面。有的时候《伤寒论》中的一个字、一个症状都是一种疾病，或者一种体质状态，像"郁郁微烦"描述的就是一种精神状态。

第四，"发热汗出不解"。发热包括了体温的升高，或是自我感觉发热。不要以为发热体温一定会超过37.5℃。有的时候发热仅是一种感觉上的异常，因为张仲景时代没有体温计，这一点我们必须要清楚。

我们在研究一张方子的时候，必须要研究它的主治疾病，但是仅看病是不够的，我们必须结合到具体的人。而仅讲人的寒热虚实，不讲具体的病也是不行的，我们必须要两者结合。我正在努力研究主治疾病谱，一定要画出每张经方主治疾病的谱系，建立一个标准。这张经方到底对哪些疾病最有效？对哪些疾病不一定有效？而对哪些疾病可能有效？哪些疾病基本不能用此方？如果有一天能够建立一个经方临床应用指导中心，我们就可以根据研究的情况不断地发布经方的使用范围。比如"非典"（非典型肺炎）来了，我们就可以根据目前的情况报告针对今年的"非典"哪些经方比较适用，提供"五星级方""四星级方""三星级方"，供大家参考。

二、主治疾病

第一，胰腺炎。关于大柴胡汤的主治疾病，根据我个人的应用经验来看，第一个疾病应该是胰腺炎。因为胰腺炎的临床表现就像古代的宿食病。由于伤食，病人往往出现剧烈的呕吐、腹痛腹胀。我们看《伤寒论》和《金匮要略》时，要学会跟着张仲景抄方。假设我们穿越时空，来到烽火连绵的战争年代，在庆功宴上某个将军大碗喝酒、大块吃肉以后，急性胰腺炎发作了，张仲景作为一代名医，被叫到军帐里。这位将军痛得要命，还在呕吐，非常难受，张仲景走过去一摸肚子，"按之心下满痛"，他就对学生讲，"此为实也，当下之，大柴胡汤主之"。学生一听，马上就把大柴胡汤煎好。将军喝下去以后，一泄，病情立刻好转。我用大柴胡汤治疗胰腺炎的病例也不少，但是我治疗的并不是胰腺炎的初期患者，而是在病房里已经治过一段时间但治疗效果不太好的患者，或者是已经出院了但依然容易发作的病人，我发现用大柴胡汤治疗的效果非常好。

我给大家介绍一则医案。

王某，男，40岁。2008年6月7日初诊。

现病史：患者于2001年、2003年、2005年急性胰腺炎3次发作，2008年又发作2次，现住院治疗。患者不能多进食，腹痛腹胀，舌暗红老，苔厚。既往有高血压病、脂肪肝病史。身高173cm，体重87kg，血压145/85mmHg。

处方：柴胡20g，黄芩12g，法半夏12g，枳壳20g，枳实20g，赤芍20g，白芍20g，制大黄10g，青皮10g，陈皮10g，干姜6g，红枣20g。每天 1 剂。

2008 年 6 月 17 日二诊。

药后全身通泰，睡眠改善，打鼾消失，血压正常，大便 1 日 3～4 次，体重减为 80kg。后连续服用此方 3 年，3～4 日 1 剂，胰腺炎从未发作。

谁说中药不能治疗重症？谁说中药药量不敢大量使用啊？有是证，用是方。他这种体质壮实的人用了大柴胡汤后，血压下降了，还减肥了，这很有意思。

第二，胆囊及胆管疾病。我认为，大柴胡汤是天然的利胆药。这类病人常伴有明显的腹胀腹痛，上腹部常疼痛拒按，所以对于慢性胆囊炎、胆石症静止期，包括胆管结石、胆囊息肉等，皆可用本方。对于胆囊息肉有热证的，我常加黄连，因为黄连对胆囊炎有一定的控制作用。有些人有胆石症，但是没有症状，这种情况能不能用大柴胡汤呢？一般来说，如果没有疼痛，我是不大主张用的。用了以后病人不舒服。中医学强调有是证，用是方，张仲景用大柴胡汤强调心下悸、按之满痛，所以就要求医生必须先按一下病人腹部，看看胀不胀、硬不硬、痛不痛，如果不胀、不硬、不痛就不要乱用大柴胡汤。我认识一个老中医，他治疗胆石症非常拿手，很多人都去找他看。他治病有个特点，所有患者无论痛或不痛都给用药，他的方子除了有大柴胡汤的成分，还加了鸡内金、金钱草、海金沙等。另外，他让病人回家后一定要先吃油煎鸡蛋或者猪蹄，然后再吃他开的药，而且大便要便在盆盂里，冲洗出石头，再来复诊。这个老中医的诊所里，有很多小瓶子，里面全是石头，他把这作为一种广告。一般有胆石症的人都不敢吃油煎鸡蛋，因为吃了以后就会痛，相当于人为地制造了一个大柴胡汤证。经方用药的一大关键就是有是证，用是方，没有这个证，就不要用这个方。所以，并不是说患了胆石症就用大柴胡汤，还要看是否具备用大柴胡汤的指征。

关于人工证，我看很多温病学家也有这个经验。湿温病往往发生在夏秋之交，表现为每天发热，舌苔白腻，一般的医生会给病人用芳香化湿的方子，像三仁汤、藿朴夏苓汤等，但用来用去病人体温还是不退，舌苔也不褪，还伴随胸闷，不想吃东西。此时，有经验的老中医会采取温燥法，给病人用附子、干姜、苍术、厚朴。用后第二天，病人体温就会升高，舌苔变黄变焦，这时候再用大黄、黄连、黄芩，很快就能收功。这也是个人工证，先用温燥药，使热重于湿，再用清热药，使病程缩短，这是非常有意思的。

第三，胆汁反流性胃炎、食管炎、消化不良。现在很多胃肠动力不足的人吃吗丁啉，但我感觉大柴胡汤就是一个天然的胃肠动力药。我太太就有胆汁反流性胃炎，还有支气管哮喘。她经常反酸，很难受，我就给她用大柴胡汤，吃下去胃里就舒服了。大柴胡汤就是一个天然的胃肠动力药，不需要加减。那么如果遇到病情复杂，伴随嗳气、腹胀、咽喉异物感的患者，我就加上半夏厚朴汤，我把大柴胡汤合半夏厚朴汤取名为大柴朴汤；如果病人咽喉红、胸骨后有烧灼感，我就加用栀子。我看病经常结合咽诊，这是朱派伤寒的经验。胃痛的人，不能简单地用香附、良姜、荜茇等温药，朱莘农先生提倡看喉咙，如果病人喉咙红他认为是有气火，气郁化火，这种情况要清热，要用栀子、连翘。我也依据这个经验，用压舌板看看病人喉咙，充血的加栀子，因为栀子主治心中懊恼、心中窒。一般我们认为心中懊恼是一个自觉症状，只是自己感觉到烦躁、焦虑，没有客观指征。但后来我发现，用栀子除了咽喉充血外，还有一个客观指征，就是在剑突下按压有一点疼痛，如果你用手从剑突下往上顶一下，病人往往会更难受，这也可以看作是用栀子的一个客观指征。叶橘泉先生是中国现代经方家，是中国科学院生物学部委员，也就是中国科学院院士。他在书中介绍了用栀子治疗食管炎的经验。食管炎主要表现为胸闷，有烧灼感，所以心中懊恼是食管炎、胆汁反流性胃炎的一个指征，可以用栀子来治疗。

我讲一则胆汁反流性胃炎的案例。

彭某，女，23岁。2010年6月8日初诊。

患者胃镜示胃壁有陈旧性出血点，提示胆汁反流性胃炎、幽门螺杆菌强阳性。患者刻下胃痛，胃胀，反酸，嗳气，甚时呕吐，进食后尤甚，时有口臭，食欲可，大便2~3天一行，偏干。

处方：柴胡15g，黄芩10g，姜半夏15g，枳壳30g，白芍20g，制大黄5g，干姜5g，红枣15g。

2010年6月29日复诊。患者服药后诸证好转。

第四，肠道疾病见腹痛腹胀者。有人会问，肠道疾病如果腹泻还用大柴胡汤吗？张仲景就是用大柴胡汤来治疗呕吐而下利不止的。所以下利没有关系，只要有腹胀腹痛就可以用此方，特别是那些肠易激综合征患者。对于胆囊切除术后的腹泻患者大柴胡汤用得特别多。譬如一人本来有胆石症，但是胆囊切除以后依然肚子胀，早上起来腹泻得很厉害，这种情况可以用大柴胡汤。肠易激综合征主要表现为一紧张就容易拉肚子，这也可以用大柴胡汤治疗。但我认为用大柴胡汤的时候还是要摸摸肚子，肚子比较硬、比较实，同时舌苔比较厚的病人就可以用大柴胡汤，这点比较重要。张仲景在大柴胡汤的应用特征上没有讲到舌苔，但是因为大柴胡汤里有大黄，而应用大黄的特征是一般舌苔比较厚，我们叫"大黄舌"。

我在这里讲一个腹泻不止的医案。

张某，男，46 岁。2009 年 7 月 21 日初诊。

患者腹泻多年，曾疑胆囊炎所致，行胆囊切除术后腹泻依旧，每日排便 3～4 次，间断呈水样便，食油腻后加重，右胁部隐隐不适，嗜睡，纳佳，舌质老，紫暗，苔白，体型壮实，面黄油亮，腹部饱满，腹壁脂肪厚。

处方：柴胡 20g，黄芩 10g，制半夏 15g，枳壳 30g，赤芍 15g，白芍 15g，制大黄 10g，干姜 10g，红枣 20g，黄连 3g。

2009 年 7 月 28 日二诊。

患者腹泻次数减少，每日 2 次，腹肌较前软。患者自述有中耳炎病史。原方加葛根 30g。

第五，支气管哮喘及慢性阻塞性肺气肿。我以前一直不晓得大柴胡汤可以治疗哮喘，治疗哮喘总想到用麻黄。后来，我发现用麻黄会出问题。因为我太太是支气管哮喘患者，我给她吃麻黄，吃了以后她就心慌、晕厥，然后我就不敢给她用麻黄了。后来我看了胡希恕先生的医案，他用大柴胡汤加桂枝茯苓丸治疗哮喘。我按他的经验用药就解决了问题。大柴胡汤加桂枝茯苓丸可以治疗支气管哮喘、肺心病、慢性阻塞性肺疾病，对其中舌头或嘴唇紫暗的患者非常有效。即使不发为紫暗，用了大柴胡汤也依然见效。我发现一个很有意思的现象，支气管哮喘不仅是支气管的问题，而与胃肠道功能、整个体质状态都密切相关，很多支气管哮喘的患者都伴有胃食管反流。虽然这是两种疾病，但是这两种疾病的发病时间点差不多，都在凌晨 1～2 点，或 2～3 点。在这个时候，病人往往会突然坐起来，气喘，胸闷，胸痛得不得了。病人坐起来以后喝点水、走两步路，症状就消失了。所以，我发现哮喘常与胃食管反流同时发病，都符合大柴胡汤方证。有一些胃食管反流的病人胃里的食物会呛到气管里，引起吸入性肺炎，引起气道强烈的收缩，导致哮喘，所以要治疗哮喘，不是简单地解痉，而应该解决反流的问题，也就是要把大柴胡汤证控制住。因为大柴胡汤着眼点不是支气管局部的病变，而是包括了大脑、胃肠、食管在内的一个系统功能失调的状态。我现在用这个方治疗支气管哮喘非常有效，而且不仅是针对支气管哮喘，很多肺病，我也经常用这个方。这些患者通常不愿意让你摸他的肚子，因为一摸就会很痛，很不舒服。另外，这类患者往往多吃一口饭就会腹胀、胸闷、哮喘发作，他们的胸胁部按起来是硬的，敲起来咚咚响。所以治疗支气管哮喘不要只想到用麻黄，要按照我们经方的思路，有是证用是方。

用大柴胡汤治疗支气管哮喘有 3 种加减。

第一，如果伴随舌质、口唇发紫，用桂枝茯苓丸加上大柴胡汤。这几年，我用桂枝茯苓丸治疗肺病屡屡效验，我认为不要仅将桂枝茯苓丸看作是治疗子宫肌瘤的药。桂枝茯苓丸是天下第一好药，活血化瘀第一处方，很多肺病，特别是慢性阻塞性肺疾病，或者肺纤维化、间质性肺病等，都是血瘀证，我们都可以用桂枝茯苓丸，用了以后心不慌，气不喘，脸色不再暗红。因为很多慢性阻塞性肺疾病患者由于肺动脉高压，血液循环不好，导致脸色暗红。这就是桂枝茯苓丸证，用了以后，人特别轻松。曾经有一个老头，肺部有占位性病变，怀疑是肿瘤，而右肺区有积液，不能动，一动腿就抽筋。他在很多地方治疗，效果都不好，来找我看的时候也是神情沮丧。因为他也吃过很多中药，效果都不好，所以他不太相信中药的效果。我给他开了桂枝茯苓丸加味，吃完以后，他就能来回走一两公里了。后来，还被他孙子硬拉过来让我们看一看。用桂枝茯苓丸加大柴胡汤治疗支气管哮喘伴有瘀血证者效果非常好。

第二，如果胸闷，痰黏难咳，就在大柴胡汤的基础上加桔梗。表面上只是加了一味桔梗，实际上是合上了一张经方——排脓散。排脓散由枳实、芍药、桔梗三味药组成，出现在《金匮要略》里，原来是治疗外科疾病，用来排脓的。但我认为这个脓不一定只是疮疡化脓的脓，液体黏稠的、发黄的都可以算脓，所以肺里面吐出来的黏稠的痰也是脓，以前叫"吐脓"。我经常在大柴胡汤的基础上加桔梗，因为它能够帮助痰液的稀释。另外，取桔梗、枳实、芍药三味药打粉，吞服，或者让病人开水冲泡以后当茶饮，这个方我称之为排痰散，效果比沐舒坦好得多，你们可以试一下。而且它还能治疗胃痛。有一次，我的老婆吃饭后胃痛得很厉害，我想排脓散里面枳实、芍药可以活血，治疗腹满，我就给我老婆用排脓散冲服，半个小时以后胃痛就消失了。

第三，小陷胸汤合大柴胡汤的应用。当痰结在里，心下按之痛，吐黄脓痰，大便干结，就用小陷胸汤合大柴胡汤消黄脓痰，效果特别好，还能通大便。我有几个患者服用此方以后，说大便稀，很多黏液从大便里流出来，然后痰就少了，古人称之为"泻痰"。这个方法使用的时候关键是要抓住指征，一个是痰黄黏稠，一个是便秘。

第四，大柴胡汤可以治疗老年人及昏迷患者的肺部感染。现在肺部感染是很多老年人最终死亡的原因之一，这让呼吸科的医生都很头疼。老年人肺部感染，用了很多抗生素以后，病人依然痰很多，发热，这种情况怎么办呢？我被邀请到 ICU 病房去会诊，后来我发现这些病人大多伴有胃食管反流。在这种情况下，我就采用治疗支气管哮喘的办法，用大柴胡汤，结果很快就能解决问题。最有意思的是有一位 80 多岁的老太太，她因肺部感染住院，住院以后昏迷，肾功能也异常。西医认为没有办法了，让家人准备后事，但是她女儿不肯放弃，找我去看。我去看的时候，患者昏迷，按压上腹部时会皱眉头，同时我指尖的感觉是绷硬的。我说："有救了。""按之心下满痛"，我用大柴胡汤合栀子厚朴汤，结果这个病人就被救过来了，后来她的小便也有了，体温也正常了，最终被救活了。这件事当时影响很大，ICU 病房的医生们也感到很震惊，中药居然能治疗这个病。其实这种病我们治疗得非常多，现在我们治疗老年人的肺部感染经常采用这个办法。还有一个老太太，是因为骨折住院的，患肺部感染，人总是发热，快不行了，晚上睡不好，吵闹，大便也不通，每次都得用开塞露。我就用大柴胡汤加栀子厚朴汤给她吃，让她先吃 3 剂药。3 天以后，她说好多了，当天吃了就睡了一个好觉，而且大便也畅通了，饭也能吃了。后来，她继续用这个方，感觉状态越来越好，我就让她赶快转到普通病房，不要在

ICU 了。又过了一段时间，她说能下床走路了，我说让她赶快出院，防止交叉感染。回到家里调养后，患者至今还是健康的。

所以应用经方就是花小钱治大病，甚至不花钱也能治病。我们一直说要解决老百姓看病难、看病贵的问题，我想，把经方应用好就是个好方法。而经验的积累是靠一个个医案摸索来的。我的一个弟子，现在在研究用葛根汤治疗痛经，靠的就是一个医案。什么医案呢？葛根汤治疗痤疮，是我的一个医案。他学了以后，也用这个方法去治疗女性的痤疮，结果发现用了葛根汤以后不但满脸的痤疮没有了，居然一直非常顽固的痛经也消失了，从这个医案里，他就得出了葛根汤可以治疗痛经的经验，并且专门去研究。后来他发现麻黄体质的人用了此方有效，桂枝体质的人用了也有效，现在他还进一步通过动物实验来研究。所以我说很多发现都是从一个医案开始的。因此我们要认认真真地对待每一个病人，病人是我们的老师，我们的经验从哪儿来的？都是他们教我们的。但是作为一个医生，要讲究和病人交往的艺术，这样我们才能学到东西，我们才不会白看。我看病是为我教学、科研服务，因此，我要加强临床医案的收集整理、经验共享，只有这样我们才能共同提高。

我还要讲一个问题——"经方的味道好极了"。我们学校有一个经方模拟诊室，我让学生们自己看病，看病以后自己煎药，他们也帮人代煎药。自己开的经方，煎出的药满屋飘香，给人家煎的药，就不香，这是为什么？经方的发明人是谁呢？是奴隶。因为那时候，一般平民哪能看医生，看病的都是奴隶主。医生是工，分为上工、中工、下工，工就是有技术的奴隶。奴隶主既要求你看好他的病，又要求药好喝。所以，那时候的医生用药必定要有效、要安全，既不能有毒，还要好喝、可口，所以经方味道都是很香的。大柴胡汤也不难喝，尤其当病人腹胀如鼓、嗳气吞酸、舌苔厚腻之时，用大柴胡汤下之，吃下去非常舒服。张仲景的方子是讲究口感的，又有效，又安全，口感又好。

我们要注意，并不是老年人肺部感染就都用大柴胡汤治疗。病人在大量使用抗生素以后，病情就会发生变化，所以我们要以当下我们看到的客观指征为凭，不能按照理论去分析，千万不要一听西医说肺部感染就马上用此方，还是要摸摸肚子，看看舌苔。

第五，大柴胡汤可以治疗红胖人的高血压病、中风等。用大柴胡汤治疗高血压病，我是跟日本人学的。我发现日本人治疗高血压病不像我们，认为是肝阳上亢、肝风内动就用天麻钩藤饮加珍珠母、甘菊花、夏枯草、豨莶草。他们用大柴胡汤。但是用大柴胡汤的病人必须要体格壮实，脸要宽，肩要宽，肌肉要厚实，上腹部膨隆，胸胁苦满，面红有光，脉滑有力。如果病人的脸像黄瓜，满脸皱纹，干枯憔悴，心下痞硬而不是满痛，食欲不振，千万不要乱用大柴胡汤。我用大柴胡汤时经常加上黄连，黄连加进去就是大柴胡汤和三黄泻心汤的合方了。三黄泻心汤是治疗出血的第一方，尤其是身体上半部的出血，一定要用三黄泻心汤的。吐血、衄血，泻心汤主之。最严重的上半身出血就是脑出血了，西医治疗这类病人往往会用甘露醇，而我们中医就用三黄泻心汤。古人是看不出来病人脑出血的，但是古人能看见这些人昏迷以后满脸油光，痰声辘辘，口气喷人，大便不通。古人把这个叫痰火。痰火用什么药呢？用大黄、黄连、黄芩。我的老师也有这个经验，如果中风患者舌苔黄腻、大便不通或者便出黏臭的大便，我们就用三黄泻心汤，再加点甘露醇，很快病人就能好转，就能醒过来，而且此方还能防止应激性溃疡及上消化道出血的出现。所以对于高血压病的患者，或伴有高脂血症、高黏血症、高血糖的患者，特别是男性，按之上腹部膨隆，面红有光，脉滑有力的，我们都可以用大柴胡汤加黄连治疗。

注意，我提出要间断性服药。"凡药三分毒"，我们只有当火气大的时候才用大柴胡汤加黄连，火气平了以后就暂时停一停，所以应该采取间断性服药。我现在用经方给病人调理的时候，让病人每天只吃1/2，1剂药吃2天，甚至每周只吃2剂药，采用这个办法可以改善体质。研究发现，大柴胡汤确实有降压、降脂及防止脑血管意外的作用，而且它还能够降低体重。

第六，大柴胡汤可以治疗腹部充实有力的肥胖症、高脂血症和高黏血症。这类人通常体型肥胖，上腹部充实饱满，按压有力，大柴胡汤有消肚腩的作用。用大柴胡汤减肥主要是通过大量排便实现的，所以用这个方子一定要腹泻，大便以每日2~3次为度。服用了大柴胡汤以后，病人会感觉很舒适，一下子"呼啦圈"没有了，腰部的肉慢慢松了。如果病人有高黏血症，也可以加上桂枝茯苓丸。大柴胡汤确实能够降脂，因为大黄本身就有降脂作用，但是配合了柴胡、枳实、芍药等药以后，降脂作用会更好。

我主张用复方，不太主张用单味药、提纯药，因为复方考虑的是整体。

下面，我给大家讲一个肥胖胃痛案。

女性患者，2012年1月31日初诊。

胃痛2个月，进食油腻后恶心，受凉后胃痛，口苦，食欲不振，剑突下按之疼痛，腹中气多，齿衄，下肢凹陷性水肿，大便稀溏，脉沉滑。身高158cm，体重64kg，体胖腹大。既往有子宫肌瘤手术史，其父亲患有高血压病，父母均胖。

这个病案，患者进食油腻恶心，就是大柴胡汤非常重要的应用指征。类似的指征如进食以后恶心、进食以后头晕、进食以后心悸等，都可以考虑大柴胡汤证。我曾经治疗过一个心律失常患者，他表现的特点就是饱食以后心律失常，我给他用大柴胡汤加黄连解决的。这个病例中，患者还有下肢凹陷性水肿、大便稀溏，大家不要以为这就是阳虚、气滞，血瘀也会引起水肿的。

处方：柴胡20g，黄芩10g，姜半夏15g，枳壳15g，白芍15g，制大黄10g，干姜10g，红枣10g。

2012年2月21日二诊。

药后胃痛消失，腹围减小，体重63kg。下肢不肿。原方续服20剂。

三、体质

大家知道我经常讲体质，体质概念的提出也是迫于无奈。因为现在的中医学往往受西医学的影响，只是对病用药，忘记了对人用药，提出体质的概念以后，可以让大家区别辨证论治的证。有人说辨体质就是辨证，这是对的，辨体质就是辨证的一个部分。但是我强调了整体，使一个空泛的病的基本概念回到了一个客观的、看得见摸得着的形象——人体体质上来，这是我的一个技术性处理。我所讲的体质更多的是一种临床治疗性体质，是一个临床概念，不是体质人类学上的概念。有些人身体非常好，来问我他是什么体质，我说你没有病，就没有体质。有病才有体质，病越多，体质越形象，越明显。体质不明显的，都是健康的；体质非常明显的，大多数是疾病非常多的。所以，体质离不开疾病，好多的疾病聚在一起，就变成了一种体质，所以疾病越多、疾病越重，体质形象越明显。我们非常强调辨体质，这就是异病同治的问题，同在哪里？同在体质。

大柴胡汤主治疾病类别广泛，涉及消化、呼吸、代谢、神经精神、心脑血管等系统，以及内、外、妇、皮肤、五官等科。大柴胡汤证是一个独立的方证，本来我在想，我们也可以把大柴胡汤作为一种综合征提出来，比如说大柴胡汤综合征。现在外国人提出了很多综合征，而且还冠上了自己的名称，比如白塞综合征等。而我们冠上的是方证的名称，方证其实就是综合征。但我们为了突出方证的特点，与其说是一种综合征，倒不如说是一种体质状态，所以，称之为大柴胡汤体质。

大柴胡汤体质有以下几个特点。

首先，从体型上来讲，这类人体格壮实，肌肉比较紧实，面宽肩宽，颈部粗短，胸围较大，上腹角偏宽，中老年多见。

第二，从性格来讲，其人呈双重性格，易激动、易抑郁、易烦恼、易出现强迫或焦虑不安的心境。这就像柴胡证的往来寒热特点，性格有时候兴奋，有时候容易压抑，甚至有的女性的性格随着月经周期发生改变，月经来之前像"母老虎"，月经来之后像"小绵羊"。

第三，上腹部充实饱满或有压痛，容易腹胀腹痛，进食后更甚，多有嗳气、恶心或呕吐、反酸、便秘等，舌苔厚。很多人用了大柴胡汤以后，舌苔就变薄了。

第四，从疾病易趋性来看，这类人易患高血压病、高脂血症、肥胖、胆囊炎、胆石症、胰腺炎、支气管哮喘、反流性食管炎和乳腺小叶增生等。

第五，大柴胡汤体质的形成与遗传、缺乏运动、肥腻饮食、精神压力和年龄等因素有关。大多数由四逆散体质演变而来。有些女性，年轻的时候是四逆散小姐，瘦瘦的，脸上有轮有骨，但是她经常紧张，到了中年以后，也不那么爱运动了，也喜欢吃了，慢慢地喜欢生气了，就变成大柴胡汤体质了，到了五六十岁就变成了典型的很富态的大柴胡汤奶奶了。

四、问题

问题1：用大柴胡汤一定要见体胖壮吗？

不一定，瘦人也可以用。我曾经治过几个瘦人，本来是胖的，后来因为胆石症开了几次刀，接着胃也出现问题了，不能吃了，就变得很瘦，但是症状还在，上腹部按之疼痛，并且恶心呕吐，舌苔很厚，这个时候，大柴胡汤证还在，我们照用大柴胡汤。还有一种是在重症、急症之时，我们不考虑体质，当用则用。所以不一定胖的人才能用大柴胡汤，瘦的人也能用。但是张仲景提出来，这个人必须心下按之满痛并伴有呕吐，这非常重要。

我这里举了《江苏中医杂志》上所载郝文轩的一个医案。

患者 25 岁，女性。1979 年中秋节的时候妊娠呕吐，月余不愈。食减身瘦，头汗时出，手心发热，心下如烙，舌苔干黄，脉沉而数，重按耐得，所呕皆酸黏液，大便时硬时溏，色黑质黏气臭。郝文轩说："此大实而有羸状也。虽身瘦双身，不可以虚证视之。"以大柴胡汤原方投之。多煎频服，每日 3 次。3 剂而呕止酸伏，饮食大进，但黄疸仍未退净，改用《金匮要略》之麦门冬汤，服至 4 剂而愈。

问题 2：大柴胡汤中有大黄，是否一定要见便秘才能使用？

可能有些病人拿了药以后，上网一查，大黄是泻药就想，我腹泻医生怎么还给我用泻药呢？他不晓得张仲景本来就是用大柴胡汤治疗"心下痞硬、呕吐而下利者"。我们不是看病人是否腹泻，关键是看他腹部是否有腹痛腹胀，如果有，照样用大柴胡汤，用药后反而可以止泻。

问题 3：大小柴胡汤方证有何异同？

用八纲来解释，大小柴胡汤的性质有虚实不同，小柴胡汤证偏虚，大柴胡汤证偏实。体型上有瘦胖不同，小柴胡汤证者偏瘦，大柴胡汤证者偏胖。小柴胡汤里面有人参、甘草。人参、甘草是补气补虚药，张仲景在什么情况下用人参？剧烈的吐下以后出现食欲不振或者消瘦时就用人参。比如说，大下以后，泄利不止，用四逆加人参汤；发汗后，大量出汗，脉沉，身体疼痛，用桂枝加芍药生姜各一两人参三两新加汤；大量的出汗，汗出如雨，病人烦渴欲饮，欲饮水数升，舌面干燥，这个时候，用白虎汤加人参。所以人参都是在大量津液丢失以后，人消瘦的情况下才用的。我给别人讲保健的时候就说："要减肥，人参不能多吃，肚子已经这么大了，站起来连自己的皮鞋都看不到了，还吃人参？越吃肚子越大，人参是瘦人用的。"曾经有个老太太，脸上有皱纹，很瘦，身高 160cm，体重 40kg，她一吃人参，没几天脸上皱纹就没有了，而且体重略有增高。但是不吃人参又不行了。为什么？因为人参是维持水分的，她吃了人参以后人浮肿了，就没有皱纹了。甘草也一样，病人不吐不下，张仲景一般不用甘草。所以我们通常将小柴胡汤用于体型瘦弱者。大柴胡汤没有人参、甘草，但是有枳实、芍药、大枣，这三味药能理气通便止痛，多用于热证、实证。枳实可以针对肚子绷硬疼痛；芍药针对痉挛急痛；而大黄针对的肚子绷硬，摸上去像充满气的轮胎，所以大柴胡汤适用于体型壮实的腹痛、腹胀者。

问题4：大柴胡汤的脉象如何？

从我的临床经验来看，大柴胡汤方证的脉一般是洪大而实，有力量，或者是弦滑，或者是沉实有力的，总之以实脉多见。如果说一定是某一种脉，这倒也不一定，因为脉态千变万化，还跟患者当时心理、生理状况有关系，脉象大致以实脉为主。

我们来看一则医案。这则医案是范文甫先生的医案。

冯乃千，身热，心烦喜呕，往来寒热，松馆以小柴胡汤与之，不除。余诊其脉，洪大而实，乃曰：热结在里，小柴胡汤安能去之？仲景曰：伤寒十余日，热结在里，复往来寒热者，当与大柴胡汤。松老始犹曰：读书不可死于字句。后又云：姑随汝处之。果服一帖瘥，三帖愈。

问题5：如果不是大柴胡汤的主治疾病，但有大柴胡汤这个体质，可否使用大柴胡汤？

我前面讲了大柴胡汤的主治疾病，但实际上远远不止这些。大柴胡汤的主治疾病谱尚未建立，但我认为只要体质相符，就可以使用。

这里讲一则糖尿病冻疮案，来自于我的沙龙，发于2012年4月4日。

王某，女，75岁，双眼结膜充血来诊。

主诉：口苦，口干，腹胀，便秘（5~6日一行），脉弦，脸部、手足部多处冻疮，溃烂流水。患者既往有10余年糖尿病史，现行胰岛素治疗，体壮。

这是典型的大柴胡汤证。因为病人脸上有冻疮，所以我当时很犹豫，后来从体质症状上分析，我还是选用了大柴胡汤：柴胡10g，半夏10g，大黄6g，枳实10g，白芍10g，黄芩10g，干姜5g，大枣5g。

4剂后，患者双眼结膜充血痊愈，其他症状明显改善，特别是冻疮收敛结痂。再服 4 剂，症状全除。

这个医案给我们很多启发，我们用方不要完全拘泥于疾病谱。有的时候一个案例就对我们有很大启发，中医的科研就是要从个案开始，不要只相信大样本的统计调查，我们要从活生生的案例上学，从个案开始学。我希望大家要多多提供些好的案例，一起交流。

【名师答疑】

问： 黄教授您好，您在讲课中很少提到六经辨证，想请问一下您的经方理论与六经辨证有什么关系？您是如何看待六经辨证的？谢谢！

答： 六经也很重要。我们说的方证集聚最终是落在六经辨证框架上的。而六经的思维方式是八纲，我们要解释方证，离开了寒热虚实是不行的。六经辨证是我们经方理论的基本指导思想。但我现在讲课的重点是方证，我重点要把方证说清楚。那么，当我把方证说清楚以后，大家再来看六经辨证就很清楚了，用理论来贯穿就很容易了。

问： 柴胡剂的运用越来越广泛，疗效也被证实。但有时由于柴胡的剂量把握不精准严重影响了疗效。黄教授您能不能就柴胡的剂量指导一下？

答： 这个问题太好了。柴胡这味药是非常重要的。我刚开始学医的时候，看见江阴这一带的医生用柴胡都非常谨慎，一般就用一钱半。有一次，我开了三钱柴胡，老师说："你怎么用这么多柴胡，柴胡劫肝阴啊。"可见，一些苏派医生对柴胡一直心存疑虑，原因是叶天士曾经说柴胡劫肝阴。柴胡其实是非常好的药，但是柴胡确实有品种质量的问题。临床中我们用的柴胡一种是春柴胡，是柴胡苗；一种是北柴胡，是柴胡根。我提倡用柴胡根，因为根据实验，柴胡根里柴胡皂苷的含量是柴胡苗的 7 倍。另外也有学者考证张仲景用的柴胡就是柴胡根。但我也有困惑，有些名医用柴胡就是用春柴胡，说春柴胡效果也不错……我心存困惑。我个人的体会，柴胡根的效果比柴胡苗好，柴胡根的价格也比柴胡苗贵很多。我也听说发热用柴胡苗，用量在 30~40g，效果不错，说它发汗效果很好，但这只是听说，我还不是很清楚。我想，以后我们的会议还需要邀请药学专家，特别是中药学专家来参加，请他们讲讲药物品种间的鉴别，这非常重要。谢谢你的这个问题，非常好，谢谢！

问：临床中，我在给哮喘患者用您说的排脓散时发现，排脓散的排痰效果非常好，但是治喘效果不明显。那么如何解决喘的问题呢？

答：吃了排脓散以后，确实排痰效果非常好，但是治喘效果不明显，因为排脓散并不是治喘的。如果要治喘可能还要用其他的药，比如说配上桂枝茯苓丸，或者配上大柴胡汤。我特别建议你用桂枝茯苓丸，因为有的哮喘患者是因为肺动脉高压引起的，一动就喘，这种问题用排痰散是解决不了的，必须要活血化瘀。

李赛美教授：今天非常有幸，黄教授和我们系统、详细、全面地探讨了大柴胡汤证的临床应用。课程的开头，黄教授介绍了胡希恕老先生的"大茶壶"，让我感到印象深刻。今天我们的课就像一壶清茶，大家听完后都感觉到很清新，又像井冈山的空气一样，给我们很宁静的感觉。与黄教授面对面的接触，能真切感受到他的风采。黄教授所讲的内容都很朴实，就像涓涓细流，很受用啊。黄教授从经典的方证讲到个人的心得，从主治疾病讲到辨证要点，还讲了体质的辨识，并回答了一些问题，让我听起来感觉很爽。在课上，黄教授有很多精妙之语，比如说中医的科研是从个案开始；生病是一种感觉，而不是看数值；张仲景的原文是真实的，但是不全面，我们要善于复原，要通过一个角发现一个面；经方的创始人应该是奴隶，来自于群众，来自于基层；病人是我们的老师，我们中医的教室是在诊室，中医的优势是在基层……这些精妙的语句让我听起来感觉非常爽。我知道黄教授原来是研究各家学说的，所以中医的根底打得很牢，对文、史、哲也都很熟悉，真的是博采众长，有一个非常好的基础，再加上黄教授拜了很多老师，自己还勤于临床，所以黄教授讲课内容丰富，旁征博引，文理汇通，既平实又风趣。这堂课真的非常精彩！名师一席话，胜读十年书，非常感谢黄教授，谢谢您。

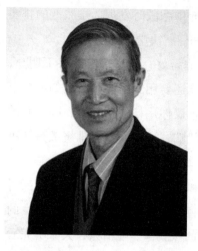

【名师介绍】

　　冯世纶，主任医师、教授，1965 年毕业于北京中医学院（现北京中医药大学），先后任职于北京中医药大学、中日友好医院，一直从事中医临床、教学、科研工作，并先后师承于董建华、赵绍琴、胡希恕等名老中医。冯世纶教授专注于《伤寒论》经方研究，发表了"《伤寒杂病论》溯源""《伤寒杂病论》与温病"等论文，出版了《经方传真》《张仲景用方解析》《经方传灯》《古今养生法 500 种》等专著，为继承和发展张仲景经方医学做出了贡献。

《伤寒论》脉诊提要

北京中医药大学　冯世纶

　　大家晚上好！今天有幸来到江西井冈山，与大伙儿一起学习《伤寒论》，我感到非常荣幸。这要感谢李赛美教授、徐汝奇教授、程兆盛局长给我们这样一个机会聚在一起。在与大家交流的过程中，我感到大家对《伤寒论》研究得非常深，有好多独到的见解，所以我学到了不少东西，感谢大家来给我传经送宝。今天，我就借这个机会向大家汇报一下我的学习体会。

　　我选的题目叫"《伤寒论》脉诊提要"，由于我的知识不够，所以只能跟大家汇报一个大概的意思。这也是为了纪念我的老师胡希恕先生诞辰113 周年。

一、前言

我们讲脉诊时，首先要讲一讲《伤寒论》的特点。《伤寒论》属于经方医药学体系，经方是一种不同于《内经》的医药学体系。首先，我要强调这一点。

关于经方的概念，到现在没有一个统一的认识。什么叫经方？都说我们在开经方会议、学习经方、用经方，但是什么叫经方呢？到现在大家的认识也不统一。有人说经方就是经典方，有人说是经验方，有人说《伤寒论》《金匮要略》的方子就叫经方，有人说经方还包括《千金要方》《千金翼方》里面的方。去年，在国家中医药管理局的会议上，大家对经方的概念进行了讨论，提出经方是以方证理论治病的医药学体系。我非常同意这个观点，在这里也提出来，供大家参考、讨论。

在中医的发展过程中，产生了不同的理论，形成了不同的体系，而关于中医的发展史及不同体系的产生等问题有待我们去考证。我们首先要明确的一点是，经方是不同于《内经》的医药学体系，《伤寒论》的理论与《内经》是不一样的。最主要的不同点是《伤寒论》的六经不同于《内经》的六经，如果按经络的概念去理解《伤寒论》的六经，是讲不通的。这主要是因为《伤寒论》的理论体系与《内经》是不一样的，像柯韵伯、章太炎、日本的喜多村直宽都提出来过。近代的岳美中更是明确地说："重读张仲景的《伤寒论》《金匮要略》，见其察证候而罕言病理，出方剂而不言药性，准当前之象征，投药石以祛疾，直逼实验科学的堂奥。《伤寒论》所论六经与《内经》迥异，强合一起只会越讲越糊涂，于读书临证毫无益处。"这是岳美中一生行医，读《伤寒论》后的一个总结。

章太炎关于中医的研究，很有见地，尤其他在日本 7 年，阅读了大量的中医资料。他提出《伤寒论》与《内经》是两个不同的理论体系。更主要的是，他对中医发展史的研究，并提出了自己的见解，值得我们参考。《章太炎全集》中有这么一句话："中国医药，来自实验，信而有征，皆合乎科学。"他首先肯定中医是科学的，来自实验，不是动物实验、实验室的实验，而是人体实验，是经过几代人的临床实践，用了有效，所以流传下来，是科学的。西医不是讲究循证医学吗？我们中医几千年讲的都是循证医学。他在后面又指出："中间历受劫难，一为阴阳家言，掺入五行之说，是为一劫；次为道教，掺入仙方丹药，又一劫；又受佛教及积年神鬼迷信影响，又受理学家玄空推论，深文周内，离疾病愈远，学说愈空，皆中国医学之劫难。"这一点是没有其他人提出来的，我们研究中医史不可不读这几句话。根据章太炎对于中医发展史的研究，中医主要有两大体系，一个是经方体系，一个是时方体系。

在我们经方班的讲义里有一篇文章说浙江考古发现，在公元前七八千年就已经有中药罐了。这就说明，中医学的发展史不是在春秋战国的"《内经》时期"，而是在"神农时期"。神农时代是在什么时候？公元前1万年到5千年，那个时候相当于原始社会吧，但是那时候中医学已经有所发展了。所以很多人认为中医理论一切来源于《内经》是不正确的。

在神农时代，经方和医经是在一起的，后来因为历史的原因发生了变化。一个是产生了经方，一个是产生了《内经》和时方。另外，根据章太炎的考证，这其中还掺入了阴阳、五行、六气、道教、仙方丹药、佛教鬼神等。秦始皇统一中国以后，大力推行五行，影响了中医学，有些人认为这对中医是一个发展，而章太炎说这不是发展，这是劫难。

但是经方发展的主流，是"以什么药治什么病""有什么证用什么药"，起初都是单方方证，基础理论是八纲，没有用五行，其代表作是《神农本草经》，后来发展为《汤液经法》。《汤液经法》里单方方证和复方方证同时出现，但是基础理论还是八纲。到了汉代，仍然是二者同时出现，只是加上了半表半里的概念。因为八纲是表里、寒热、虚实、阴阳，八纲里面的病位只有表里两个。到了汉代，中医学表和里的概念里出现了个半表半里，病位变成了三个，这样就使八纲变成了六经。这就是胡希恕先生提出六经来自八纲的原因。所以《伤寒论》的基础理论是八纲和六经，经方体系又叫做汤液、农伊。

时方是由《内经》发展而来的，它主要的理论是阴阳五行六气、经络脏腑针灸，时方体系又叫岐黄、哲学医。为什么叫哲学医？因为五行就是哲学，而它用了五行的思想。现在有些论坛叫"岐黄论坛"也是源于这里。

所以，《伤寒论》的体系和《内经》的体系是不一样的，正是因为医学体系的不同，其脉诊亦存在不同，《伤寒论》与《脉经》脉诊的意义主要不同在什么地方呢？《脉经》辨的是经络脏腑，《伤寒论》辨的是八纲、六经。

二、《伤寒论》的脉诊特点

接着，我给大家讲一下《伤寒论》的脉诊特点。这是我自己的看法，希望大家批评指正。《伤寒论》的脉诊独具特色，所谓独具特色即不同于其他辨证论治体系。其具有以下两大特点。

第一个特点，脉象是疾病证状的反映之一。经方治病特点是什么？是根据症状反应，就是患者得了病以后正邪相争出现的症状。而时方派关注的是患者受了什么邪。如受了风寒，就是风寒感冒；受了风热，就是风热感冒，这是时方派的理念。经方不是，经方治病关注的是患者的症状，不管是受了风寒还是风热，如果出现了"脉浮，头项强痛而恶寒"，这就是太阳病；出现了"发热汗出，恶风，脉缓"就是中风；出现了"或未发热，必恶寒，体痛，呕逆，脉阴阳俱紧者"就是伤寒。经方不是根据病因来论述的，是根据症状反应来辨证的，以八纲、六经辨证，辨方证，求得方证对应来治愈疾病。这是第一个特点。

第二个特点，反应病情不是太过便是不及。《金匮要略·胸痹心痛短气病脉证治》的第一条"夫脉当取太过不及"是我们研究经方脉象的一个大眼目。

脉象也和症状一样，同是患病机体有异于健康机体的一种反应。不过由于它比一般症状尤富敏感性，凡表里阴阳寒热虚实无不应之于脉，故脉象于辨证论治更有一定的指导作用，这就自然而然地促进了中医脉诊的研究和发展。脉诊具有悠久的历史，反映了中医学辨证论治的特点。正因为如此，脉诊的研究便成为中医必修的课业。所以我们今天拿出仲景脉学来讨论，非常必要。

现在研究脉学有什么不足的地方呢？历来脉书鲜有深究脉象的根源，而只就象论象，说玄道妙，令人迷惑，前人早有"论脉愈精，使人指下愈乱"的评议。其实脉象并不难知，只要了解脉象的生成源头，心中有数，指下寻按，自会明了。诊脉原有《内经》《难经》二法。《内经》讲的是遍诊法，《难经》则独取寸口。《内经》的遍诊法已经用得不多了，所以我们今天就不讨论了。今天我们只讨论《难经》的寸口脉法。寸口脉法，把脉分为寸、关、尺三部，我们诊脉的时候，要用医生的右手号患者的右手，不能反过来。先是浮取，看看有没有，然后再逐渐重按。

三、平脉与病脉

在《伤寒论》中，把无病健康人之脉称为平脉。平，即平正无偏之谓，故不以象名。人若有病，则脉失其平，就其不平者名之以象，即为病脉，我们经常所称的浮、沉、数、迟、大、细等，即病脉的象名。

脉象的两大类别：人体有病千变万化，如以阴阳属性来分则不外阴阳两类。同理，脉象虽极复杂多变，但概言之，则不外太过和不及两类。太过者，较平脉为太过也；不及者，较平脉为不及也。如浮、数、滑、大等即属太过的一类脉；沉、迟、细、涩等即属不及的一类脉。

1. 基本脉象

脉象的形成有三个方面：脉有来自脉动方面者，如数、迟是也；脉有来自脉体方面者，如大、细是也；脉有来自血行方面者，如滑、涩是也。脉动、脉体、血行即脉象的三个方面，与上述之脉象两大类别合为脉象生成的根源，对于脉象的识别至关重要。下面，我们就从这三个方面来看《伤寒论》的脉具体有几种。

（1）来自脉动方面的脉象

浮、沉、数、迟、实、虚、动、促、结、代。

1）浮和沉：这是来自脉动的浅深。若脉动的位置较平脉浅浮于外，即为浮；若脉动的位置较平脉深沉于内，即为沉。故浮属太过，沉属不及。

①浮脉：脉动浮浅向外，属有余的，为阳气亢进体表的象征，病邪由于阳气之抗拒于外，只能发为在表，所以脉浮主表；热盛者，气为之张，所以浮脉有时候亦主热；阴血虚于内，阳气浮于外，此浮是由内在血液之虚，所以说浮脉有时候也主虚。

②沉脉：是脉动深度的潜在象，与浮脉相对，属于不及的一种脉。凡脉不及，大多数属于机体机能的障碍或者是沉衰。所以，沉脉属于脉动沉潜在里的不足，为阳气受阻于里之形象，故沉脉主里。然阳气虚衰，脉也沉陷不振，故沉脉亦主虚、主寒；阳气不振，则水留不行，寒水过盛，亦足致阳气沉衰，故沉脉有时亦主水。《金匮要略》有云："脉得诸沉，当责有水。"

2）数和迟：这是来自脉动次数的多少。脉动的次数较平脉多者，即为数；脉动的次数较平脉少者，即为迟。故数属太过，迟属不及。

①数脉：是脉动速度的太过脉。心主血脉，脉动发于心，心受盛热刺激加速运动，故数脉主热；热盛则阴液伤，阴液虚衰也促使发热，即阴虚生内热，故数脉有时候也主虚。

②迟脉：是脉动速度的不及脉，与数脉相对。体内热能衰减，心跳速度迟缓，故迟脉主寒；血循环减退，机体营养不足，所以迟脉也主营气不足；病实于里达到相当程度，也足使血行受阻，而脉现迟，故迟脉有时也主里实，如《伤寒论》大承气汤方证也可见迟滑脉。

3）实和虚：这是来自脉动力量的强弱。按之脉动较平脉强实有力者，即为实；按之脉动较平脉虚弱无力者即为虚。故实属太过，虚属不及。

4）结和代：这是来自脉动的间歇。若脉动时止，而止即复来，则谓结。结者，如绳中间有结，前后仍相连属，间歇极暂之意；若脉动中止，良久而始再动，则为代。代者，更代之意，脉动止后，良久始动，有似另来之脉，因以代名。平脉永续无间，故结、代均属不及。

①结脉：为脉动至数之间的间隙，属于不及一类之脉。心气虚、血少，脉乃间歇，如《伤寒论》178条炙甘草汤证，为什么把它放在《伤寒论·辨太阳病脉证并治》最后，是因为经过好多的误治以后，气血都不足了就出现了结代脉。故结脉主心虚血少；但又瘀血阻碍，致脉有间歇，故结脉亦主瘀血。

②代脉：为脉动至数上间歇的不及脉。虽然似结脉，但结脉间歇甚暂，止即复来；代脉则间歇较久，止而良久乃复来。代虽也主心虚血少，而不似结脉常主瘀血之实证。

5）动和促：这是来自脉动的不整。动为静之反，若脉动跳实而摇摇者，即为动；促为迫或逼之谓，若脉动迫逼于上、于外，即关以下沉寸脉独浮之象，即为促。平脉来去安静，三部匀调，故动、促均属太过。

①动脉：为脉动突出于一点的太过脉。机体受到急剧的刺激，随其所受处所，应于脉之左、右、上、下相当的部分而显如豆的跳突，故动脉主惊，主疼痛。

②促脉：为脉动促击于寸上的太过脉。表不解，则邪气冲击于上，脉亦应之促急于寸口，故促脉主表，亦主气上冲。

在这里，我们要特别关注促脉，因为《伤寒论》里促脉与王叔和《脉经》促脉的概念不同。王叔和《脉经》中谓促为数中一止，而《伤寒论》中促脉是关以下沉寸脉独浮这样一个脉。为了让我们弄清楚促脉的意义，我们拿出《伤寒论》中论促脉的四条来看。

349 条："伤寒，脉促，手足厥逆，可灸之"。什么意思呢？是外邪里寒，故应之促。寸脉浮，以应外邪，关以下沉以应里寒。所以，要灸之。这是太阴病的治法，当太阳太阴合病，里证急，即使有表证，也应该急则救其里，这是《伤寒论》一再强调的治疗原则。促脉也是这样，虽然有表，但是里证急，所以这里说可灸之，是急则救其里。

"太阳病下之后，其气上冲者，可与桂枝汤"（15 条），这一条大家都很熟悉。而 21 条，"太阳病，下之后，脉促胸满者，桂枝去芍药汤主之"，这是又有胸满又有气上冲的证候，由于下伤中气，所以气冲胸满，而腑气已虚，故脉应之促。中气被伤，所以关、尺脉都沉，只有寸脉还浮，因为表不解。既然腑气已虚，芍药就不能用了，故去之。因为芍药不治疗腑虚，反而是治疗腑实的，如桂枝加芍药汤治疗太阳阳明合病。

34 条："太阳病，桂枝证，医反下之，利遂不止。脉促者，表未解也，喘而汗出者，葛根黄芩黄连汤主之"。这一条提出促脉为表未解。本来是太阳病，桂枝证，却用了下法，这是个错误的治疗方法，造成邪入于里，出现阳明里实热的下利，可是邪入于里表并没有解，所以很明显，促脉就是表未解，寸脉浮，因为下利不止，所以关以下沉。

140 条："太阳病下之，其脉促，不结胸者，此为欲解也"。太阳病本应该用发汗的方法，而错误地用了下法，引邪入里，邪与水热结实于里，造成结胸，出现了脉促，也就是寸脉浮，关以下沉，这是结胸证的脉。但这一条出现了脉促，并没有出现结胸，是在表明表邪还不了了，故说"为欲解也"。

由以上的论述我们就知道了《伤寒论》关于促脉的概念应该是这样的：促脉是寸脉独浮之象，主表未解。

下面我们用表来总结《伤寒论》来自脉动方面的脉象（见表2）。其实，《伤寒论》的脉挺简单的，也比较好理解。

表2　脉动之脉象

脉象来自脉动方面	太过	不及
位置深浅	浮	沉
脉动速度	数	迟
脉动力量	虚	实
脉动至数间歇		结、代
脉动突出于一点	动	
脉动促击于寸上	促	

（2）来自脉体方面的脉象

长、短、大、细（小）、紧、缓、弦、弱。

1）长和短：这是来自脉体的长度。平脉则上至寸而下至尺，若脉上出于寸，而下出于尺者，即为长；反之，若脉上不及于寸，而下不及于尺者，即为短，故长属太过，短属不及。

①长脉：为应指脉管长度的太过脉，为血气盈溢之象，故长脉主阳热盛；不过也有禀赋强实而见长脉者，不当视为病脉。

②短脉：为应指脉管长度的不及脉，与长脉是相对的，为血气不足之象，故短脉主血气虚衰；然也有禀赋虚弱而见此脉者，亦不当视为病脉。

2）弦和弱：这是来自脉体直的强度。若脉管上下较之平脉强直有力者，为脉管绷直性能的太过脉，如琴弦新张，即为弦脉；反之，若脉管上下较之平脉松弛无力者，如琴弦松弛未张紧，为脉管绷直性能的不及，即为弱脉。故弦属太过，弱属不及。

①弦脉：病位于半表半里，血气凝练，脉急而弦，故弦脉主半表半里证；寒邪亦令血气为之收敛，故有时弦脉亦主寒、主水；筋脉拘急，脉自

弦，故弦脉也主疼病。

②弱脉：与弦为相对脉，气血不振则脉道松弛软弱，故弱脉主气血虚，或多汗亡津液。

3）紧和缓：这是来自脉体横的强度。若脉管按之较平脉紧张有力者，即为紧；反之，若脉管按之较平脉缓纵无力者即为缓。故紧属太过，缓属不及。

胡希恕先生抽烟，就用烟卷来形容紧脉和缓脉。卷烟的时候，如果烟丝放多一点，把烟卷装得实，卷得硬硬的，摸着紧绷绷的，就是紧脉，而把烟丝弹出来一点，烟卷就软了，这就是缓脉。

4）大和细：这是来自脉体的宽度。若脉管较平脉粗大者，即为大；反之，若脉管较平脉细小者，即为细。故大属太过，细属不及。

①大脉：为脉管广度的太过脉。为热盛血气鼓张之象，故大脉主热实；然有外无内之大，为阴虚于里，虚阳外亢之象，故大脉有时亦主虚。像《伤寒论》30条谓"寸口脉浮而大，浮为风，大为虚"，也是这个意思。

②细（小）脉：为脉管广度的不及脉，与大为相对脉，为气血虚少，脉无以充之象，故细脉主血气虚。

我们用下表总结来自脉体方面的脉象，这就好理解了（表3）。

表3　脉体之脉象

脉象来自脉体方面	太过	不及
脉管长度	长	短
脉管广度	大	细
脉管约束性能	紧	缓
脉管绷直性能	弦	弱

（3）来自血行方面的脉象

滑、涩。

滑和涩来自血行的利滞。寻按脉内血行，若较平脉应指滑利者，即为滑；反之，若较平脉应指涩滞者即为涩。故滑属太过，涩属不及。

滑脉为血行畅利的太过脉。为邪热盛实、血气奔腾之象，故滑脉主邪实热盛。

涩脉为血行虚滞的不及脉。为血气不充、涩滞难行之象，故涩脉主血少；然外为湿阻或血有瘀结，亦均足以使脉涩，故涩脉亦有时主湿或主瘀。

我们把《伤寒论》的脉用下表来总结（表4）。常见的脉有 20 种。

表4 常见的 20 种脉

脉象来自方面及其具体内容	平 脉	病 脉	
		太 过	不 及
来自脉动方面者			
脉动位置的浅深	不浮不沉	浮	沉
脉动次数的多少	不数不迟	数	迟
脉动力量的强弱	不实不虚	实	虚
脉动的间歇	不结不代		结、代
脉动的不整	不动不促	动、促	
来自脉体方面者			
脉体的长度	不长不短	长	短
脉体内宽度	不大不细	大	细
脉体直的强度	不弦不弱	弦	弱
脉体横的强度	不紧不缓	紧	缓
来自血行方面者			
血行的利滞	不滑不涩	滑	涩

2. 复合脉（兼脉）

临床所见脉现单纯一象者甚少，常数脉同时互见，如脉浮而数、脉沉而迟、脉浮数而大、脉沉而细等。习惯亦有为兼象脉另立专名者，如洪，即大而实的脉；微，即细而虚的脉；浮大其外，按之虚涩其内者，则名为芤；芤而复弦者，又名为革。按芤为浮大中空之象，所谓中空，即按之则动微，且不感血行应指也，实不外浮大虚涩的兼象。世有谓浮沉候之均有脉，唯中候之则无脉，亦有谓按之脉管的两侧见，而中间不见者，均属臆说，不可信。

另有微甚脉：病脉即为平脉的差象，故不论太过与不及，均当有微或甚程度上的不同，如微浮、甚浮，微沉、甚沉，微数、甚数，微迟、甚迟等。亦有为微甚脉另立专名者，如甚数的脉，常称之为急；甚沉的脉，常称之为伏。

所以总结起来，复合脉包括以下几种：疾、伏、洪、微、芤、革、结阴。

疾（急）脉：为数脉之甚者，故疾脉主邪热剧甚。

伏：沉之甚。

洪：为大而实的兼象脉。故洪脉主邪盛，大热。

微：为细而虚的兼象脉。故微脉主正虚，气不足。

芤：为浮大而涩的兼象脉。有浮大其外，空涩其内之象，故芤脉主血虚、虚劳。

革：芤而复弦。

结阴：结而动的兼象脉，中止后脉再来时又现小数而动的兼象脉，有一会儿快、一会儿慢的现象，故这种脉是阴阳离决的危脉。

总结为下表来看（表5）。

表5　复合脉

脉象名称	微/甚	兼象	太过/不及
疾（急）	数之甚		太过
伏	沉之甚		不及
洪		大而实	太过
微		细而虚	不及
芤		浮大虚涩	不及
革		芤而弦	不及
结阴		时快时慢	

以上是我对《伤寒论》26种脉的总结。

四、诊脉法

由于病脉为平脉的差象，故平脉当为诊察疾病的准绳，若医者心中没有一个不浮不沉的平脉，又何以知或浮或沉的病脉。同理，若医者心中没有不数不迟、不大不细、不滑不涩等的平脉，当亦无从以知或数或迟、或大或细、或滑或涩的病脉。可见欲求诊脉的正确，须先于平脉的各个方面有足够的认识才行。不过此事并非容易，同是健康无病的人，老壮儿童，男女肥瘦，脉亦互异。况又有春夏生长，脉常有余；秋冬收藏，脉恒不足。为了提高对平脉的认识，我们必须不断地练习，只有这样才能达到心中有数、指下明了的境界。此为学习脉诊必须做的首要功夫。

诊脉时，要分别对脉动、脉体、血行等各方面的内容逐一细审，尤其初学更应专心于一，不可二用。如诊察脉动位置的深浅时，不要旁及次数的多少；诊察脉动次数的多少时，亦不要旁及位置的深浅。若这样依次推敲，一一默记，岂有脉难知之患？当然熟能生巧，已有多年经验的中医指下非常敏感，异常所在伸手可得，但此非一朝一夕之功。任何技术，都从锻炼中来，诊脉亦不例外也。

五、辨脉法

有些人感觉中医诊脉很神秘，同时又有一些江湖医生利用这一心理蒙骗群众，自吹自擂，说什么仅凭切脉即可断病，"病家不用开口，便知病家病情"，当为内行所笑。此为群众造成曲解，以为中医仅凭切脉即可断病，应当予以批判，同时对脉诊应有正确的认识。要知中医诊病是通过望、闻、问、切（诊脉）四诊来辨证的，单凭切脉断病是极端片面的。如诊得脉浮，浮脉主表、主上，可见于咳喘、呕吐、头痛、皮肤病等，如不结合望、闻、问三诊，无论如何也不会判明病情的，更不能知道肝炎、肾炎、高血压等西医的诊断病名。中医是根据脉象的太过或不及，并结合望、闻、问三诊来分析证寒、热、虚、实、表、里、阴、阳，从而得出正确的辨证。因此，要有正确的辨脉法。

辨脉法要注意辨清脉的太过与不及。太过脉主有余，不及脉主不足。太过脉主有余者，谓浮、数、实、大、滑等太过一类脉，则主阳、热、实等有余之证；不及脉主不足者，谓沉、迟、虚、细、涩等不及的一类脉，则主阴、寒、虚等不足之证。不过此为脉应于病的一般常规，在个别的情况下，太过脉亦有主不足者，而不及脉亦有主有余者。唯其如此，论治者必须脉证互参，综合分析，不可偏执一端也。仲景书每一篇首均冠以"脉证并治"字样，即示人以此意，具体论述，书中条文尤多，学者细玩，自易理解，于此不拟多赘。

从以上所述可知，《伤寒论》的脉诊特点也是以八纲辨证为纲，兼辨食积、痰饮、瘀血，把常见的脉分为太过与不及，使临证者把所见之脉与所见之证合参，即可很快得出所辨之证。这里应当指出，"夫脉当取太过不及"历代注家以《脉经》解释《伤寒论》的脉象，是因《脉经》是以脏腑经络辨证作为理论体系，与经方、《伤寒论》不是相同的理论体系，故对脉象的解释当有所区别。以经方的脉诊原貌再读《伤寒论》，脉象才自然明了。

以上是我讲的一些关于脉的学习体会，不足之处希望大家批评指正。

【名师答疑】

问：《伤寒论》每一篇的题目是"辨某病脉证并治"，这是否提示了脉在四诊中的特殊地位和特殊意义？为什么题目中没有望、闻、问的体现？

答：把脉放在篇名中，是因为以前诊脉是去看病的代名词。往往一个人说号脉去了，实际上是看病去了，诊脉实际上就包括了望、闻、问的含义。《伤寒论》的篇名为什么要这样写呢？当时的人是怎么想的我们不好推论。但为什么在篇名中不突出望、闻、问，这是因为经方治病必须要根据症状反应。怎么发现症状的？必须靠四诊，必须问、必须闻、必须望、必须切，才能发现。所以，篇名怎么写，我觉得关系不大。

问：如何通过脉诊来判断病证处于半表半里状态？

答：半表半里证的判断不单是根据脉。六经证的判断都不单根据脉，必须综合分析。如脉浮主表，可是表还有阴有阳，所以诊脉不能直接诊断疾病。半表半里证的诊断根据什么呢？根据少阳病的提纲、厥阴病的提纲。少阳病的提纲："少阳之为病，口苦，咽干，目眩也。"厥阴病的提纲："消渴，气上撞心，心中疼热，饥而不欲食，食则吐蛔。"另外，我们还要通过学习条文来体会。如97条谓"血弱气尽，腠理开，邪气因入，与正气相抟，结于胁下"，邪气没有入于里而是结于胁下，所以就是半表半里。半表半里的阳证是少阳，阴证是厥阴。半表半里是从八纲发展出来的，在汉朝以前没有半表半里的概念。所以古代治疗疾病的时候，不是用汗法就是用下法，后来发现有些病证不在表也不在里，用发汗的方法不行，用下法也不行，于是就发现了半表半里证，八纲就得到发展了。如《伤寒论》147 条："伤寒五六日，已发汗而复下之，胸胁满微结，小便不利，渴而不呕，但头汗出，往来寒热，心烦者，此为未解也，柴胡桂枝干姜汤主之。"以前都认为病不是在表就是在里，可是现在用了汗法，又用了下法，病怎么还没好呢？人们就逐渐认识到还有半表半里。又如 148 条，张仲景就有"此为半在里半在外也"的提法。这些都是张仲景用方证治病的经验总结出来的概念。《伤寒论》半表半里证之中弦脉比较多见，但并不一定都是弦脉，弦脉主很多病。所以，我们不能只根据脉来判断某种疾病是否属于半表半里证，而要根据症状来判断。

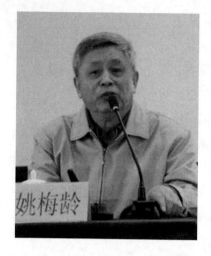

【名师介绍】

　　姚梅龄，教授，姚荷生研究室主任、江西省名誉名中医、深圳明德中医馆名中医。姚梅龄教授长年从事临床、教学工作，具有丰富的临床经验，用纯中药治愈了不少现认为是不治之症的疾病。多次被广州中医药大学举办的"全国经方临床运用高级研修班"、江西省中医院举办的"中医经典与临床学习班"聘为授课教师；在深圳市中医药学会举办的"国际脉学学习班"讲授"临床脉诊"等均深受学员的欢迎与好评。

要用好经方，首当辨清脉证

——以白头翁汤的化裁运用为例而论

江西中医药大学　姚梅龄

　　首先，感谢广州中医药大学李赛美教授，感谢江西泰和县的徐汝奇老师邀请我到这里来跟大家同场切磋学术问题，这也是我的一个学习机会，是我们姚荷生研究室与全国同道的一个交流机会，所以我表示衷心感谢。今天我讲的内容比较多，有讲得不对的地方，希望大家多多指正。

　　我个人在临床中比较喜欢用经方，在经方上的收获也颇大。所谓收获就是我通过采用经方的思想、运用经方的加减治好了一些疑难病乃至不治之症。由于我对疾病的认识在运用经方的过程中逐步加深，理论上也在加深，可以说我在运用经方的过程中收获不小，当然也有不少的教训。我个人认为，在理论上对经方的认识体会深化了以后，运用经方的面也就更广，用得也更灵活，加减也更自如，也更贴近患者的具体病情。一旦我们对经方的运用能上升到理论层面，那么经方运用的准确度就更高、疗效也就更好。

我在运用经方的过程中最深切的体会是，要用好经方，先要理解好经方，要理解经方里面每味药的组成，每味药的作用，每味药的长处，还要理解这些药组方以后形成的合力，就是说配伍以后这个方剂的主要作用趋势、主要作用方向是什么。先要在这个层面上理解，然后还有些经方运用的特殊经验也要记好。所以理解经方，就要从药理、方理、配伍理论及配伍经验上理解它。那么理解了经方，就要用好它。而用好经方的前提就是所选择的经方要与病人就诊当时的病情吻合。而是否吻合的前提就是认识疾病，这就要求不但要对当时诊查病人的病情认识得很准确，还要使病情综合分析后所得的结论与所要用的经方的作用趋势、作用机理相符合。如此，你开的方才能达到预期的效果。也就是说，在临床中运用经方的第一步是要先撇开经方，除掉知识库里面原有的方药、经验和理论，然后对就诊患者病情的综合性质做出准确判断，这种准确判断就是认识疾病。当认识疾病以后，还要抓住疾病的主要问题，只有抓准了，才能选得准方剂，才可能对经方进行灵活的化裁应用。总的来说，先要认准病才可能选准方，这就是古代所讲的"先议病后议药"。医生一辈子很难见到几个和书本描写得一模一样的病例，最多也只是大致相同。这是因为疾病是不断变化的，致病因素的不同及体质的不同所引起疾病的临床表现也不同。

既然疾病和书本上描写的不同，那么怎么选经方呢？到底是像西医学那样根据几个固定的症状来选经方呢？还是按张仲景所讲的"辨脉证"来选经方呢？张仲景是很朴实的，《伤寒论》这个书名也很朴实。张仲景讲的是：这本书谈的是伤寒病。这里所谓的伤寒病是指受了外寒所引起的一系列病变，它包括受寒后会引起哪些病证，这些病证在发生、发展的过程中会有哪些变化，而在治疗过程中方法正确与不正确会使得这些病证出现什么变化。《伤寒论》就是这么样一本书。所以我说，"伤寒论"这三个字很朴实。病在太阳经患者就发热恶寒，头项强痛，脉浮；在少阳经就"口苦，咽干，目眩"，因为"少阳之上，火气主之"，病在少阳就从火化；在太阴经就"腹满而吐，食不下"，因为"太阴之上，湿气主之"，病在太阴就从寒湿化；在厥阴就从风化，化为风消，所以"消渴，气上撞心"。同样是伤寒，但中了不同的经，就会产生不同的证候、发生不同的变化。疾病的开始可以不同，进展也可以不同，诊疗的差异变化也可以不同。《伤寒论》主要谈的就是受寒以后的各种病变和病变在发展过程中的变化。张仲景生活的那个时期暴寒流行，所以伤寒病最多，我们从竺可桢绘制的近五千年来中国气温变化曲线图中可以看出那个时候的平均温度比我们20年前的平均温度要低2℃，这也许就是当时伤寒病最多的原因。

《伤寒论》这本书不仅书名很朴实，篇名也很朴实。我们怎么认识疾病呢？在《伤寒论》中，张仲景先划了几套纲领，以什么为纲？以六经为纲。接着我们要根据这一套纲领看病因伤害的是哪个病所、哪个病位，伤害到哪一经。病位就是疾病的性质之一。张仲景通过标题就写清楚了一个病的病位属性。如"辨太阳病脉证并治"，张仲景从病位的角度来命名疾病，称其为太阳病。实际上就是讲，寒邪袭表首先伤及太阳经。为什么？因为"伤寒一日，太阳受之"。太阳主营卫，是人身的藩篱，太阳经脉最长，行人体的阳面，外寒从体表伤，首当其冲的就是太阳经，所以伤寒一日，多数是太阳经受害。当然，寒邪也可以直中少阴、直中太阴、直中少阳，但是最常见的、最多见的还是侵害太阳经统筹的范畴，进而引起太阳经各方面功能的异常。实际上，张仲景在篇名中就已经讲了这些内容。太阳经的功能异常就容易形成太阳的表寒证，所以"太阳之为病，脉浮，头项强痛而恶寒"。张仲景提出太阳伤寒、太阳中风的共同症状以阐述临床中最常见的受寒初始的病变情况。"辨太阳病脉证并治"，告诉我们第一步先辨病位、辨病所，病所是病之所属，也就是疾病属于哪个脏器的问题；接着辨病因；第三辨病机。如张仲景再三强调无汗者脉紧，"脉阴阳俱紧者"那就是伤寒，而有汗的脉则是"阳浮而阴弱""脉缓"。"缓"是迟缓、舒缓的意思，就是软软的。与"紧"相对的就是中风。同样是风寒袭表，张仲景通过脉和症来鉴别伤寒和中风，如果邪气闭而卫气闭得不厉害，脉象就松缓；如果寒邪闭得紧，脉象必紧，这就进一步完成了辨病机。

其实，张仲景开章明义，在开头就用几个字告诉我们怎么看病、怎用好经方。首先，这个病是受了外寒。第二，虽然是受了外寒的病，但它也是千变万化的，那我们就要认识疾病当前的性质，认识疾病的病所，病所最典型的是什么呢？"脉浮"在表，"项强"在太阳经，这样病所和提纲就出来了。第三，辨病因，这个病有恶寒，甚至有体痛、呃逆等症状，这就辨清了病因是寒邪。凡属伤寒，寒邪直接为病因的病都有恶寒一症，所以"而恶寒"，我父亲（江西中医药大学终身名誉院长姚荷生教授）就在而字后面加一个必字，"而必恶寒"，这也是张仲景的原意，也是临床中的实际情况。这就辨清楚了病因。第四，还要辨病机，张仲景把闭的现象讲得很清楚，"以其不能得小汗出"，这就是闭得很厉害。张仲景惜墨如金，劈竹子写字，无汗就无汗嘛，写那么多字干什么？"不能得小汗出"是什么意思？病人很烦躁，感觉要出汗了，一摸又没有汗。"不能得小汗出"是什么道理？表气闭阻，寒闭卫气，闭就是病机，那我们就辨清楚了病机。张仲景开章明义教大家应认识疾病的哪些方面，至少要辨清楚这个疾病的病因、病机、病位或者叫病所。同时，他还交代了要辨清楚病因、病机、病所，就要辨脉证，张仲景在标题上就讲得很清楚，辨太阳病脉证、辨阳明病脉证、辨少阳病脉证、辨太阴病脉证、辨少阴病脉证、辨厥阴病脉证，就是说要辨清楚疾病的病因、病机、病所的本质属性。切入点在哪里呢？就是辨脉证。"观其脉证，知犯何逆，随证治之"，所以他在每篇的标题上写得清清楚楚，也是提示我们要对疾病做出辨别、分析、判断。入手点在哪里？就是辨脉证，所以要"观其脉证，知犯何逆"。"知犯何逆"是指其犯的是哪种病因、哪种病机、哪种病所，这样"何逆"不就清楚了吗？所以我们今天讲座的标题是"要用好经方，首当辨清脉证"，因为只有辨清楚了脉证，才知道这个病属于什么病因、病机、病所。晓得了病因、病机、病所，我们才能判断出疾病的综合性质和综合趋势。我们知道了面前这个病人的综合性质、疾病的综合趋势才能选得好经方、选得对经方。"辨脉证"要注意，我们不能仅根据主证来用药，脉证必须要辨析，每个症状、每个脉象都必须进行分析。譬如说病人出现了"脉浮，头项强痛而恶寒"，这是太阳病固然不错，那如果说这就是麻黄汤证就不对了。如果病人有汗呢，那就是桂枝汤证了吗？所以还要进一步辨，为什么无汗可能要用麻黄汤呢？为什么有汗可能要用桂枝汤呢？这就是一个辨析的过程。如果还出现了"项背强几几"，那葛根汤可以用吗？或者桂枝加葛根汤可以用吗？可以用后世方吗？如用麻黄加羌活可以吗？这里我们就要讨论一下了。

今天，我们想以白头翁汤的化裁运用为例，通过谈怎么样用好白头翁汤了解怎么认清疾病，怎么辨清脉证。用经方，要先议病，而议病不是针对症状，更不是针对证型，疾病是千变万化的，是不可能定型的。"型"指的是中国古代铸造器物的模子，是已经定格的，方方面面都确定的。而疾病是不定型的，也不可能定型。我们只有根据疾病表现出的症状、脉证来认识疾病。辨脉证的"证"就是指证据，证据包括症状、体征、发病的时间、发病的过程、发病过程中的表现和变化，还包括个人史、既往史、治疗史等。所有这些跟疾病相关的内容均是证据。张仲景那个时候的"证"不是现在辨证论治的"证"的概念，现在辨证论治的"证"的概念是个独立的疾病概念，是指辨别病种不同的疾病，而张仲景当年的"证"是指证据，所有跟疾病相关的实际情况，否则他怎么会脉证并提？所以我们要用好经方就先要认识疾病，要认识疾病就先要辨清脉证，也就是要收集证据，然后逐个辨析、分析，辨别清楚，分析清楚，最后做出综合判断。

一、经方的价值

首先，通过白头翁汤的临床运用来谈一下经方运用的价值。我先讲几个实际案例，给大家一点启发。

1. 谢双湖治验癃闭案

我对白头翁汤临床的灵活运用是受到父亲的启发，而父亲是受到其老师谢双湖的启发。谢双湖是何许人也？他是江西樟树的一个商人，中医爱好者。他特别爱好医学，没事就读《伤寒论》，严格地说，谢双湖只读了一本医书——《伤寒论》，别的医书他基本未曾涉猎。谢双湖很聪明也很严谨，他把《伤寒论》真正地读通了。我祖父的伤寒病就是谢双湖治好的。谢双湖在樟树当地小有名气。有一次有位病人请他出诊，这位病人有高血压病，也是个商人。此人在农历六月天，相当于公历七八月份出来追债，太阳当头，他又心急似火，为了追债，在太阳下跟别人争吵，争吵时突然昏倒了。昏倒以后，那个欠债户就急得要死，于是把他抬回家并请谢双湖出诊。谢双湖当时看见那位人牙关紧闭，双手握拳，呈痉挛状态，意识昏迷，面色红，脉浮弦旺而弹指，当时判断这是暑风引动了厥阴肝风。"厥阴之上，风气主之"，肝风从阳化热，病人就会出现脸色通红、身上发热、牙关紧闭、两拳紧握等症状，西医称为热痉挛。暑热内闭于手厥阴心包经则病人可出现昏迷。他的昏迷和脑动脉痉挛有没有关系呢？我们现在也不得而知。谢双湖虽读通了《伤寒论》，可是他又苦于只读了这一本书，找不到合适的方子。我父亲说，谢双湖当时拿着个水烟筒在厅堂里转呀转呀，转了几十圈还没想出方子，急得满头大汗。当时，我父亲还担心地说："等下病人没救过来，你中暑了也不好办。"后来，谢双湖突然大腿一拍，说："哎呀，我怎么这么傻呢，拿笔来，拿笔来！"于是，谢双湖就开了一剂白头翁汤。我父亲当时莫名其妙，白头翁汤怎么治这个病呢？其实，这是因为病人有一个典型的无尿症状，整整12个小时一滴尿都没有。当时也请了西医会诊，西医医生说是中风引起尿潴留，立刻给病人导尿，但一滴尿都导不出来，并且病人血压很高，一直也不下降。谢双湖开了白头翁汤，他用的剂量比较大，马上煎后立刻让病人服了。服后五六个小时，病人还没有苏醒的时候就排了1次尿，尿了一脸盆之多，接着病人就醒过来了，也不抽筋了。我父亲很奇怪地问谢双湖："你为什么用白头翁汤呢？"谢双湖说："暑也是热之气嘛，厥阴风热上亢，白头翁汤可息厥阴的肝风、清厥阴的肝火。"肝主疏泄，如果肝风夹气血搏结于上，气不向下疏泄则可产生便秘，也可产生癃闭。我们用白头翁汤就是依据这个原理。白头翁汤一息风，气血渐平，肝气就可以向下疏泄，疏理肠气，大便就得以顺降，疏理膀胱，气化则能出矣。

由此，我们对白头翁汤的作用机理就深化了。只要符合厥阴的风阳上亢、风热上涌，就可以用白头翁汤治疗。历来的教科书在介绍白头翁汤的时候都秉承张仲景所讲"热利下重者，白头翁汤主之"，认为白头翁汤仅是治热利的，并从方理、药理来分析，指出热利就是阿米巴痢疾。因此，后人都认为白头翁汤是专门治疗阿米巴痢疾的。白头翁汤哪里是专治阿米巴痢疾的？又哪里是仅治阿米巴痢疾？白头翁汤是治肝经气血之热邪下迫大肠引起的下利的。所以说，我们对白头翁汤的认识由此更深了一层。

2. 姚荷生治愈血尿案

第二个故事是在"文革"时期，是1970年的事。福州军区某政委得了"尿血病"将近17年，腰痛时，小便就呈纯血尿，有时候会伴随尿道疼痛。当年没有CT，他只做了膀胱镜、A超、肾盂造影等检查，但什么问题都查不出来，之后他又在北京、上海等大医院对症治疗，但也没治好。后来，他来到江西，找到了我父亲姚荷生。我父亲一摸脉，病人脉弦数急，尺脉弦旺，关脉也弦旺。我父亲就想，肝肾同源，肝肾血分之风热下迫可导致纯血尿，于是就开了白头翁汤。病人吃了4剂就好了，再没发病。后来那个政委就把方子拿给福建中医药大学的医生看，说："我的病看了很久都没见好转，后来我请了江西的老名医看，4包药就给我解决了问题，这是个什么方呀？是不是他家里的秘方？"其实，这哪里是秘方啊？

第一个病案是厥阴风热上涌，而这个病案是厥阴风热下迫，而且是血分的风热向下逼迫，甚至伴随着剧烈的风热下迫导致的腰痛、膀胱坠急之症，排血尿的时候尿道里面都疼痛，一派风热征象，这当然可以用白头翁汤来清热泻火息风。这怎么是秘方呢？完全是在理论指导下用方。

这就是紧扣理论指导临床，灵活、严格运用经方。灵活在于不管它是什么病，严格在于紧扣病因、病机、病所。关于白头翁汤在重症、难症及常见病治疗中的应用，我再介绍3个病案。

3. 钟某甲亢案

钟某是甲亢患者，他的甲亢治得很周折，因为他服用那些抑制甲状腺功能的西药就会出现甲低，服用甲状腺素又会甲亢。后来我给他用白头翁汤为主方治疗，效果相当好。甲亢我都用白头翁汤治疗，效果都很好。

4. 李某痛经、血崩、腺肌症、子宫内膜异位证案

李某是巧克力囊肿、子宫内膜异位症，每次快来月经的时候出现痛经，痛甚时会休克。妇人以肝为先天，由肝之疏泄致月事以时下。正因为月经与肝有关系，厥阴的血分风热急剧下迫，还夹瘀，所以病人才会痛

经。可以用白头翁汤合并化瘀药治疗。

5. 胡某伪膜性肠炎危重案

病人胡某患 28 种病，而这 28 种病中至少有七八种是可以要他命的，我把他 99% 的西药都撤掉了，每天药费、治疗费减至五百块钱不到，后来就真把他医治好了。这个病人有大量的脓血便，检查便常规时高倍镜下白细胞、脓细胞和红细胞满视野，高热 78 天不退，昏迷，同时伴有多器官功能衰竭。我们以厥阴入手治疗，用方仿乌梅丸法，但息风药不用乌梅，用白头翁代之。因为乌梅是息气分风的，白头翁是清血分风的。服药后病人转危为安。所以，治病一定要懂得病机。

二、认识疾病是用好经方的前提

讲这一点之前，我们要先谈一下怎么从理论高度认识和分析白头翁汤。认识白头翁汤首先要紧扣张仲景的基本理论，而张仲景的基本理论是后世张志聪、徐延祚、张令韶三家，以及陈修园加给他的。他们依据《素问·天元纪大论》和《素问·六微旨大论》提出标本中气学说来解释六经和六气。《素问·天元纪大论》说："厥阴之上，风气主之；少阴之上，热气主之；太阴之上，湿气主之；少阳之上，相火主之；阳明之上，燥气主之；太阳之上，寒气主之，所谓本也。"本是指以六气为本，以三阴三阳为标。而《素问·六微旨大论》与其稍微有些不同，它们的不同就在于一个是"主之"，另一个是"治之"而已。"少阳之上，火气治之，中见厥阴；阳明之上，燥气治之，中见太阴；太阳之上，寒气治之，中见少阴；厥阴之上，风气治之，中见少阳；少阴之上，热气治之，中见太阳；太阴之上，湿气治之，中见阳明"。"主"指的是什么呢？天有六经，人也有六经。六经的阴阳之前是六气，这里"之上"我认为是"之前"。如风是厥阴的主气，感冒的小孩抽筋，那是厥阴风化所致；又如刚才所举的谢双湖先生治癃闭的案例，中暑之人病传厥阴，从风化，所以昏迷抽筋，没有小便；再如，《伤寒论》有云"消渴，气上撞心，心中疼热，饥而不欲食，食则吐蛔，下之利不止"，此"消渴"就是厥阴经的风消。风消者消瘦特别快，20 天内可以瘦 10kg，这是因为病传至厥阴就容易风化，而传到了少阳，或者寒邪直中少阳，就容易从火化，如中耳炎流脓或是受寒以后得了乳腺炎流脓，这就是少阳病，从火化。所以张仲景就用"口苦，咽干，目眩"作为提纲，"口苦"是火之气，火之味。那么"太阴之上，湿气主之"就是说病传太阴则容易化为寒湿，出现"腹满而吐"。而"阳明之上，燥气主之"，所以"阳明之为病，胃家实"，表现出胃中燥烦实。"少阴之上，热气主之"，少阴易生心火，如黄连阿胶汤证就是少阴的热化证。这几条在临床中的参考价值比较大，且确实能指导临床，所以我们要懂得这一点。

每一经都有各自的主气，包括生理的主气和病理的主气。如"厥阴之上，风气主之"，生理上厥阴的主气是风，肝属风，它过亢就可以化成病理的主气，出现抽筋等现象。而《素问·六微旨大论》谈的中见之气仅是生理主气，这个问题比较复杂，要设专题讨论。

那乌梅丸怎么理解呢？首先，厥阴病跟少阴病的特点不同，少阴病很容易单纯从热化，或单纯从寒化，从而导致休克、心衰。厥阴病就不一样，厥阴病往往是阴阳错杂。如中毒性休克，既有高热昏迷，又有休克，它有邪实的一面，又有正虚的一面，这是因为风邪容易兼夹其他的气为病，风可以夹实、可以夹虚、可以夹热、可以夹寒，所以会把病变得虚实错杂、阴阳错杂、寒热错杂。接着，厥阴病和少阴病虽然都很危险，但厥阴病是一种"挣扎中"的危症。少阴病有点像"没有抵抗"的危症，要不就休克死了，要不就心衰死了。厥阴病会正邪相搏，正是这个原因造成了阴阳动荡，气血逆乱，形成肝风，所以我们要从肝风去理解乌梅丸，用乌梅丸治病就要考虑到息风，为什么？因为风是厥阴的主气，这样就可以很好地掌握乌梅丸的运用了。

那白头翁汤呢？白头翁汤的作用机理不是单纯的清热，首先是息肝风，同时又凉肝血，它配伍黄连、黄柏泻肝火，而白头翁、黄连、黄柏、秦皮本身又有燥湿的作用。所以，白头翁汤不仅是泄热，而且还息风、清热、燥湿。这样作用机理就清楚了，否则会局限了《伤寒论》的内涵，也局限了白头翁汤的临床运用。白头翁汤的息风作用好极了！

那么从理论上讲我们就可以确定，白头翁汤证的病所在厥阴，病因是风和热，病机是气血两燔、以血分为主，病因还可以夹湿。这样，病因、病机、病所就掌握了。在临床中我们怎么知道这个病有厥阴的内风、厥阴的内热呢？怎么区分病是在气分还是在血分呢？另外，怎么判断这个病的主证是肝风呢？这个非常难，因为风主动，可以到处窜，它窜到不同的地方所表现出的主要症状完全不一样。刚才我们举的两个例子，一个是高热昏迷抽筋，并见癃闭；而另外一个不但不癃闭，还频见血尿。从西医的角度来分析，这两个病人的临床表现似乎毫不相干，可是这两人所患疾病的本质是一样的，这就是同证。同证就可以用同一类方剂，甚至同一个方剂。

下面，我讲一下白头翁汤的脉证鉴别。我们现在看不到《胎胪药录》了，白头翁汤是不是张仲景创制的方子我们不知道，但至少张仲景规范了白头翁汤的运用。关于白头翁汤的条文，在《伤寒论·辨厥阴病脉证并治》中有 5 条。

371 条：热利下重者，白头翁汤主之。

怎么掌握有没有肝风呢？第一，热利，临床中如果是气分的热利，气分的风湿热下迫得比较急，下迫的程度比较甚，往往伴随着明显甚至是剧烈的坠急腹痛。热利，有不痛的吗？有。但是最常见的症状是"下重"，所以张仲景在这里用词很严谨，他没有用"后重"，后重表示的是解完大便以后重。"下重"是什么呢？肛门重坠，往下坠，这个坠就是肝风迫肠的一个重要标志，临床表现往往是肚子坠急作痛，伴随着明显的肛门坠痛或者重坠，大便后可以缓解一点，甚至可以暂时消失。这是因为风主动，风往下迫，坠急，而它停息的时候又可以暂时缓解。因此，如果患者得了肝经的风湿热痛，而且是气分的风湿热痛，那症状就会频频发作。第二，要从临床事实反证热利的特点。热利往往便中有血。这个后世医家的认识是比较正确的。理解为痢疾的"痢"，是正确的，因为它往往是脓血便，而出血就涉及血分的风热。第三，这个热利在临床中还有什么情况呢？就是纯血痢，排的全都是血。典型病变之一是节段性肠炎。不知道大家在临床中见过没有？手术可以看见小肠一节一节发黑、坏死，西医学称为节段性肠炎。它在临床中的特点就是果酱便，属于纯血痢，没有脓，没有黏液，与细菌性痢疾不同。另一种病变是直肠型的溃疡性结肠炎，也可以出现纯血痢。患这种痢的病人感觉坠急，急迫得很明显，而且风热下迫的症状特别突出。表现得急迫，加上弦数脉，说明风象明显。

所以，"热利下重"结合临床就有很多内容可以补充进去。首先，凡下迫者，大部分属于热；其次，热利者大便的颜色很深，甚至有其他热象，比如小孩肛门红彤彤的，那就是热象；最后，舌质红苔黄，全身发热，这些都是热利的表现，当然还可以补充其他内容。但是如果读书这样读就太粗浅了。读书就要向我父亲姚荷生学习。我父亲研究《伤寒论》没漏掉一条条文、没漏掉一个症状、没漏掉一个证候、没漏掉一句话、没漏掉一个字……

373条：下利，欲饮水者，以有热故也，白头翁汤主之。

热利，有气分的热，所以口渴；血分的热口不渴。这和温病所讲热迫营血时口不渴一样。

367条：下利，脉数而渴者，今自愈。设不差，必清脓血，以有热故也。

这条是什么意思呢？在《伤寒论·辨厥阴病脉证并治》中所述证多半是厥阴伤寒，但是厥阴经是阴尽阳生之经，可以从热化。原本是寒利，像四逆汤证的下利，如果出现脉搏比较快、口渴等现象，那就是阳气来复，那么寒利就快好了。但如果出现脉数而渴、下利不止症状，那就要小心了。张仲景讲，虽然这时候阳气来复、寒邪已去是好事，可是阳复太过，就会变成热，一旦转成热利就必定会便脓血，那么原来四逆汤证的下利就会转成白头翁汤证，或者是寒热夹杂的乌梅丸证了。

363条：下利，寸脉反浮数，尺中自涩者，必清脓血。

这一条是谈脉。脉浮主什么呢？主表，主风。脉数主什么呢？主热。尺脉有涩象则涉及血分，有这种脉象的病人就可能下脓血了。那么这条结合临床应该怎么理解呢？临床中，如果厥阴的风湿热比较重，或者是风火，或者是风热夹湿邪，不管是厥阴的表风还是厥阴的内风脉都是浮弦数，也可以说是脉弦旺。注意，在张仲景那个年代，没有脉旺这个说法，也没有脉弹指这个说法，脉旺、脉弹指是后世医家通过临床观察总结出来的。因为，弹指脉脉位高，张仲景一般写为"脉浮"。比如，他所写的"脉浮而动数"，实际上不是标准的浮脉，而是浮而旺的脉。旺是什么意思呢？就是中取比浮取还有力。那么，脉旺、弦，张仲景就写为"寸脉反浮数"，为什么呢？厥阴病的下利多属于寒利，寒邪伤阳的里证脉应该沉弦、沉迟才对。那么，这个下利脉不但不沉，反而浮，不但不迟，反而数，那就不是常病，不是最常见的厥阴寒利，而是另外一种——热利。如果尺脉有点涩，说明厥阴邪气下迫，患者的下半身就会有病，直肠可能有问题，预示着不出几天患者就会便脓血。

尺脉涩，结合临床会有什么表现呢？第一种情况，当尺脉浮弦，三阴就可能出问题。哪三阴呢？第一便脓血，第二尿血，第三子宫阴道下血。这三方面，总有一方面会出问题。假如下部脉弦突出，独尺脉弦旺，而寸脉只有一点点浮数的话，这三方面就总会有一方面出问题，这是因为尺脉指示下部。另外，还有一种情况，就是慢性病。如克罗恩病，这个病会反复发作，会伤阴、伤血，所以它的尺脉是偏细、弦、涩的。

《伤寒论》的条文，多数情况下每条就是一个的具体病案，他并不是在讲通则。如"下利，寸脉反浮数，尺中自涩者，必清脓血"就是在讲病案。这个下利的病人寸脉比较弦旺，尺脉比较细涩，张仲景就推测他会下脓血，而且气分血分的热都很重，风象也重。从这个条文我们可以看出张仲景是如何辨脉证的。

365条：下利，脉沉弦者，下重也；脉大者，为未止；脉微弱数者，为欲自止，虽发热，不死。

这条不是谈具体的病变，它是概括性地从脉象来判断厥阴下利的预后。这里说的是寒利，"脉沉弦者，下重也"，意思是肝经风下迫引起下利。但是我们要结合临床实际，脉沉弦而下重的下利80%～90%都属于热利，而不属于寒利。属于寒利的，如风寒下迫的乌梅丸证，这个下迫并不是因为风热引起的，而是因为风中夹寒。所以下迫是风的指征，而多数风是夹热的。如果脉大呢，所谓"脉大为病进"，就是说病的发展趋势是下利不止，不管寒利还是热利，特别是热利，出现这种脉象就表示病是在急进性的发展过程中。"脉微弱数者，为欲自止，虽发热，不死"。这是指什么呢？风寒也好，风热也好，脉有力则说明邪实为主，到了后期，脉转为弱，说明虽然正气虚，但邪气也不盛，所以脉没有那么弦，脉不大了，正邪同退就说明这个病在缓解，寒利很快就要自止了。"虽发热，而不死"，如果阳气恢复了一点，又不化成热利的话，病人就不会死，而会自愈。

《金匮要略·妇人产后病脉证治》载："产后下利虚极，白头翁加甘草阿胶汤主之。"这个产后病证以血分为主，产后阴血虚，厥阴风湿热相搏，气血两燔，所以呈现虚实夹杂之象。这个时候合用阿胶、甘草比较好。临床中，运用白头翁汤要注意几点：第一，要有白头翁汤的症状，既热利，又要有下重，又要有风热之象。同时，可有虚象，但虚象可以不明显，因为产后本身就体虚。即使是顺产，也必然会对人体的阴血有损伤，所以哪怕虚象不太明显，我们也必须加阿胶和甘草。第二，我的临床体会是炙甘草配阿胶的止血效果相当好。原文用的是生甘草，有效，但我感觉炙甘草的效果会更好。第三，我要提醒大家，现在的劣质阿胶充斥市场，如病人服用可能贻误病机。

三、辨脉证对认识疾病与掌控治疗的作用

1. 白头翁汤主治厥阴（主要指肝经）血分风热里证

要用白头翁汤，就先要认识疾病，认识疾病以后，做出最终诊断，最后再根据诊断用药。那么怎么掌握诊断的问题呢？白头翁汤主治的证候是什么呢？只要诊断结论符合厥阴血分风热里证的疾病就用白头翁汤，效果相当好。这里厥阴主要是指肝，当然有时候也会涉及手厥阴心包。如我举的那个由于追债的而昏迷的商人，就涉及心包，但主要是厥阴肝经的血分风热，用白头翁汤的效果非常好。但是如果气分为主兼有血分呢，疗效也非常好。纯气分的疗效稍微差一点，这时要进行加味，加乌梅，或加其他息风药，如羚羊钩藤汤。羚羊入血分，钩藤主要在气分。有时候我们还加石决明、草决明。用白头翁汤治疗气分的厥阴风热夹湿证，疗效就要差一点，而治疗厥阴血分的风热里证，尤其是气血两燔证，效果比较好。

2. 厥阴血分风热里证的诊断与鉴别

我们要知道，卫气营血阴阳是人体本有的，不能看温病时就分卫气营血，看伤寒病、看杂病就不分卫气营血，这是错的。就算看伤寒病，开伤寒的方，也得把卫气营血阴阳分清楚。所以，关于厥阴肝经血分风热里证的诊断与鉴别，我提供一个参考标准给大家。

主要症状：出血阵发而急迫，血色鲜红，脉弦数。

不管是呕血、咯血、阴道出血、痔疮出血、肠道出血、尿道出血，只要是属于厥阴血分风热的实证，那么这些症状通通都会出现，表现为阵发性的出血，而且每一次出血是急迫的，包括病人感觉急迫或者是出血急迫，血的颜色是鲜红的，脉弦数。实证用药的量要适当增大一点，白头翁用 10g、12g、15g，疗效就非常好。

佐症：出血时常疼痛或有急迫感，发热，口干口苦，舌质红，脉滑。

实际上这个时候多数病人都会感觉疼痛，但不是全部有。如子宫的功能性出血就多数有疼痛，少部分也可以不痛。往往全身性的疾病都会出现发热，并表现出口干口苦，舌质红；脉滑主有痰、主积食、主有热。这里脉滑主要是主有热，所以病人可以出现滑脉。

或见症：出脓血，舌苔黄。

当疾病出现气血两燔的时候就有舌苔黄，但是一般以舌质红多见，舌苔黄是或见症。

临床中只要表现出的症状证属厥阴肝经血分风热里证，就可以用白头翁汤了。但是要进行鉴别：第一要与气不摄血鉴别。气不摄血，或者脉大，或者脉虚、芤，舌质一般是淡的，舌苔是薄的，一般不会红。第二要与瘀血内阻鉴别。一般来讲白头翁汤证没有涩脉，说"尺中自涩者"，往往表现出细、弦、涩，这是因为病人体内夹了一点血瘀，才会出现尺中涩。瘀血内阻的主脉是涩脉，还伴有舌边瘀暗。而且，一般来说瘀血内阻的出血量不大，流出的血是暗红色的，甚至有血块。

我在白头翁汤证的或见症里还用括号写了个风证，因为这个内容很庞杂，要具体问题具体分析，我们举例来谈。

第一个是风上逆。风上逆的症状很多，头痛、头昏、耳鸣、上部出血都可以。我们结合病历来谈一谈。我们举的第一个案例谢双湖治验癃闭案中，患者先是眩晕接着就昏倒，这就是风上逆所致。

第二个是风热上涌。木反侮金，就出现肝火刑金的大咯血，脉弦数而急，伴随一阵一阵血涌，咳得甚至还有点胸痛，咯血鲜红。举一个胆汁性肺炎咯血的医案。因为很难碰到这样的病人，所以我可以讲这个故事给你们听。我那时在江西上饶县，县医院有个会计带他老婆来找我看病，这个人的病很特殊。她一到夏至、冬至、春分、秋分四个节气必发病，而且很准，前后不会推迟一二天。而且，这四个节气当中，她必然在病中，这是一个特殊点。另一个特殊点，她先厥冷，四肢厥逆，厥逆到肘、膝，非常冰冷，就算夏至发病也还要蜷缩在厚被子里面，并穿上棉衣，但四肢仍是厥冷的。她冷几天呢？就冷2~3天，之后她就必发热，手足灼热。厥热往来的病好难见到呀！《伤寒论》讲的"厥三日，热五日"，很少有人见过，我也仅见过两例，这就是其中的一例。她每次都是腹痛起病，心下剧烈地痛，怕冷，发热的时候腹也痛、胀，有黄疸。黄疸不是脾胃病吗？可是她先厥后发热，就是厥阴病。一开始脉沉细弦。弦就提示是厥阴病。接着，发热时脉就为弦数、有力，浮起来了。患者只要发热2天就必发肺炎，咳嗽。肺炎第二天就咳大量绿痰。病人讲，那是极苦的痰。西医诊断为胆囊炎、胆石症，分析病人是常年发作的胆囊炎膈肌化脓穿孔以后形成的胆囊－支气管漏。所以，涌上来的是混有胆汁的痰。接着就大量咯血。咯血的时候我们就用白头翁汤。有时候我用大柴胡汤合大建中汤，这样少阳、厥阴两治。第一次治疗以后，她恢复得又白又胖，高兴极了。但是到下一个发病节气，还是要发病的。反反复复，一共治了3次，只是病情比以往要轻点，但还是不断地发病。可见，没治到要害呀！我也请了一位北京的医生会诊，他认为是脉小细沉紧，从结胸治，结果也失败了。而后那个病人对中医失望了，就决定请西医给她开刀，把胆结石取出来，把瘘管扎住。但是手术时医生找不到胆囊，胆囊萎缩了，又从乏特壶腹剪开找胆囊。结果，手术3天以后患者就死了。当时，我的头脑里面没有一个系统认识，只觉得好奇怪，一会热，一会凉，一会湿热，一会又到血分，弄的我团团转，还恨不得把父亲从南昌拉过来给她会诊。现在想想，她的咯血是血分的风热上涌，而风是变居不定的，如果不抓住这个辨证要点，就很难认识疾病。

关于风热上涌，我再举一个最近的例子，我做梦都没想过最近会碰到这个病例。一个老干部，他血压偏高，每次发作就会头晕，一阵阵的眩晕，眩晕的同时耳朵就"轰"地响一下。我说这个是耳鸣，好治，我就给他清肝、平肝、息风、凉肝的药。一开始是疏风，用苦丁茶、菊花，因为他有外风表现。疏风后他没好，我就息风，他又没好。后来我到深圳上班，他就转到我哥哥那看病，吃到第20包药，眩晕就没有了。被我哥哥治好了！我想这个病不难治嘛，结果再遇到类似的病人，我就让他也吃了20多剂药，但没见效。我一看我哥哥加了白头翁、黄连就治好了，我才想到这也是风火上涌。他的肝经的风热牵动了胆火，胆的经脉入耳中，有风、有火，"少阳之上，火气治之"。我没有用白头翁，黄连也没用，我用的都是生地等凉肝药。我心想，我怎么犯这么低级的错误，觉得自己又可悲又可笑的。

第三个是风邪下迫。对于患有节段性肠炎、出血性小肠炎，腹中急痛得不得了的病人，我大部分用白头翁汤治疗，效果好极了，来一个好一个。痔疮出血，喷血，热痛，呈环形痔，甚至合并感染，我都用白头翁汤治疗。还有一个姓李的女病人，功能性子宫出血、巧克力囊肿，我就用白头翁汤加化瘀药治疗，现在彻底好了。她子宫出血时非常急迫，而且因为有巧克力囊肿，来月经的时候疼痛非常剧烈，疼痛会向少腹、前阴、会阴、肛门放射，痛一阵之后出血，血来如涌，每天差不多出血2000mL，出的血还是黑的，夹有血块，面色? 白，脉象细弦数。肝风下迫，血热互结的症状很明显，我就用白头翁加阿胶甘草汤。白头翁用12g，阿胶用12g，加甘草，一剂药止血，否则急救不了。方中阿胶止血的效果非常好。如果患者烦躁，出血量又偏多，还失眠，这个时候就用白头翁汤加芍药甘草汤，敛肝气，免得肝气下迫。再加上化瘀的药，效果也相当好。我这里讲的是厥阴血分风热下迫的功能性子宫出血、巧克力囊肿，我治了6例，1例无效，5例根治。

第四个是风势横侮肝犯胃。上饶县是一个血吸虫病的重灾区，那里有很多人由于血吸虫引起肝硬化、脾肿大、门脉高压，导致食管胃底静脉曲张，这些病人呕血时呈喷血样，伴脉弦大数、弹指。病人每次呕血，血往上涌的时候都急迫有声。这是血分的风热上迫，就要用白头翁汤。什么大黄碾粉吞服啊、云南白药吞服啊，远不如白头翁汤泻火作用好。"火伤阳络致人吐衄"。而且，白头翁汤还可以同时息风，比用三腔两囊管压迫止血的效果都好。这个方法有时候也会止不住血，但只要喷血不太厉害，用白头翁汤多数是止得住的。还有胃溃疡出血的病人，呕血也比较急，这也是肝经风火犯胃引起的，这种情况就可以用白头翁汤，而且也应该用白头翁汤。

第五个是风邪窜扰。即向上、向下、向肢体到处乱窜。如我治过一例光过敏的病人，一照太阳皮肤就通红。我先给他凉营透风热，透到一定程度，就用白头翁加生地黄，凉血息风断根。这是因为厥阴血分的风窜扰，窜扰四肢、周身的皮肤，从血分窜扰到体表的营分，皮肤又红又热，有轻度的燥痒，抓起来甚至还有点疼。这就是风邪窜扰的表现。

甲亢也属于风邪窜扰。早些年，临床中甲亢虚证好像比实证多一点，表现为口渴、易饥，饿了就手发抖，但是又吃得多，喝水又喝得多，晚上失眠，虽然脉象弦大，还伴头痛、血压升高等实证表现，但是一发作的时候就心慌，甚至心中憺憺大动，心慌得好像要跳到口里来了，平时长年累月地睡不着觉，脉反大，这些都是虚证的表现，往往是"至虚有盛候"。我用三甲复脉汤，养肝肾之阴，用鳖甲、龟甲、牡蛎镇肝息风，从厥阴治。当然也可以用大定风珠治疗。《温病条辨》里面的大定风珠可养阴息肝风。可是，现在甲亢患者越来越年轻了，尤其近年推广碘盐，甲亢不晓得多了多少，而且以实证为主，头昏、出汗、口渴、饥饿、手抖。抖是什么？风。"诸风掉眩，皆属于肝"。还有舌质鲜红。晚上熬夜，拼命地工作、拼命地玩，导致阳气很旺盛，"阳气者，烦劳则张"，导致血气往上涌，脸上长了很多青春痘，青春痘挤出来又是脓又是血，而月经越来越少，甚至闭经。那怎么办？就用白头翁汤息血分的风热。当然可以加点药，也可以单纯用白头翁汤。我的女儿就是这样，人瘦得像火柴棍一样，上班时间累得从三楼滚到二楼，结果医院一测，我在文献中都没看过有这么高的T3、T4！用白头翁汤半个月就正常了。实证的甲亢急性发作期，患者浑身冒汗，这是因为气分的风热迫津外泄；而手抖，是因为风邪的窜扰。所以要用白头翁汤息风。但白头翁治甲亢还有几个问题。一个是后续的阴虚问题，一个是结节性甲状腺肿问题，不仅是肝经风热，还有痰瘀胶结的问题。

关于白头翁汤的息风作用，我再举一个例子。当年我到县医院工作，有一次出诊，当救护车开到村口时，在离救护车五六米远处跑出一个人，在救护车前跪着猛磕头，是怎么回事呢？她说她的孩子跌到粪窖里面了。原来是她的孩子肚子痛，上厕所，解了1次大便，只解出了一点点。之后，不到5分钟又去解大便。解大便时，那个孩子痛得呱呱叫，母亲就跑去看孩子，看见孩子的肛门在滴血，母亲吓了一跳。她还没回过神来的时候，孩子就昏倒了，掉到厕所里面去了。正好这个时候，母亲听到了救护车的声音，就跑出来拦车。我当时诊断是中毒性菌痢。在4个小时内，把孩子送到了医院。到了医院，测血压为零，脉搏也没有了，四肢厥冷、发青紫，不停地抽筋，高热40℃，昏迷，谵语，眼上视，鼻如烟囱，鼻孔呼出来的气滚烫，脸紫绛色，腹部胀极、膨隆，腹直肌紧张、拒按，是弥漫性腹膜炎。可是我一看，不对呀！这个病发展起来那么快，而且中毒性菌痢怎么会有弥漫性腹膜炎呢？不太对！我的上级医师说这是出血性小肠炎，就是节段性肠炎。马上做肛门指诊，出来的是果酱色大便，他马上做出诊断。那这个小孩为什么得弥漫性腹膜炎呢？因为他的小肠一节一节地坏死，坏死了就渗出炎性浆液，对腹膜有刺激，所以腹部绷急、硬，是实证。解了一点点血就再没解大便，甚至小便都不得出，昏迷，没有脉，四肢冰凉，抽筋，是闭证。那时我年轻，初生牛犊不怕虎，心想这是寒热错杂呀，乌梅丸证。我用金属压舌板把病人嘴巴撬开来，看舌质深红起刺，舌苔焦黑而干。热深厥深乎？腹满、拒按，二便闭，昏迷，体温很高，心包闭阻，一派实证。可是血压为零、无脉、四肢厥冷，这是脱证。原来是内闭外脱，不是热深厥深。这时候怎么办？这是寒热虚实夹杂，仿乌梅法。可是他是纯血痢，桂枝、细辛是窜通入血分的药，如果吃了之后病人肠道还出血怎么办？附子、干姜照用，黄土汤合白头翁汤、温脾汤，白头翁代乌梅。完全是一个乌梅法，寒热温凉息风并用。一包药后孩子转危为安，舒张压升至60mmHg。这里用的是红参，而且用的量较大。

如果知道"厥阴之上，风气治之"，那么看到这个病是突发的，表现为坠急下重、昏迷抽筋、出血、排果酱样大便，就很容易知道他是厥阴血分风热了。理论的价值在于它能普遍地指导临床。这样的病人抢救成功了，我信心大增。此后，收的出血性小肠炎患者，凡是单纯的，就都用白头翁汤。偶尔用四逆散，柴、芍、枳、甘，也是走厥阴，也能同样息风。

疾病的转归、传经、传变都只有在经典中才读得到。在内科重症患者中，内闭外脱、虚实夹杂、寒热夹杂、阴阳错杂的病很多。如中毒性休克，多数是厥阴证，而不会朝着少阴证发展，因为虽然邪气厉害，但仍有正气抵抗，同邪气打一仗。所以不读《伤寒论》，就不懂厥阴病，不懂这些方剂的组成及其病理生理、病因病机，就根本想不到经方可以用到这么多杂病的治疗中去。我治疗年轻人的高血压，可以坦率地说是以白头翁汤治疗为主。当然不是所有的高血压都可以这样治。因为风邪引起的症状有很多，所以在诊断上要分清风往哪里跑。实证的厥阴风热往往表现出脉浮弦，弦主风、浮脉主风。而中毒性休克的呢？都无脉了，那怎么诊断？这时就要做出综合性的诊断，比较常用的是利用主要症状，再加一些伴随症或者一些重要或见症就可以支持诊断了，然后还要注意同类似证鉴别。但严格说起来，只要有风，肝的内风，合血分的热，或兼有气分的热，就可以诊断。也就是说，只要有病因、病机、病所的证据，再加上鉴别，就可以诊断。这样的诊断方法几乎适用于所有的疾病。这就要通过辨脉证，病人表现的症状是风象还是热象，是哪一经的风，是实证的还是虚证的症状。通过辨脉证就可以给出结论，如判断出他有肝风、有肝热，气分、血分都有热，没有虚象，这就是白头翁汤证。所以，我强调，只要掌握疾病病因、病机、病所，加上类似证鉴别，就可以做出诊断。

有了理论的总结，有了辨脉证的基本功，我们就有了定见、有了思路，对疾病的判断就会比较准确，选用的经方就比较正确，疗效就会符合你的预期。今天我就讲这些，大家有什么问题可以提出来。

【名师答疑】

问：姚老您好，《内经》里面提到"少阳之上，火气主之；少阴之上，热气主之"，火和热有什么不同？谢谢。

答：坦率地讲，关于火和热的问题，我只能解答一部分。

首先，我认为，火和热是同一种气，火有生理性的相火，也有病理性的火；热有生理性的热气，也有病理性的热邪。不管生理性的还是病理性的，它们都是同一类。如果是体内产生的邪气，那么它们基本上都是因于阳气过剩而生。这是我研究得出的，供你参考。

第二，火和热的区别。热没有火邪那么急迫。火邪燔烁急迫得厉害；热要和气、和血结合在一起才会产生明显的痛，而火自己就可以产生痛，而且痛剧。比如肝火上冲的头痛，则头痛如劈；肝火上炎的眼睛痛，则眼睛如裂。火痛，痛性很急。

第三，火虽然来源于气分，但是它容易伤血络。"火伤阳络致人吐衄，火伤阴络致人便血"。火会造成血络破溃出血，而不是血热妄行的出血，所以它往往伴随着痛，伴随着组织的一些破溃。比如脸上痤疮破了，比如牙龈的糜烂、舌的糜烂，则可痛而出血，所以火又称火毒。热就不一定，热往往没有以上这些特点。那么当急迫的、疼痛的、破溃的症状出现，就可将其诊断为火。因此，用苦寒泻火药就比清热药、凉血药的作用要好得多。有时候，治疗火毒还要合用一些解毒的药。我只能简单提到这里，要展开的话内容还有很多。

问：姚老您好，高血压病用白头翁汤治疗时如何加减变化？

答：高血压分很多种，只有风火上冲型高血压才可以用白头翁汤。仅谈风火上冲的高血压病时，有关白头翁汤的加减也有很多内容。如果是肝火盛的病人，用黄连、黄柏泻火可能还不够，他可能合并有大便秘结。不可以用苦寒下毒泻火的芦荟吗？不可以用大黄吗？如果是阴虚火旺，怎么能不加阿胶、生地黄、熟地黄这些药呢？必须加啊！如果阳亢比较明显，阳亢就会和风火合在一起，出现脸红、头胀，这时可以合用潜镇肝阳的药，像生石决明、草决明、代赭石；如果是厥阴风湿热引发的高血压，那豨莶草就可以用；如合痰，那就要祛风痰；血分热比较明显，如出鼻血明显，可以加羚羊角。这是活法，是"观其脉证，知犯何逆"而灵活加减应用的。

问：姚老您好，请问怎么区分三阳证和三阴证呢？

答：这个题目太大了，但张仲景就有这么高的水平。他是这样区别的："发热恶寒者，发于阳也；无热恶寒者，发于阴也。"这句话应结合临床解读。三阳证多半是实证，三阳证病机趋势比较浅，不像三阴证的根基在五脏，所以实证多。而三阳经呢，经脉之气阳偏盛，而阳气能与寒邪抗争，所以多数情况下恶寒的同时可伴有明显的发热，甚至是高热。那么如果寒邪深入到三阴，造成三阴的寒证，这种情况往往建立在五脏之阳不足的基础上，所以多数是恶寒而不发热。但要注意这只能就多数而言、从常而言，特殊的情况也还有很多，如阴经的发热等，但只占少数。

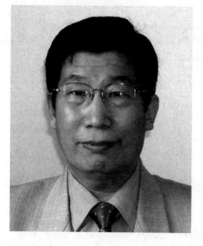

【名师介绍】

郝万山，北京中医药大学教授、主任医师、博士研究生导师，原北京中医药大学伤寒教研室主任、中医临床基础系主任，中国老教授协会边缘科学研究委员会副会长，中国名中医学术研究会副会长、中国音乐治疗学会常务理事等。郝万山教授多年从事中医教学、临床和科研工作，为北京中医药大学优秀主讲教师、北京市教育创新标兵、国家中医药管理局全国优秀中医临床人才专家委员会优秀指导教师、教育部精品课程伤寒论项目负责人、国家中医药管理局中医经典著作全国示范教学项目伤寒论主讲人。中央电视台《百家讲坛》《健康之路》、山东教育电视台《名家论坛》、中央人民广播电台《养生大讲堂》等主讲嘉宾。

柴胡剂的临床应用

北京中医药大学　郝万山

尊敬的各位同道，大家下午好！来到革命圣地井冈山，一路风光，一路激动。我和在座的很熟悉的朋友见面，都是同道，更加高兴。有这样的机会和大家交流，谈些什么呢？谈柴胡剂的临床应用。

一、少阳病的若干问题

经方有那么多，我为什么要谈柴胡剂，因为从临床医生的角度来看，柴胡剂用得最多；从这次经方班老师和大家交流的内容来看，涉及柴胡剂的内容也很多。柴胡剂在《伤寒论》中是用于治疗少阳病的。我们既然谈柴胡剂，就要谈谈关于少阳病的一些问题。说实在的，跟在座的有多年临床经验的医师交流这样的基础问题，我都有点不好意思。

1. 少阳病的病位

从《伤寒论》的原文来看，少阳病涉及的病变部位有足少阳胆经、足少阳胆腑、手少阳三焦腑。

2. 少阳病的成因

判断少阳病的成因，是以原文为依据的。第一是少阳本经受邪。第97条，"血弱气尽，腠理开，邪气因入，与正气相搏，结于胁下"，讲的就是外来的风寒邪气直接侵犯少阳经脉。少阳病的成因第二方面是邪由其他经传来。《伤寒论》将少阳病的很多条文都放到了太阳病篇来讨论。太阳病篇为什么列了那么多少阳病的原文，就是因为少阳病的成因有很多来自太阳病。在厥阴病篇还有这样一条"呕而发热者，小柴胡汤主之"，很多注家认为这讲的是厥阴脏邪还腑，阴病出阳，厥阴之邪外传少阳。当然从整个《伤寒论》来看，有太阴病传阳明的，有少阴病传太阳的，自然可以有厥阴病传少阳的。不过对"呕而发热者，小柴胡汤主之"，我们除了把它认为是厥阴病脏邪还腑，阴病出阳之外，也可以看成是肝热犯胃。厥阴篇涉及多条关于呕吐的证治。"干呕，吐涎沫，头痛者，吴茱萸汤主之"，这个干呕我们可以把它看成是肝寒犯胃。同样我们也可以把"呕而发热者，小柴胡汤主之"，看成是肝热犯胃。所以对"呕而发热者，小柴胡汤主之"这一条，我们要根据临床具体情况具体分析，是肝热犯胃的呕吐呢？还是厥阴脏邪还腑，阴病出阳，外出少阳的呕吐呢？要具体情况具体分析。

3. 少阳病的生理

关于少阳病的生理，从《伤寒论》的原文来看，少阳病涉及足少阳胆经。胆经的循行部位我想大家都特别熟悉，我在这里想强调一点，就是足少阳胆经的经别。十二经脉都有经别，这是临床医生比较容易忽略的，但是经别是脏腑与脏腑之间联系的一个重要途径。足少阳胆经的经别入季胁、布胸腔、过心脏，这就沟通了胆和心。

40多年前，我在医院做住院医生，当时单位和协和医院的心内科是合作单位。那个时候，治疗心肌梗死没有溶栓药物，没有冠状动脉支架和搭桥手术，我们就是用中西医结合的保守疗法，使疾病不发生严重的合并症，如严重的心律失常、心源性休克和心力衰竭。我们发现，有些冠心病的病人用我们两家医院商定好的中西医结合保守疗法治疗心绞痛不能缓解，心肌供血情况不能改善。最后我们发现，这些病人无一例外地患有肝胆的慢性疾病，或者是慢性肝炎，或者是胆囊炎，或者是胆道结石等。后来，这些按照冠心病治疗疗效不好的病人，我们就先翻回头来治疗肝胆疾患，结果发现，当其肝胆症状缓解，心绞痛也就缓解了，心电图也改善了。当时协和医院心内科的主任把这一类病叫做"胆心病"，或者叫做"肝心病"，当然"胆心病""肝心病"这样的名词没有写入教材。后来我讲《伤寒论》之后，我才注意到这个问题，这就是足少阳经别密切了心胆之间的联系。

足少阳胆腑主要有四个功能：藏精汁、主疏泄、主决断、寄相火。这四个功能对全身有三方面的影响。第一方面它调控脾胃的升降；第二方面促进五脏六腑的新陈代谢；第三方面调畅精神情志。这个问题，我一会儿还会详细讲。

讲少阳一定要讲少阳的阳气。为什么把它叫"少阳"，《黄帝内经》把少阳叫做"一阳"，把阳明叫做"二阳"，把太阳叫做"三阳"。这里的一、二、三是指阳气量的多少。少阳是一阳，是小阳，后世医家把它叫做稚阳、幼阳、嫩阳。柯韵伯认为，它就像初升的太阳，如日初出，不亢不烈，阳光并不强烈，但是它温蓄长养。初升的太阳热度并不强烈，但是它唤醒了大地，使大地由夜间的沉静状态转换成白天兴旺发达的状态，我们少阳的阳气也是这样。自然界有三阴三阳，是讲阴气和阳气量多少的变化。我们的祖先不像我们今天这样有书本的知识可以学，甚至可以在井冈山组织学习班供大家学习交流，我们祖先来到这个地球上就是靠大自然所赋予人类的眼、耳、鼻、舌、身、意来观察自然，来感受自然，来思考人和自然的关系，来寻找整个世界化育人类和万物的基本条件。仰观天象，天上有太阳；俯察地理，地面有昼夜和四季。白天是明亮的、温暖的，这就是阳；夜间是黑暗的、寒冷的，这就是阴。春夏日照时间逐渐延长，气温逐渐升高，这就是阳；秋冬日照时间逐渐缩短，气温逐渐降低，这就是阴。

有一次我在欧洲讲学，有一位老人家在翻译的带领下找到我。翻译说："这是我们国家的著名哲学家。"我心想哲学家找我干什么？他见我的第一句话说："你们中国人真大胆，居然敢用哲学看病！"这么一句话就把我问愣了。我说："我们中国人没有用哲学看病，我们是用医学看病的。"他不慌不忙地从他的书包里拿出一本书来，是翻译成英文的《中医基础理论》。他把开头那段给我看，这段话译成中文是什么意思呢？说中医是中国古代医生把临床经验和中国的古代哲学——阴阳五行相结合的产物。我看完这句话，心想我在中国看到的教材也有这句话，可我没有思考过。当外国人一问我，我就开始思考了，阴阳五行是哲学呢，还是自然科学呢？《黄帝内经》要求医生的知识结构是"上知天文，下知地理，中知人事"，要求了解的不是哲学，而是自然规律。《黄帝内经》说人是怎么化生的呢？"人生于地，悬命于天，天地合气，命之曰人。人能应四时者，天地为之父母"。这句话大家都非常熟悉了。《黄帝内经》还说："治病必求于本。"本是什么？生命之本，"生之本，本于阴阳"。所以，正因为地球上有阴阳二气，不亢不烈，不冰不寒，消长进退，平衡协调地交替运动，经过几十亿年的衍化才换来了繁盛的生命世界。所以，《黄帝内经》说："生之本，本于阴阳。"阴阳无处不有，阴阳无处不在，因此阴阳来源于自然科学学说。

我们伸出手来看看，手心、手背都是肉，颜色一样吗？皮肤结构一样吗？为什么长得不一样啊？这就是阴阳打上的烙印，又如我们肺的呼和吸、肌肉的张与弛、细胞的同化和异化、心脏的收缩和舒张、精神状态的兴奋和抑制、觉醒和睡眠等。阴阳无处不有，阴阳无处不在，阴阳应归为古代的自然科学范畴。美国宇航局在地球之外寻找人类宜居星球，要求什么条件呢？第一个条件，必须是和母星保持适当距离的行星，母星是个恒星。这个行星必须和母星保持适当的距离，远了不行，近了也不行。第二个条件，必须是个坚固的岩石或者是坚固的物体组成的行星。那么气体的行星不行，光线一穿过，它分不出阴阳来。这两个条件告诉我们什么呢？人类宜居星球，能化育出生命的星球，必须要有阴阳二气，要有一个像太阳那样发着光和热的恒星。第三个条件，温度要在零下17℃到零上97℃之间。第四个条件，必须有液态水，温度太高液态水都变成了气，那就阳气太亢了，不能化育生命；温度太低，液态水全冻成了冰，也不能化育生命。这告诉我们什么呢？这告诉我们阳气要不亢不烈，阴气要不冰不寒。所以从这个角度来看，现代自然科学家在地球之外寻找人类宜居星球仍然是要求有阴阳二气协调稳定的变化，阳气不亢不烈，阴气不冰不寒。因此，阴阳是地地道道的古代自然科学。我们的老祖宗也观察到了阴气和阳气的量是在不断变化的。

太阳是三阳，阳气最盛，那么自然界什么时间阳气最盛呢？中午前后，巳时、午时、未时，从上午9点到下午3点。这段时间，太阳当头照，阳光是最强烈的。这个时候，阳气在展放，阳气在开。阳气展放到尽头则利于阴气的合。大家想一想，《黄帝内经》为什么把足太阳膀胱经命名为太阳经？因为足太阳膀胱腑在肾阳的温煦作用下，在脾胃之气的支持下，在肺气宣发的协助下，化生太阳阳气向体表输布，在体表起到了温养肌肤、管理汗孔开阖、调节体温和防御外邪的作用。这不就是一个强大的阳气向体表输布的过程吗？这不就是阳气开的过程吗？它和自然界的太阳阳气一拍即合，所以《内经》就把膀胱经命名为太阳。

阳明是二阳，是盛阳，是申时、酉时、戌时，就是下午3点到晚上9点，太阳逐渐偏西了，阳光逐渐减弱了，是阳气内收、内合的时候。尽管太阳的阳气是最强的，但是它感受的是寒邪，而疾病的阳是正气的抗邪能力和邪气的阴阳属性叠加而产生的结果，所以太阳病充其量来说只是阳证的初起阶段。就像在中午前后，地面接受日照虽然最强烈，但不是温度最高的时候。而阳明的阳气不如太阳的阳气盛，但是邪气全部化热了，盛阳感热邪，两阳相合，就像我们下午3点的气温一样，两阳相合就是温度最高的时候。所以阳明病从病理的角度来说是阳热的极期。那么人体哪部分的阳气是内收的、是下降的呢？是我们的消化系统，胃、大肠腐熟水谷，变化糟粕，其气以降为顺，以通为用。所以，下午阳气的运动趋势和强度与之相吻合。

少阳是一阳、小阳，它主的是什么时候呢？是寅时、卯时、辰时，正是初升的太阳，这是由阴转阳的枢纽阶段，所以少阳是阳枢，利于阳气的开和阴气的入，在人体它覆布全身。太阳的阳气覆布体表，阳明的阳气覆布胃肠系统，少阳的阳气覆布全身。所以少阳是调整全身气机的、协调表里的、调畅情志的，对五脏六腑的新陈代谢都有推动、促进、温煦、长养的作用。

我们顺便谈一谈三阴。太阴是三阴中阴气最盛的。在自然界什么时间我们接触的阳光最少呢？那就是亥时、子时、丑时，晚上9点到第二天凌晨3点。从理论上来讲这时候自然界接受的日照最少，是阴气最盛的时候。太阴是主阴气的开，利于阳气的合。人体哪个器官把我们大量的阴液吸收并向全身输布呢？那就是脾。脾是什么？我们后面再说。

少阴是二阴，是小阴，它的主时比太阴晚一个时辰。少阴是阴枢，利于阴气的合和阳气的出，在人体主精气的贮藏，主阴气的内收、疏泄，以及阳气的展发。所以肾经的贮藏是阴气的贮藏，排精是阳气的疏泄，肾经也主水液的排泄，还主水液的再利用，所以用少阴来命名肾。

厥阴是一阴，它比少阴又往后错一个时辰。这时阴气逐渐内收了，利于阳气的出。而人体哪个脏器是收阴气的呢？肝。它藏阴储血，可是它为什么又利于阳气出呢？这是因为它主疏泄，所以就用一阴——厥阴来命名肝脏。

我们现在把少阳胆腑的藏精汁、主疏泄、主决断、寄相火这四大功能综合起来分析。藏精汁、主疏泄的功能正常，胆汁的贮藏和排泄就非常有规律。这个时候，阳明胃气就可以很好地降浊，太阴脾气就可以很好地升清。凡是肝胆疾病，尤其是胆病，没有一个是不出现呕吐和下利的。主疏泄、主决断和寄相火的功能正常，对我们的精神情志，甚至心理素质都有重大的作用。如果这三个功能正常，这个人处事就果断少犹豫了。

有的人很聪明，想好一件事情之后就会心生3种方法去解决这个问题，但是往往犹豫不决不知道用哪种手段去解决。很多年前我教本科班，一女同学有一天来找我，说："老师，您帮我一个忙好吗？""我帮你什么忙啊？""我们班有两个男生要和我交朋友，我不知道和哪个同学交朋友好。"我说："这个事情老师不能帮你的忙，你要跟着你的感觉走。"结果她把这两个同学的名字都写在纸上，他们多大年龄、属什么的、什么星相都跟我说了。我说："这个老师不能帮你。"毕业的时候，她回外地了，走的时候去看我。我说："你的朋友交得怎么样？""老师，我决定不了和谁交朋友。"我说："你喜欢北京吗？"她说："喜欢。""那你考研究生再回来吧。"她特别聪明，第二年考研究生就考回来了。上学期间她又去找我，拿出两份材料，说："老师，您帮我一个忙好吗？"我打开一看，一份材料是美国学生的、一份材料是韩国学生的，都有照片和简历，说："这两个男生都要和我交朋友，老师我还是决定不了。"结果硕士毕业走的时候她还是一个人，就是因为她在关键的时候犹豫、出手不果断。由于她读硕士的时候和单位签了合同，毕业还得回原单位，所以她只好再回去。过了一两年，她又考上博士。有一天她拿着一本厚厚的东西来找我，我说："你又找我问男朋友的事情？""不是，老师我得了抑郁症。"我说："你怎么知道的？"她说："我看到这本杂志上有您一篇文章，您说的抑郁症所有症状我都有。"这样的孩子，她非常聪明，但是她胆气虚，所以主疏泄、主决断、寄相火的功能不足，她处理事情，尤其是关键的事情、重要的事情就不果断。博士毕业以后，她留在北京一个医院工作了。有一天我碰到她，我说："你个人问题怎么样了？""老师，我都快成更年期了，谁喜欢这个老婆子啊？"所以在座年轻的朋友们，不要错过大好时机。

胆主疏泄、主决断、寄相火的功能正常，人就精神愉快而少抑郁，心情放松而少焦虑，思维敏捷而少迟钝。有的人遇到一些事就纠结，就放不下，就焦虑，那是因为胆的功能失调。有的人早晨起来之后，脑子是一团"浆糊"，迟钝得不得了，到了下午和傍晚，脑子好了，为什么会有这样的变化呢？就是少阳一阳之气不足，我们后面还会谈到。胆主疏泄、主决断、寄相火的功能正常，则五脏六腑的气机调畅，新陈代谢旺盛。

我们分析了那么多，实质上就想告诉大家一句话，《黄帝内经》说："凡十一藏，皆取决于胆也。"五脏加六腑合起来 11 个，它们的功能是否旺盛就靠少阳一阳之气来推动。五脏六腑都有自己的代谢特征，但是少阳一阳之气就像化学反应中的催化剂，使代谢活跃起来了。这正像当东方的太阳刚刚升起时，正赶上乌云遮日，地面也就兴旺不起来一样。

再说说三焦，我们都知道三焦是水火气机的通道，是气化的场所，是原气之别使，是内寄相火的。那么我换一种说法，三焦是人体能量代谢、能量转化的场所。任何一个细胞、一个器官都需要能量代谢、能量转化。所以，我的结论是人身处处有三焦，人身无处不三焦。这样说有根据吗？我们的老祖宗对任何一个事情的命名都是有依据的。我们设想原始社会，人类还没有更多的语言，还没有更多的文字，有一个原始人两三天没有找到合适的食物，饿得头昏眼花，冷汗淋漓，突然看到有头鹿在吃草，那个时候并没有武器，他拿起块石头就扔过去了。石头是打在鹿的身上了，可是鹿并没有被打倒，他饿得没劲，鹿在前面跑，他在后面追。他哪追得上鹿啊？突然看见那边来了三个原始人，他就喊："围……围！"什么意思啊？是叫那三个人把鹿围住，那三个人也饿得够呛，突然看到了猎物，也拿石头一起扔，鹿倒下了。于是四个人围上去撕开鹿皮吃肉。那个时候人类没有工具，更不知道要把鹿做熟了吃。当他们吃到鹿肚子里面一个囊状的口袋时，撕开一看，哎，这怎么包着鹿刚才吃的草啊？这四个聪明的原始人就心想：我的肚子里也有这个东西，包着我刚才吃的鹿肉，所以这个鹿肉才不会满肚子的跑。"我们把这个器官叫什么好呢？""你刚刚喊什么来着？""围……围！""我们就叫它'围'吧。""围"，围食物的"围"。所以胃就有名字了。胃，围受食物也，就是这么来的。他们接着往下吃，发现胃的下面有弯弯曲曲的长长的管道，在靠胃的地方撕开一看，是绿色的草末子。而在靠肛门的地方撕开一看，是臭臭的一个一个的屎球。这四个人想："我肚子里也有这个东西，哎呀，这东西不通可不行，不通的话肚子会痛，会受不了的，所以这个东西一定要通畅。""畅"，那就叫它"肠"吧。所以我们老祖宗想到任何一个词都是有道理的，不是胡乱叫的。这四个原始人吃完鹿肉，汗也不出，也高兴了。原始人不像我们，还要晋升职称，还要提工资，有那么多烦心的事情，他们吃饱了就高兴，高兴了就跳起来、唱起来。原始人想："我刚刚吃完鹿肉，是什么东西把这个鹿肉中的营养、精华、精气吸收以后向全身输送呢？总有一个帮助胃肠把食物中的营养物质，食物中的精华之气向全身输送的器官。"帮助不就是"裨"的意思吗？所以脾者，裨也。吃完东西后，这个器官就帮着把胃肠吸收的饮食物的精气向全身输送了。所以脾助胃气，主化谷也。裨将就是副将。诸葛亮在四川工作多年，所以四川人很尊敬诸葛亮，就说"三个裨将赛过一个诸葛亮"。就是说三个副将的集体智慧能超过一个聪明的诸葛亮的智慧。这句话传到中原以后，中原人不太懂四川话"裨将"是什么意思，于是就说"三个皮匠赛过一个诸葛亮"。做皮鞋的，通常要用很多化学原料，很有味道，于是后来此话就变成了"三个臭皮匠赛过一个诸葛亮"，实质上四川话是说"三个裨将赛过一个诸葛亮"。

我们接着说三焦。南宋有个戴侗，戴侗有本书叫《六书故》，上面说："焦，燔之近炭也。"我们拿一个面包，或者拿一个馒头片，放到炉子上烤，烤糊了，烤焦了。焦是什么意思啊？烤成炭了。这个炭如果继续燃烧的话，就能够放出更纯的热量。焦不就是燃烧吗？燃烧不就是能量代谢的过程吗？我们炼钢要用焦炭，那不就是把煤隔绝空气之后，再加热燃烧形成的吗？所以我们老祖宗为什么把它叫做"三焦"，"焦"就是能量代谢，能量转化的地方。那为什么叫"三"呢？是指的上、中、下三个部位。"上焦如雾"是指上焦代谢的特征，宣五谷味，如雾露之溉，熏肤，泽毛；"中焦如沤"，中焦脾胃腐熟水谷，变化糟粕，像个大发酵池一样，这是中焦的代谢特征；"下焦如渎"，下焦泌别清浊、排糟粕，像污水处理厂一样，这是下焦的代谢特征。这上、中、下三个部位的能量代谢特征，合起来不就叫"三焦"吗？所以，我们不要再去找三焦的实质器官了，人身处处是三焦，人身无处不三焦。我讲三焦的意思是落实《黄帝内经》那句话："三焦膀胱者，腠理毫毛其应。"三焦气机调畅，有利于太阳表气、太阳阳气向体表输布，利于太阳表气的调畅。

4. 少阳病的证候特点

少阳病有哪些特点啊？第一个特点，经证和腑证容易同时存在。太阳病经表证和太阳腑证是分开的，阳明的热证和阳明的腑实证也是分开的，只有少阳病经证和腑证常同时存在，这是它的一个特点。第二个特点，容易气郁、容易化火。少阳是和肝相表里主疏泄的，那么少阳一旦受邪得病，疏泄功能失调，容易得气郁。少阳内藏相火，气郁以后就容易化火。第三，容易生水、生痰、生饮。少阳病涉及三焦，三焦是能量代谢、能量转化的场所，是水液代谢的场所，那么这个能量代谢、能量转化一旦失调就肯定要生痰、生饮、生水。而痰饮水湿内生反过来又会阻滞整个人体的代谢。所以，在治疗少阳病的过程中不能忽略太阴水湿内生的问题。第四，容易兼太阳、阳明、太阴不和，以及心胆不宁之证。"三焦膀胱者，腠理毫毛其应"，当整个三焦气机不调了，太阳的阳气还能很好地输布和调畅吗？所以，少阳病容易兼太阳病。另外，少阳胆腑主疏泄、藏精汁的功能正常，阳明胃气可以降浊，太阴脾气可升清。现在少阳胆腑受邪，藏精汁、主疏泄的功能失调，那阳明、太阴之气还可以调畅吗？至于心胆不宁的问题，我刚才说过了，足少阳经别布胸胁过心，一旦少阳受邪，整个少阳经脉和少阳经别之气都郁了，这也可导致心胆不宁。

5. 少阳病的治法和禁忌

太阳的阳气是输布于体表的，它的作用是肥腠理、司开阖、卫外而为固，所以我们说太阳主表。因为太阳的阳气是向外开的，所以它怕被寒邪闭郁。那么，对于太阳病、阳明病、少阳病我们采取的治疗方法是什么呢？要顺应太阳阳气的生理运动趋势，用发汗法助太阳的开。阳明主里，阳明的阳气是向下行的、是内收的，就怕它上亢，所以一旦阳明的阳气上亢那就是阳明的热证和实证，所以我们要顺应它阳气运动的趋势，用清法、用下法，平其亢。少阳主枢，实际上人体有两个气机的枢纽，第一个枢机是少阳，少阳这个枢纽是最大的，涉及整个人体气机的升降出入；第二个枢纽是中焦脾胃，涉及整个人体的升和降。那么少阳主枢，这个枢纽最怕被邪气所闭郁，所以我们治疗少阳病的时候要和枢机、解郁结，后世把它简称为和解法。成无己在写《注解伤寒论》的时候说少阳主半表半里，这个话引发了后世无尽的讨论。什么叫半表半里啊？有的人说太阳主表，皮毛为表，阳明主里，肌肉为里，那皮里肉外那层脂膜就是半表半里之少阳，大家一听就觉得道理不充分。有人说太阳主表，躯壳为表，阳明主里，胃肠为里，那么胃肠之外躯壳之里，所有的空腔器官都属于少阳，大家觉得这个理论也很机械。我还是觉得回到《黄帝内经》所说的，少阳主枢更容易理解。

少阳病，禁用汗、吐、下。这个发汗不能解除少阳的邪气，吐、下也不能解除少阳的邪气。少阳是小阳，是弱阳，用这些方法不能帮它解除邪气，只能损害它的正气，造成变证丛生。所以，少阳禁用汗、吐、下。

《医宗金鉴》说得很严重："少阳三禁要详明，汗谵吐下悸而惊。"发汗就会谵语，吐下之后伤了心胆阳气就会出现惊悸不宁。"甚则吐下利不止，水浆不入命难生"。严重的时候，用了催吐泻下以后，下面下利不止，上面水浆不入，这不就是关格吗？这在古代愈后是不良的。所以，治疗疾病，我们一旦遇到在错综复杂的症状中出现了少阳症状，就要和解为主，为和解让路。在和枢机、解郁结的基础上，治疗可以兼有汗、兼有下，而不能单独地用汗、用下。

二、小柴胡汤的临床应用

1. 小柴胡汤的组成和方义

为在座的医生讲小柴胡汤的组成和方义，我觉得实在是太小儿科了，但是我还是要讲一讲。关于剂量问题，我在这里不多耽误大家时间，仝小林教授已经给大家讲过了。

第一组药是柴胡和黄芩。柴胡是解经邪的，中药书籍是把它放到解表药里的。那么黄芩呢，是清胆腑之热的，这就针对了少阳病的第一个特点——经腑同病的特点。一个解经邪，一个清腑热，经腑同治。那么柴胡呢，有疏少阳气郁的作用，而黄芩有清少阳郁火的效果，这就针对了少阳病的第二个特点——容易气郁、容易化火。治疗少阳病只要抓住郁和火这两个字，就抓住了关键和要害。因此，小柴胡汤的核心药就是柴胡和黄芩，它们针对的是少阳病的两个主要特征。

第二组药是半夏和生姜。首先，这两个药是辛热的，辛是散的。所以有人问我："大夫，你给我吃这个中药，我要不要在饮食上忌辣椒啊？"我说："你过去吃辣椒吗？""我过去吃辣椒，不吃辣椒我就吃不下饭。"我说："这样的话你就不必要禁忌。"为什么？他已经适应了。这个辛味的东西有疏散的作用。所以这里用生姜和半夏的第一个作用是辛散，助柴胡舒解气郁。第二个作用是什么呢？化痰、消饮、祛水。半夏是化痰的，生姜是祛水的。我们说少阳病的第三个特征，三焦气郁以后容易生痰、生饮、生水，而半夏、生姜正是针对少阳病的这个特点。第四个作用是和胃降逆止呕，因为少阳病胆热最容易犯胃。于是病人最容易出现呕吐，在《伤寒论》里常以呕吐来提示少阳病的存在与否。

第三组药是人参、甘草和大枣。在治疗一个发热性疾病的过程中用了三个补药，它的目的是什么呢？第一个作用，少阳是小阳，是弱阳，它抗邪的能力和太阳、阳明相比都不足，所以用这三个补气的药在柴胡的带领下可助少阳的正气，有助正以驱邪的作用。第二个作用，在《金匮要略》里、在《难经》里都有类似的话："见肝之病，知肝传脾，当先实脾。"少阳病容易传太阴，在这种情况下，用人参、甘草、大枣，说它是半个理中汤也可以，说它是半个四君子汤也可以，总之先补太阴正气，防止少阳之邪内传太阴。所以这个方子，治中有防，防中有治，配伍非常好。我们要注意一下它的煎服方法。"以水一斗二升"，一升等于200mL，"煮取六升去滓"，把渣去掉，"再煎取三升"。注意这里用了煮、用了煎，"温服一升，日三服"。所以上面这个量并不是1次的治疗量，不是1次都要喝下去的，它是3次的治疗量。而且张仲景煮药只煮了1次，其实还有50%的有效成分在药渣里没有提取出来。我们今天可以把仲景扔掉的药渣拿来再煮一遍，也可以勉强作为一个治疗量。所以，如今开小柴胡汤的话，柴胡40g，黄芩15g，半夏、生姜、甘草、人参都是15g，大枣4枚，这就和张仲景的量相当了。

关于柴胡我在这里想多说两句话。柴胡这个药主要有三个作用，一个是解热，一个是疏肝解郁，一个是在补气药的配合下升阳举陷。如果要解热，在临床中柴胡最少用20g，如果病人病情很重，高热持续不退，也可以用40~50g。我们学校有一位老师发热5年，这位老师是我的老师，他今年80多岁了，发热5年多次住院。他是个教西医的老师，一直把我当孩子，没觉得我是一个会治病的医生。2003年SARS流行期间，有一天我碰到他，我问："老师，您上哪去？"他说："我上医院去。""您怎么了？""我都发热5年了。"我大吃一惊，问道："怎么发热5年了？是低热么？""不是，发热就是高热。"我说："多少度啊？"他说："至少39℃，甚至到40℃。"我说："那医院查出什么病了么？"他说："怀疑是淋巴瘤。""淋巴瘤也不能发热5年啊，您每次发热多长时间？""我每次发热2天。"我说："1周发热几次？"他说："1周发热2次。"也就是说，他1周有4天发高热，剩下的3天刚刚好一点又要发热了，所以他反复住院。我说：

"老师，我给您开个方子行吗？"他说："你有门诊吗？"我说："我有门诊。"他说："我一定要到门诊看病。"后来，他真的挂了我的号到门诊看病，我就给他用了柴胡桂枝汤。柴胡我第一次给他用到40g。他说："这么多老师给我开方，都没有用到这么多。"结果这位老师发热5年，我给他治疗了3周就再也不发热了。这个病历我在后面还会说。如果柴胡用于疏肝的话，我就用6g、10g、15g，根据患者的体重而定。如果用于升阳举陷的话，用6g就行了。

我们说本方用到了煮，又用到了煎，煮和煎的含义是不同的。西汉扬雄有一本书叫《輶轩使者绝代语释别国方言》，他在书中说："凡有汁而干谓之煎。"就是把液汁状的物质加热浓缩的过程叫煎。张仲景的《伤寒论》里面有7个方子是要求药煮了以后，把药渣去掉，药液再加热浓缩的，分别是小柴胡汤、大柴胡汤、柴胡桂枝干姜汤、半夏泻心汤、生姜甘草汤、甘草泻心汤和旋覆代赭汤。这7个方子有什么共同特点？从药物组成来看，它们都是寒温并用、攻补兼施的。从治疗趋向来看，它们都是和枢机的。柴胡剂是和解少阳的枢机，而后面的泻心剂、旋覆代赭汤是和解半上半下枢机的。这7个方子为什么要求煮后去渣再煎呢？一般认为是为了使寒热药可以更好地协调，攻补药可以更好地协同。其实这个说法有点站不住脚，为什么呢？因为在《伤寒论》中还有很多方子是寒温并用、攻补兼施的，乌梅丸、麻黄升麻汤、干姜黄芩黄连人参汤、黄连汤等都是。为什么它们不去渣再煎呢？我想，枢机就像车轮的轴，就像门的合页，轮子锈住了，合页锈住了，我们就加点润滑油。点完润滑油之后我们并不是马上离开，要把车轮子转转，把门开开关关，让润滑油均匀地润泽到轴的各处。仲景当时怎么想的，我不知道。我想，他这是为了更好地和枢机，使一个枢机转动起来，就像我们在一个轴上点油一样，点油之后不马上走，而是先让车轮转转。

很多年前，我在捷克讲课时，一位医生带一位病人来找我，病人患霉菌性阴道炎，有大量豆腐渣样白带，下部瘙痒难忍。我说："这个病很简单啊，你用制霉菌素啊，有口服的有外用的。"翻译说完之后，这个病人就笑了："我就是制药厂制霉菌素车间的技术员，我感染的霉菌是抗世界上所有抗霉菌素的，我没有办法了。"你想想，她在制霉菌素车间工作居然能感染这样的霉菌。"听说来了中国的医生，看看你有什么办法。"病人说。我不会看妇科病，只好硬着头皮开了一些清热的、燥湿的药，有口服的也有外洗的。我在那儿只讲 5 天课，讲完了我就走了，好不好也不知道了。没想到 1 年以后，那个学校又请我去讲课，到那里第二天那个医生又带着这位病人来了。我忐忑不安，怕没有疗效啊。没有想到那病人说："我用你的药不到 1 个月就好了，我们车间其他几位女士用后病也好了。我们组织了全厂的技术力量，又把我们国家专门开发新药的专家也请来，想研究研究你这个草根、树皮里到底是什么成分发挥了作用，我们想从中开发出一种抗霉菌的新药。"我听完了心想："我们中国的东西自己没有研究出新药来，却让他们研究出来了？"结果她说："我们一无所获，成分太复杂了，有的成分我们知道，更多的我们根本不知道。你们中国人都会打拳是吗？"我不知道她是什么意思，我说："对，都会。"她说："我们西方人也会打拳，我们就是拳击的直拳、勾拳、鞭拳、甩拳四大类。虽然每一类都有变化，但是招数都是固定的，力道很猛，你防不住就被打倒了。可是你防住之后就不会被打倒，这就是我们的西药。刚投产、刚生产时疗效都很好。你们中国有一种拳叫迷踪拳是吗？"我听完就想笑，这不是金庸小说里的吗？我说："迷踪拳无招无式。"这个女士跟我说："你们中药就像迷踪拳，无招无式，防不胜防。就算用几千年，微生物都不能耐药。"我在中国都没有想过，中药和西药相比还有这种优势，我们就是"迷踪拳"。她说："你们中国有一句话叫做'道高一尺，魔高一丈'是吗？西药就像'道'。全世界研究新药的人接近 10 年才能够发明一种新的抗生素，可是用于临床两三年之后就出现了耐药菌株，这就是'魔'。所以，照这样发展下去，我很担心有一天人类从抗生素的'武器库'里再也拿不出任何抗生素来对付人类培养起来的一代又一代的、刀枪不入的致病微生物。那个的时候就是人类灾难真正到来的时候。"真的！抗生素的发明和发现，挽救了亿万人的生命，这是人类医学史上的一件大事。但如果我们滥用抗生素，就会培养一代又一代的、刀枪不入的致病微生物，那不就是后抗生素时代的到来吗？那不就是人类灾难真正到来了吗？最后，这位西药制药专家说："现在，我不担心了。"我说："为什么？"她说："因为世界上还有中国，还有中医，还有那些人类现在还没搞清楚成分的中药。细菌、微生物它们没有智慧，它们就更搞不清楚。你们的药永远不会耐药。"我这才知道我们中药的厉害。

所以，我对学生说："你们去研究研究，把小柴胡汤第一遍煮的药液成分测出来，再将药煮上 20 分钟浓缩后看成分有什么变化。"他们做完了，根本测不出什么变化来。傅延龄老师就让他的学生专门研究柴胡。柴胡一味药，它的成分大家公认的有柴胡皂苷 A、B、C、D 四种。煮完之后测量这 4 种都有，当然这 4 种有两种解热清肝作用差，有两种解热清肝作用好。把药液再煮 20 分钟后测量，发现那两种解热清肝作用差的柴胡皂苷都变成了好的类型。那就是说，把药液加热浓缩以后，提高了柴胡解热清肝作用。整个方子加热浓缩是肯定可以提高疗效的，所以我们临床中也一定要这么做。

2. 仲景用小柴胡汤

张仲景用小柴胡汤干什么呢?

第一，他用小柴胡汤治疗少阳受邪，经腑不和证。涉及的条文很多，我把其中的临床症状分了两组，一组是经脉循行路线上的症状，包括目赤、耳聋（两耳无所闻）、头（侧）痛、胸中满而烦、胁下硬满、往来寒热；另一组是少阳胆腑郁热的临床表现，包括口苦、咽干、目眩、嘿嘿不欲饮食、心烦喜呕、呕而发热。我想这些症状的病机在座的各位都会解释。经证是由于少阳经脉受邪，经气不利，气血瘀滞，在少阳经循行的部位上表现出了经气不畅的症状。腑证则是由于胆腑郁热而表现出的胆腑症状，以及与胆腑相关器官的症状。在这里我想解释一下"嘿嘿"。"嘿嘿"是个连词，它描述的是人心中不爽的感觉。病人来看病，往诊桌旁一坐，大夫看他一下，他向大夫点点头，勉强一笑。这人的笑容非常勉强，接着整个人就沉默下来了。大夫一摸脉是细弦的，而且快，就问他："你是不是高兴不起来?"他会说："大夫，没有什么事情能让我高兴起来。""你是不是经常感到对很多事情没有兴趣?""大夫，我对什么事情都没有兴趣。""如果一个人对什么都没有兴趣的话，那活着还有意思吗?"他说："大夫，我就是觉得活着没意思，我天天想到死。"如果和一个正常人这样谈话，人家会说这个大夫有问题，怎么诱导别人想死? 可是和这样的人谈话，三句话说完了，他就会潸然泪下。他会说："大夫，别人都不理解，就你能理解我啊。"这就是少阳气郁、精神情志不爽的内心体验。所以"嘿嘿"两个字就告诉我们，柴胡剂可以治疗抑郁证或抑郁状态。

或见症中，"或渴"是兼有阳明；"或腹中痛"是兼有太阴脾经络不和，经脉拘紧，兼有阳明、兼有太阴了；"或心下悸，或小便不利，或咳"是兼有少阳三焦水道不调，尿少了之后就会生痰、生水，那么痰水扰心就出现心悸，痰水泛肺就会出现咳；"或身有微热"是兼太阳表证的表现。因此，这些症状提示了少阳经腑受邪，容易出现阳明、太阴、太阳不和的临床表现。

第二，仲景用小柴胡汤治疗三阳同病。"伤寒四五日，身热恶风，颈项强，胁下满，手足温而渴者，小柴胡汤主之"。所谓"身热恶风"是太阳表证；颈是脖子的两侧，项是脖子的后侧，脖子的后侧是太阳经所过，脖子两侧是少阳经、阳明经所过，所以说它是三阳同病；"胁下满"是少阳经脉受邪，手足温而渴是阳明有热。若这个时候用汗法治疗太阳病，则少阳禁汗，用清法治疗则解决不了太阳和少阳的问题。所以仲景用小柴胡汤，通过和枢机、解郁结，来通达表里内外。和解就是和枢机、解郁结的意思，而非调和。

第三，仲景用小柴胡汤治疗少阳不和兼太阳表邪。"伤寒中风，有柴胡证，但见一证便是，不必悉具"。此指太阳伤寒、太阳中风。在这些疾病发展过程中，只要出现少阳病的症状就可以用小柴胡汤来治疗这样的太阳病。小柴胡汤的适应证是口苦、咽干、目眩、往来寒热、胸胁苦闷、嘿嘿不欲饮食、心烦喜呕、脉弦等。是不是这些症状都出现了才可以用小柴胡汤呢？不是，只要见到一两个症状，而这一两个症状能够提示邪入少阳经腑的病机就可以用小柴胡汤来治疗。比如说我在这讲课，话说多了嘴就会有点儿干，嗓子也有点儿干。同学说："老师，您嗓子怎么了？"我说："有点儿干。""那你别喝水了，您喝小柴胡汤吧，但见一证便是。"所以，这个"但见一证"一定要与病机结合起来。

第四，仲景是怎么治疗少阳不和兼太阴脾虚的呢？"伤寒，阳脉涩，阴脉弦，法当腹中急痛，先与小建中汤，不差者，小柴胡汤主之"。一个外感病，脉轻取是涩的，这是气血不足所致，脾为气血化生之源，也就是脾虚。沉取是弦的，就是脉沉弦，这是少阳气郁的特点。那么这样的脉象，是木旺土虚，木乘土，法就是理，法犹理也。腹部肌肉的拘急疼痛是虚人外感的表现。这个外感是少阳病，虚是脾虚，气血不足，腹部经脉失养。对于虚人外感，仲景的治疗原则是先补中。所以先用小建中汤温中补虚、和里缓急。当肚子疼缓解了，而少阳病证没有缓解的时候，再用小柴胡汤。

第五，仲景用小柴胡汤治疗少阳不和兼阳明郁热。"阳明病，发潮热，大便溏，小便自可，胸胁满不去者，小柴胡汤主之"。之所以叫阳明病，是因为在症状上有"发潮热"。潮热是指下午 3～5 点前后发热，每天如此，就像江河湖海的涨潮退潮一样。这是一个阳明热郁的现象，如果阳明之热没有内郁，则会在 24 小时之内出现发热，如白虎加人参汤证；"热结在里，表里俱热"，那就是 24 小时后发热，如调胃承气汤证；若热刚刚和糟粕相结，则 24 小时内表现为蒸蒸的发热。只有阳明之热内郁表达不够明显，热表现不出来。下午 3～5 点前后自然界的阳气开始内收、下降了。我们人体哪个经的阳气是内收下降的呢？阳明经的阳气是内收、下降的，所以阳明经阳气在下午 3～5 点前后正好与自然界的阳气运动趋势一致。这就叫"得天阳相助"，阳明的阳气就振作起来了，正邪斗争就强烈了，所以发热就表达出来了。这就是阳明病日晡所发潮热的道理所在。它需要具备两个条件：第一个条件是郁热；第二个条件是时间一定要在自然界阳气内收、下降的时候。阳明热郁可以有两种情况：一种是无形热郁；一种是有形热郁。无形热郁是热邪没有和消化道的糟粕相结；那么有形热郁则是热邪已经和消化道的糟粕相结了。现在，阳明病发潮热是无形热郁呢，还是热邪已经和消化道糟粕相结的有形热郁呢？这要看大便。这里大便偏溏，而不是燥屎或大便硬，所以我们判断不了这是怎么回事。从大便来看不像热结，那就看看小便吧。阳明燥热内郁内结的腑实证可以有两种小便表现，一种表现是小便短赤，这是我们大家所熟知的，因为燥热损伤津液，这个病有大汗出，津液不足，当然小便短赤；还有一种情况是小便数而量多，里热内盛怎么能小便数而量多呢？这与病人的体质有关。当里热内盛的时候，周围血管扩张，表现为汗多，而内脏血管扩张，肾的灌流量就会增多而见尿多。所以阳明燥热内盛可以逼迫津液外越而为多汗。我们看到多汗就知道阳明燥热已成，可以逼迫津液偏肾而出现多尿；反过来，我们看到多尿也可以判断为阳明燥热已成。但是一般情况下，我们看到的病人多汗不多尿，多汗的病人常是小便短赤，而多尿的病人也不多汗。如果既多尿又多汗，则提示亡阴失水，来得相当凶猛，病情很重。如果"小便自可"，可犹宜也，不多不少正合适，那说明什么呢？这个发潮热不是阳明燥结，而是无形热郁。怎么治疗阳明这个无形热郁啊？看病人症状，"胸胁满不去"，这是少阳经脉受邪、少阳气郁的表现。那我们就知道了，怎么导致阳明热郁，即阳明无形热郁的。为什么啊？因为它有少阳气郁，少阳气郁则全身气郁。所以，治疗这种发潮热，不要用阳明的清法，要用疏解少阳的小柴胡汤。

接着我们看，小柴胡汤还可以治疗不大便。"阳明病，胁下硬满，不大便而呕，舌上白胎者，可与小柴胡汤，上焦得通，津液得下，胃气因和，身濈然汗出而解"。这里之所以叫它为阳明病，是因为"不大便"。一个人好几天没大便，也许7天，也许6天，会有什么症状呢？"胁下硬满"，这是少阳经有邪。呕是胆腑郁热，胆热犯胃，这是经腑同病的特征。这个病人不大便，又有少阳经腑受邪枢机不利的表现，很容易使我们想到用大柴胡汤。能不能用大柴胡汤要看他舌象，如果舌苔是白的，而不是黄燥的，说明什么？说明这个不大便不是阳明燥结，这个时候只能给他用小柴胡汤。用小柴胡汤为什么可以通大便呢？因为上焦得通。小柴胡汤是宣达三焦的，而上焦是水之上源，上焦通达了，水液输布就能够下行，肠道得以滋润，"津液得下，胃气因和"，这就是小柴胡汤可以通便的道理所在。那么我们就知道了这个病人为什么不大便，原来是上焦气郁，津液不下，肠道失润所致。所以用小柴胡汤，"上焦得通，津液得下，胃气因和"，大便就通了。我们前面说"伤寒中风，有柴胡证，但见一证便是，不必悉具"。小柴胡汤为什么可以治疗太阳病呢？上焦是营卫布散的最后一站，上焦一旦通达了，营卫之气亦通达，人体的自我调节机能、自我康复机能发挥作用，自然就汗出而解。因此，上焦得通，"身濈然汗出而解"。这就是小柴胡汤在少阳气郁的情况下可以治疗太阳表证、可以通大便的道理所在。这两条非常重要。

第六，仲景用小柴胡汤治疗瘥后复发热。394条说："伤寒瘥以后更发热，小柴胡汤主之。脉浮者，以汗解之，脉沉实者，以下解之。"一个发热好多天的病人，热退以后复发热，仲景采取了非常简洁的方法——看他的脉象。脉明显沉实的就用下法，《伤寒论·辨可下病脉证并治》里就用了大柴胡汤。如果脉明显是浮的就用汗法，汗法用什么方子？只能用桂枝汤。如果脉既没有明显的沉也没有明显的浮，那就通通用小柴胡汤。这就是外感病后期只要有发热我们都用小柴胡汤治疗的依据所在。

第七，仲景用小柴胡汤治疗热入血室。血室应当指的是子宫。子宫是奇恒之腑，它的正常生理功能与冲任督带关系非常密切，与肝胆关系更为密切。所以有人说，肝为妇女的先天之本。人们对《伤寒论》中的热入血室之所以讨论得多，是因为它没有提到血室的症状，它提到的都是肝经和肝的症状、少阳的症状。这是由于热入血室血热互结以后，或者使肝经，或者使少阳经出现气血瘀滞的表现。热入血室这个病常见于女性外感期间来月经，或者经期得外感，或者月经刚刚干净得外感。我也在临床中见到过刚刚做完人工流产得外感者，这个时候血室空虚，外邪乘虚内入胞宫，影响肝胆疏泄，则可见热入血室。《伤寒论》描述了两种症状，一种是影响肝经疏泄的，出现"胸胁下硬满疼痛，如结胸状"同时伴有"暮则谵语"。肝经抵少腹、络阴器、布两胁，络胆属肝，上行连目系，至颠顶，与督脉相交。血室瘀热互结以后，就像湖泊被污染了，污染可以涉及肝经整个区域。两胁是肝经所过的部位，所以出现了两胁的疼痛，同时病人可以出现乳房胀、眼胀、头痛。那么，"暮则谵语"是怎么回事？这是肝不藏魂的表现。有一年，我随着医疗队到农村去，有一个老农民对我说："你是北京医疗队的？"我说："是。"他说："我老婆这3个月以来，每到月经期就肚子疼，就在夜里说胡话，我们都很害怕。"我说："她现在犯病了吗？"他说："没犯病。"我说："那等你妻子犯病了再叫我吧。"有一天夜里，快12点了，我们都睡觉了，有人敲门，开门一看是他，他说："我老婆犯病了，在家正说胡话呢。"我就叫了另外一个男医生一起去了。当地的农民住的是炕不是床，那个女的就盘着腿面对着墙坐在炕上，瞪着圆圆的眼睛说话，不断地说。因为她说的是当地话，我一句都听不懂，她先生用手在她眼前晃，她也没反应。我说："你怎么不舒服？"她根本就不理我。这半夜里，夜深人静的，她又对着墙瞪着眼睛在说话，真是令人毛骨悚然。同时，她还不断用手捶自己的肚子。我对她先生说："你把她衣服掀起来，看她为什么要捶这个地方。"她先生掀起衣服来我一看，很吃惊，在她乳房下的两侧，即肝经接近期门穴的地方有瘀滞的毛细血管静脉团。因为我知道看到这个东西就要给病人放血，我一下就明白张仲景所说的"随其实而泻之""随其实而取之"。这不是平常随便扎的，而是在疾病发作的时候看到这个地方有静脉血管瘀滞才能扎的。那时候我们出诊箱里都有针灸针，我当时就拿出来，用碘酒消毒，再用酒精脱碘，拿三棱针一扎，血流成河。这个女的还不理我，还在那里说话。我的手指哆嗦着，因为害怕啊，然后给她拔了个火罐，这个火罐拔上去就把皮下的瘀血拔出来了。罐刚拔上，这个患者就"嗯"了一声，低头一看，问："你是谁?"她先生说："这是北京医疗队的，给你治病来了。"她并不知道我放血，她只是觉得我拔了个火罐。她说："唉哟，你拔了个火罐我这里就不疼了、舒服了，这边你也给我拔吧。"我很害怕，心想：见好就收。见她也不说胡话了，然后我就回来了。隔了 1 个月，这个女子的先生又来找我，说："她还是不舒服，你上次给她拔了一个罐，她一边好了，另一边还不舒服。"我说："什么时候开始不舒服?"他说："昨天晚上。"我说："她说胡话了吗?"他说："没有。"我说："没说胡话就得了，让她慢慢好吧。"

有一次，我在门诊，一个妈妈带着个女孩来找我看病。妈妈说："闺女快来月经了，一来月经她就发疯。"我说："怎么回事啊?"她说："2 个月前，她来月经时正好在外边演出，又淋雨了，回到家就发热，发热的第二天就来月经。平常月经 5 天干净，而这次 2 天就干净了，发热也退了，以为就好了。结果，上次来月经之前她烦躁得不得了，夜里说胡话。"然后她自己就到医院去了，问道："大夫，我可不可以献血?"医生说："你为什么要献血?"她就掀起衣服来说："我这个地方特别难受（指胁下），你们就从这给我抽血。""献血不能从这抽啊，我们这也不是血站啊。"没想到，她一听就和医生吵起来了。医生一看这个病人精神有问题，就打电话叫来了警察。警察来了就问她："你是哪的? 怎么回事?"然后把她妈妈找来了。她妈妈一看这个情况，就把孩子带回了家，在家看了她几天，但是一到夜里她还说胡话。到了第二次来月经的时候，她又烦躁起来了，跟妈妈吵架。妈妈说："我这次得带你去看中医了。"于是，她们就找到了我。到门诊她一见到我，就说："大夫，我给你磕个头，你从我这里抽点血。"孩子一下就把衣服给掀起来了，我吃惊地看到了静脉血管团。我说："孩子，你平常有这个东西吗？"她说："没有，我让其他医院给我抽血，他们不抽，你能给我抽血吗？"我说："这不能抽血，我明白你是怎么回事了，我给你放血。"这次有经验了，我两边都放了，她也特别配合。放后她特别高兴地说："哎呀，我这不胀了，不憋了。"这是内分泌的问题呢，还是血液循环的问题？放完了血这孩子特别高兴。我对她妈妈说："你说她说胡话，说的都是什么？"她妈妈说："她说了很长时间，我也记不住。"我说："今天晚上你准备个录音机，如果她说胡话，你就录下来，让我听听。"同时我给她开了一些疏肝的、凉血的、清热的、化瘀的药，我没有用小柴胡汤。过了若干日子，她妈妈来了，拿着个 U 盘说："我把孩子说的胡话录下来了，说了不到半个小时，这是 U 盘。"我回家一听，她第一句是说："老鼠在花盆里种出了自己的尾巴。"第二句话说："月饼在空中飞舞。"第三句话说："咖啡里种出了无土栽培的西红柿。"还有一句话提高了嗓门说："第一届阳澄湖培训开始了，市政管道维修需要大批钳工。"阳澄湖生产大闸蟹的，大闸蟹都有钳子，市政管道维修工不是有钳工、车工、洗工吗？猛一听这些是胡话，可是这些胡话，主谓宾、定状补说得都特别完整，字正腔圆，标准的北京话。我说："老天爷，说胡话说得语法都不错啊？这个孩子很有口才啊，文章肯定写得不错。"她妈妈笑了："这个孩子高考的时候，作文是满分。"

遇到这两个病人之后，我真的感慨，张仲景如果不亲见其人，怎么能知道这个病人"昼日明了，暮则谵语，如见鬼状"啊！怎么能知道"随其实而取之，刺期门"啊！所以，刺期门不是平时刺，而是发作的时候刺。当然这都不需要用小柴胡汤，需要用小柴胡汤的是出现了"寒热发作有时，经水适断者，此为热入血室，其血必结，故使如疟状"。就是一阵阵发冷发热，这个时候就用小柴胡汤加活血药。

3. 小柴胡汤的现代临床应用

后世用小柴胡汤的范围太广了。因为这个方子和枢机，解郁热，达三焦，畅气机，攻补兼施，寒热同调，温而不燥，寒而不凝。热病用它可以解热，郁证用它可以解郁，配补药可以扶正祛邪，配合血分药可以行气活血，配合生津药可以解热以生津，配合利水药可以行气以利水，配合化痰药可以畅气祛痰，配合温阳药疏郁以通阳，配合养阴药调气以育阴。只要用得合适，男妇老幼、外感内伤，左右逢源，左宜右有。

小柴胡汤的应用主要可分四类。第一类用于解热，治疗往来寒热，头痛发热，呕而发热，发潮热，瘥后复发热，热入血室，寒热交作等。所以大家遇到顽固性的发热别忘了柴胡剂。第二类用于消化系统疾患。第三类用于精神情志疾病。第四类小柴胡汤合逍遥散用于妇女闭经的治疗。

小柴胡汤的合方应用最为广泛。今天我们治病，病机单一的就用单一的方子，病机复杂的就用复合的方子。比方说，小柴胡汤合越鞠丸可提高小柴胡汤解郁的效果；小柴胡汤合平胃散，在《医宗金鉴》里叫柴平煎，可提高小柴胡汤治疗胃病的效果；小柴胡汤合藿香正气散可用于治疗肝胆气郁，湿浊胶着，舌苔非常厚腻者；小柴胡汤合温胆汤扩大了半夏、生姜化痰祛水的作用，用于治疗各种精神疾患；小柴胡汤合黛蛤散清肝、化痰，可用于治疗肝火犯肺、木火刑金的咳嗽、痰中带血；小柴胡汤合三甲散可治疗肝脾肿大；小柴胡汤合四磨饮子治疗肝胆气郁、气逆猛烈所致呃逆、喘息、呕吐、胸闷、纳差等病证；小柴胡汤合四物汤气血同调，可用于治疗妇科病；小柴胡汤合启膈散可用于治疗肝胆气郁、胸胁苦闷或者吞咽困难者；小柴胡汤合颠倒木金散（木金散就是木香和郁金。如果病人气郁疼痛，木香量倍于郁金；如果血郁疼痛，郁金量倍于木香）可治疗气血同病，胁痛、胸痛为主要症状的病证。另外，还有小柴胡汤合三仁汤、小柴胡汤合小陷胸汤、小柴胡汤合茵陈蒿汤等。小柴胡汤跟这些方配合起来使应用治疗范围更加广泛，可以治疗很多难治的病证。

三、柴胡桂枝汤的临床应用

1. 组成和方义

柴胡桂枝汤是小柴胡汤剂量 1/2 和桂枝汤剂量 1/2 的合方，所列的下表供大家参考（表6）。

表6　柴胡桂枝汤古今剂量对比表

项目	桂枝	芍药	生姜	大枣	甘草	柴胡	黄芩	半夏	人参
原量	两半	两半	两半	六枚	一两	四两	两半	二合半	两半
今制（g）	22.5	22.5	22.5	6	15	60	22.5	22.5	22.5
单次量（g）	7	7	7	2	5	20	7	7	7

既然是合方，就应当具备两个方子的功效，所以它有和解少阳、畅达气机、祛风活络、调和营卫的功效。

2. 仲景善用柴胡桂枝汤

仲景用它干什么呢？原文146条："伤寒六七日，发热微恶寒，支节烦疼，微呕，心下支结，外证未去者，柴胡桂枝汤主之。"一般教材上认为这是少阳不和兼太阳表证。太阳表证的临床症状是什么呢？"发热微恶寒"。太阳表证重不重呢？"微恶寒"显然不重。少阳枢机不利的表现是什么呢？"微呕"，这是胆热犯胃；"心下支结"，心下是少阳经脉的分支所过部位，支是支撑的意思，结是凝结的意思，心下有一点支撑、胀满、凝结不畅的感觉，所以少阳经腑同病的特征都在。少阳病重不重呢？也不重，"微呕"。所以人们就认为，这是少阳、太阳同病，治疗就把两个方子合起来，而少阳、太阳病都不重，剂量也就减少了。这样的解释合理不合理呢？我们刚才讲101条的时候说："伤寒中风，有柴胡证，但见一证便是，不必悉具。"在伤寒中风的病程中，只要见到小柴胡汤适应证，就要用小柴胡汤来治疗。那为什么146条不采取这种手段呢？"微呕"和"心下支结"这两个症状已经足可以提示邪入少阳经腑，枢机不利了，为什么还要把桂枝汤加进来呢？这里我们忽略了一个症状——"支节烦疼"。支是四肢，与肢体的"肢"是通假字；节是关节，四肢关节。这个"烦"当怎么讲呢？能不能当心烦讲？汉代的郑玄在注"烦"的时候说："烦，忧，剧也。"烦字在特别的背景下可以当剧烈的"剧"来讲。所以"支节烦疼"就是四肢肌肉关节剧烈的疼痛。这是什么病啊？是太阳病吗？可以是太阳病。像麻黄汤证，有头疼、身疼、腰疼、骨节疼痛。如果是麻黄汤证的话，它怎么会是"发热微恶寒"呢？它应当是"或已发热，或未发热，必恶寒，体痛，呕逆，脉阴阳俱紧者，名为伤寒"，它应当发热很重啊，所以"支节烦疼"在这里好像又不能用太阳病来解释。在《伤寒论》的其他章节中，有没有这个病证呢？在《伤寒论·辨太阴病脉证并治》中有这样的话，"太阴中风，四肢烦疼，阳微阴涩而长者，为欲愈。"这条的主要症状就是四肢肌肉关节的剧烈疼痛。它没有头项强痛，不是太阳病；没有额头疼痛，不是阳明病；没有目赤、耳聋、胸胁烦闷，不是少阳病；它没有全身发热，不是三阳病。由于脾主四肢，所以仲景就把四肢肌肉关节被外来的风寒邪气所伤而导致的疾病叫做太阴中风。那么，四肢是人的体表，是人的外周器官，所以当四肢末梢被风寒邪气所伤以后，人体的正气趋向于外周以抗邪，脉应当浮。"阳"是轻取，现在的脉轻取不浮了，变微了，这提示在表的邪气已经退了；"阴"是沉取，是涩脉，说明在里的气机不足；"而"是表转折的，由沉取涩转为端直以长，这说明里气恢复了。所以脉由浮而转微，脉由沉涩而转端直以长，这是正复邪退病情好转的表现。

那么此病什么时间好呢？"太阴病，欲解时，从亥至丑上"。在夜间9点到第二天凌晨3点，正是子时阳生的时候，一个阴证、一个阴寒邪气的证候遇到阳气开始展发的时候，邪气自然开始退了。如果不好怎么办？276条接着说："太阴病，脉浮者，可发汗，宜桂枝汤。"过去解释这一条时我们说这是太阴里虚寒证兼有太阳表证，脉浮者可以用桂枝汤来治疗。这个解释不合理，为什么不合理呢？如果是太阴里虚寒证的话，仲景一定要"虚人伤寒，建其中"而先用理中汤，或者小建中汤，他不会直接用桂枝汤，即使用也是用桂枝人参汤。桂枝人参汤就是理中汤加桂枝，表里同治。他在这里直接用桂枝汤，说明这个太阴病不是太阴里虚寒证，而是274条的太阴中风。276条原本的意思应当是这样的："太阴中风，四肢烦疼，脉浮者，可发汗，宜桂枝汤。"当读懂了这句省略了很多话的条文之后，我们就知道桂枝汤可以治疗四肢被风寒邪气所伤而导致的肌肉关节剧烈的疼痛。

桂枝汤有这个作用吗？桂枝加芍药汤治疗痹证，我用的基础方是炒白芍30~40g，赤芍15g，桂枝10~20g，炙甘草10g，这是基础方。陈旧性疼痛加丹参30g，莪术10~20g，生牡蛎30g。有少数病人用过莪术以后会觉得累，那就得加等量的炒白术。腰以上疼痛的病人，加鸡血藤；颈部疼痛的，加葛根；下肢疼痛的，加桑枝、川牛膝。凡是舌质淡的，或者暗的都可以用，如果舌上有瘀斑的更合适。如果舌质红，怕他有里热，用大剂量的桂枝又怕助热，怎么办？加胡黄连或者马尾连就可以了，用6~10g胡黄连，不要用黄连。热痹可不可以用？关节红肿热痛的急性风湿热同样可以用，只不过要配合白虎汤，疗效非常好。所以桂枝加芍药汤治疗四肢关节肌肉的剧烈疼痛在理论上有依据，在临床中有验证。

我们翻回柴胡桂枝汤就知道了，仲景为什么146条一定要用小柴胡汤和桂枝汤合方，而不是按照101条所说的"伤寒中风，有柴胡证，但见一证便是，不必悉具"。这是因为它有一个非常重要的症状——"支节烦疼"。四肢关节肌肉剧烈的疼痛，在这里不是太阳表证，而是太阴中风。不把桂枝汤合进来是解决不了这个关节疼痛的。我这样来分析原文，实质上是传授大家一种学习方法，我们学习《伤寒论》一定要前后联系、左右贯通才能够了解条文的本意。

3. 柴胡桂枝汤的现代应用

我们现在怎么用柴胡桂枝汤呢？

（1）外感病既有少阳不和又有太阳表证，还有四肢关节剧烈的疼痛，当然用柴胡桂枝汤就可以了。

（2）治疗肝胆病，伴有四肢关节疼痛的，也要用柴胡桂枝汤。

（3）治疗痹证。此病因为关节病持续时间都很长，病人心情不好，故常伴有肝气郁结，可以用柴胡桂枝汤。

（4）治疗神经官能症，病人莫名其妙地周身窜痛，痛无定处，过去我曾经用过逍遥散、柴胡疏肝散、四逆散加减，效果都不好。很多年前，刘渡舟老师就对我说过："有一个现成的方，你怎么不用啊？"我说："哪个方子？""当然是柴胡桂枝汤了，既可以疏气郁，又可以通经络、止疼痛。"所以，柴胡桂枝汤治疗神经官能症、周身窜痛效果很好。很多年前，我在法国东部的斯特拉斯堡讲课，有位女子脚跟疼，疼得非常厉害，她的医生也是位女士，就对我说了一件事情。她们俩到国外旅游，一路上走了很多很多的路，她从来没疼过，回到国内，就是回到斯特拉斯堡时，这个医生的先生来接她们俩。当车开到离这位女士的家不到 100 米的时候，这位女士突然说："哎哟，我的两个脚跟疼得不得了，疼得受不了了！"等车开到她家门口，她下了车，走不动路了，医生夫妇俩把她搀到家里。后来我问这位女士，我说："你家里都有什么人？你和他们关系怎么样？"她说："我有先生，有儿子，还有婆婆。我的先生、儿子和我关系都很好，我就怕见我的婆婆。"我明白了，她脚跟痛是典型的精神性疾病。我给她开了柴胡桂枝汤，同时我也给她写了两句话，一句话是"宽容他人就等于宽容自己"，第二句话是"浇花要浇根，养身要养心，解铃还须系铃人，心病还须心来医"。她把我的方子和我的两张纸条收了起来，以后多年没见。10 年过去了，我在法国巴黎讲课，突然她去找我了，带着她的医生。她说："郝大夫，你当初给我写的两句话我当时真的不以为然。后来 5 年前，我婆婆去世了。"我说："那你的脚跟还疼吗？""我一整理东西，一看到她的照片，我的脚跟就疼。而且脚跟连及后背，整个后背都麻，我就骂'老家伙，死了还阴魂不散'。所以我不敢看到她的照片，看到她的照片我脚跟就疼。3 天前，我也做了婆婆。哎呀，现在年轻人很多作风和我们都不一样，我也看不惯我的儿媳妇，我一个劲儿地说她。有一天，当我说到半句话的时候，我突然愣住了。我想我再说下去不就该说到那句婆婆伤害了我一辈子的话了吗？于是我就把下半句话咽下去了。我一下子就明白了'宽容他人就等于宽容自己'这句话的含义，原来我当婆婆了也会不自然要说出这样的一句话。当年就是婆婆说了这样一句话，对我的伤害非常非常深。从此之后，我一想起她、一见到她、一闻到她身上的味，我的脚跟就疼。但是现在我明白了，婆婆还是爱我们的。我真的宽容他人了，我的脚跟再也不疼了。所以我告诉你，你说的那句话是对的，'宽容他人就等于宽容自己'。我的脚跟疼了这么多年，我没有从心里宽容过她，所以我自己就受罪。但是我这两天脚跟不疼了，我知道我彻底地宽容她了。"对于这样的神经官能症，我想每个人都遇到过，除了用柴胡桂枝汤治疗之外，医生还必须解决他的心理问题。

（5）柴胡桂枝汤可治疗精神抑郁症。很多病人有晨重夜轻的特点，早晨醒了，心里郁闷，周身酸懒，痛苦难耐。可是到了下午，甚至到了晚上，则好如常人，可以干活了，也可以写东西了。到了第二天早晨，又重复这样的过程。有的病人说："早上一醒来，我就恨我自己怎么又醒了？怎么没有睡死过去？又回到这苦难的世界。"我就想这些病人为什么晨重夜轻呢？早上是少阳之气展发的时候，而早晨是五脏六腑对少阳之气依赖最重的时候，就像早晨太阳从东方升起，照亮了大地，使大地从夜间的沉静状态变为白天的兴旺发达状态。人也是，早晨醒了很有精神，那是少阳之气能够振作。若少阳之气展发不起来，使心、胆阳气不足，则即使太阳升过地平线的时候，东方也是一团乌云，地面仍然处在那个沉静的状态。这就是精神抑郁症的病人。我作了这样的比喻，精神抑郁症的病人肯定要说："哎呀，说得太对了！早晨我的整个身体就像被一团乌云遮着一样。"所以我想到了治疗精神抑郁症应当从温补心胆阳气的角度着手。那么柴胡剂是要用的，用小柴胡汤，而温心阳用桂枝甘草汤。在《伤寒论》中，温心阳的方剂是桂枝甘草汤，温脾阳的是甘草干姜汤，散肝胃寒邪的是吴茱萸生姜汤，温肾阳的是附子和干姜。疏气郁，振奋心胆阳气就用柴胡桂枝汤。患精神抑郁症的病人，通常三焦气郁，痰水内生，舌苔厚腻，焦虑紧张，重度乏力。因此，不化痰浊是不行的。而温胆汤是化痰浊的首选，所以用柴胡桂枝汤合温胆汤，实际就是小柴胡汤、桂枝甘草汤、温胆汤的合方。但是要注意，胸闷的人不要用芍药。我进一步查文献，在中医文献上有没有记载典型精神抑郁症的临床表现呢？孙思邈的《千金要方》有个方子叫定志小丸，它的适应证是"郁郁不乐""忽忽喜忘"，这就是精神抑郁症，有高兴不起来、思维迟钝、健忘的表现。尤其可贵的是，他下面说了两句话："暮瘥朝发"，早晨犯了晚上好了；"朝瘥暮剧"，有个别病人晚上犯了早上好了。在中医的历史文献上明确记载有晨轻暮重的原文，就是孙思邈《千金要方》的定志小丸证。定志小丸是由什么药物组成的呢？它由人参、茯苓、石菖蒲和远志组成。于是，我把小柴胡汤、桂枝甘草汤、温胆汤、定志小丸这几个方子合起来叫做柴桂温胆定志汤。因为这样的病人的病机非常复杂，单一的方子不能解决问题，复合方子才能治疗。当然我们也要根据情况加减。如果他是热痰证，那么竹茹的作用还不够，就用天竺黄、制胆南星；如果他是寒痰证，那就可以用炒白芥子、草果。还有些病人抑郁症和月经有关，经前抑郁的病人，加养血活血药；经后抑郁的，加养血和血药；产后抑郁的，加益气补血药；更年期抑郁的，配合调和阴阳的药。

近几年，我遇到多例做过冠状动脉支架手术和搭桥手术的病人，手术过后人就得了抑郁症。对于这样的患者，用柴桂温胆定志汤的时候，要注意配合苓桂术甘汤合生脉以饮益心气，甚至要适当加养心血的药。

（6）柴胡桂枝汤可治疗脂膜炎。这个脂膜炎过去属于结缔组织病，西药用激素治疗，但容易反复发作。病人脂肪丰富的地方，如腹部、大腿内侧出现一个一个大疙瘩，红肿热痛，急性发作时伴有寒战发热。我第一次遇到这样的病人，是保姆带她来的，病人自己也说不清这是什么病，她只是说经常发作，一发作就到医院输液，实际上用的是激素。我觉得她有恶寒发热，又有疼痛，就用了柴胡桂枝汤。1周以后，她女儿带她妈妈来，说："郝医生，想不到中药有这么好的效果。过去要输液1周发热才能消退。你这个药我妈吃了2天热就退了。过去要两个星期这个疙瘩才会变软，吃你这个药1周疙瘩就变软了，也变小了，而且也不红了。"我问她女儿说："这叫什么病？"她说："这叫脂膜炎。"我这才第一次听到这名字，后来我在书上查，再以后遇到多例，用柴胡桂枝汤都有很好的效果。

（7）柴胡桂枝汤可治疗不安腿综合征。患这个病的人在活动的时候、走路的时候，没有什么不舒服的，而越安静的时候，越感觉腿酸懒疼痛、坐卧不宁。要睡觉时，人要安静了，他腿就难受起来了，说不出的难受。有的时候弄得病人彻夜难眠，有的人甚至因为不安腿综合征而跳楼自杀。因为他难受啊，睡不着觉啊。西医认为这是支配肌肉的小血管的血管壁的自主神经失调，但是用一般的调理自主神经功能的药没有效，而用柴胡桂枝汤加木瓜、牛膝，白芍要重用到 30～50g，是有一定的效果的。

四、大柴胡汤的临床应用

1. 组成方义

关于大柴胡汤，大家都知道是小柴胡汤去掉人参、甘草，加了大黄、枳实和芍药。大黄、枳实是半个大承气汤，因此我们说它和解少阳，清泻里实是没有问题的。

2. 仲景应用大柴胡汤

仲景用大柴胡汤，用的范围很广。

第一个用于治疗少阳不和兼阳明里实。原文 104 条："伤寒十三日不解，胸胁满而呕，日晡所发潮热……"十三日约 2 个 7 日节律，外感病的病程有明显的 7 日节律。在太阳病篇第 8 条："太阳病，头痛至七日以上自愈者，以行其经尽故也。"这就是外感病的 7 日节律，这里的十三日是 2 个 7 日。那么 7 日节律是怎么来的？我以前给大家说过，这和月节律的 1/4 有关。月球绕地球的一个恒星月，就是从满月到下次的满月，或者从黑月到下次的黑月，是 29 天多一点。月球绕地球运动，使地面上的江河湖海水涨潮，在 1 个月的 29 天多一点的过程当中，出现了 4 次强天文潮汐现象。这是什么意思呢？就是黑月的时候和满月的时候，即初七、初八，和二十三、二十四的时候。这 4 个月象的不同变化对地面上的江河湖海水的影响是不一样，使 1 个月出现了 4 次强天文潮汐现象，1 次是 7 天，如果这个月是大月的话就是 8 天。所以 7 日节律严格来说，是七八天的节律。那么这个节律，就印在了很多生命的基因里。鸡蛋 3 个 7 天孵出小鸡，信鸽 3 个 7 天孵出小鸽，兔子 4 个 7 天生出小兔，猫和狗七九六十三天生出小猫小狗。老虎通常具有 15 个 7 天，105 天的孕期；而人的孕期是 40 个 7 天。人体昼夜的节律和地球自转同步；人体的四季节律，春弦、夏洪、秋毛、冬石，跟地球绕太阳转动同步。有人说，女性卵巢活动的月节律不和月球同步，因此说 7 日节律、月节律和月象相关这个说法是不对的。7 日节律和月节律是以基因镶嵌的方式，镶嵌在地球上所有生物体内的。那么这个节律什么时候开始启动？是从鸡蛋放到卵腺里那一刻开始启动的。表面上看它跟月象运动并不同步，因为启动时间不是按照月象运动来启动的，就像女人月经，是从她初潮那天启动的。所以没有听人说过，黑月的时候大家都来月经，满月的时候都是排卵。不是这么回事。月节律是镶嵌于基因内的，什么时候启动就什么时候开始，就好像受孕一样，什么时候受孕的，这个 7 日节律就开始启动了。虽然我们人体的月节律和 7 日节律不同步，但是这个节律的形成应该和月球的四个不同的状态，以及月球绕地球有关。所以这里说"十三日"是 2 个 7 日节律。

"胸胁满"是少阳经受邪，同时少阳腑有热，"日晡所发潮热"是阳明热郁。如果患者不大便的话，那就是阳明之热和糟粕相结，可是这个病人"已而微利"，偶尔有轻度的下利，仲景说："此本柴胡证。"这本来是大柴胡汤的症状。所以，我们就知道了大柴胡汤的第一个适应证是少阳不和兼有阳明里实，临床表现是胸胁满而呕、日晡所发潮热、不大便。

仲景用大柴胡汤的第二个适应证，也是最主要的适应证是治疗少阳胆腑热实证。这个名词是我提出来的。大家都听说过阳明腑实证，没有听说过少阳腑实证。少阳也有腑实证，它是胆热伤津，津伤化燥，因燥成实，热邪和胆腑的精汁相结，而形成胆腑热实证。原文在哪呢？原文在《伤寒论》里有，在《金匮要略》里也有。《伤寒论》103 条："呕不止，心下急，郁郁微烦者，为未解也，与大柴胡汤下之则愈。"165 条："伤寒发热，汗出不解，心中痞硬，呕吐而下利者，大柴胡汤主之。"《金匮要略》："按之心下满痛者，此为实也，当下之，宜大柴胡汤。"

我们把这三条解释成少阳不和兼有阳明里实。这里哪些是阳明里实的临床表现呢？课本上说呕吐是阳明里实的临床表现，那是阳明燥结偏上，燥结在胃，所以呕不止，所以有心下拘急疼痛，所以有心下痞硬。阳明病有呕吐吗？阳明病有心下拘急疼痛吗？其实阳明病没有这两个症状。我们看 204 条："伤寒呕多，虽有阳明证，不可攻之。"这说明什么？在阳明病的病程中，如果出现呕吐频繁，不能用承气汤泻下。说明呕吐本身不是阳明病的病状特征。205 条："阳明病，心下硬满者，不可攻之。攻之利遂不止者，死，利止者，愈。"在阳明病的病程中，病人如果出现心下硬满疼痛，我们不能轻易泻下，泻下甚至可以导致下利不止而死亡。这说明什么？心下不是阳明病的病位，阳明腑实证的病变部位在哪里呢？在腹部、在脐周，它是腹满痛、绕脐痛，"腹大满不减，减不足以言"，从来没说过在心下。

心下拘急疼痛的病位到底在哪里呢？我们在讲柴胡桂枝汤的时候提到"心下支节"，心下那个部位有胀满疼痛的感觉，所以心下是在少阳。心下拘急疼痛是少阳病，是"心下支节"加重症，是小柴胡汤的适应证。胆热最容易犯胃，胃气上逆最容易出现呕吐，所以"呕不止"仍然是胆热犯胃，胃气上逆的加重症。"呕不止，心下急"和"心中痞硬，呕吐下利"，还有《金匮要略》里的"心下满痛"，病变部位并没有离开少阳胆腑。只不过由少阳无形热郁的小柴胡汤证转成热邪和胆腑精汁相结的胆腑热实证。这相当于西医学的急性胆囊炎、胆管结石的急性发作，甚至包括了急性胰腺炎。我相信在座的每一位医生都遇到过这样的病人。这时，我们绝对不能把急性胆囊炎的上腹痛、胆管结石急性发作的胆绞痛和急性胰腺炎的上腹痛都诊断为阳明腑实证。如果诊断为阳明腑实证那就错了，这是胆腑热实证。"按之心下满痛"说明墨菲征阳性。大家可能接下来要问一个问题："你说得不对呀。少阴病有急下三条，'少阴病，自利清水，色纯青，心下必痛，口干燥者，可下之，宜大承气汤'，这里说的是阳明里实下伤少阴阴液，那么"自利清水，色纯青"不就是热结旁流吗？所以病人有心下疼痛，你能说这不是阳明病吗？"我说这不是阳明病。这是少阳胆腑热实证下伤少阴阴液。大家想一想，因为急性胆囊炎、胆管结石的急性发作，甚至梗阻性化脓性胆管炎、急性胰腺炎发作而出现上腹疼痛的病人如果在古代，很容易发展到亡阴失水，最后发展到感染中毒性休克的地步。所以，仲景321条中的这位病人是少阳胆腑热实证下伤少阴阴液。因此，他心下疼痛，这是胆绞痛。伤阴了，他当然"口干燥"。那"自利清水，色纯青"是怎么回事啊？青是绿色，这是大量淤积的胆汁。比如说患有急性胆囊炎的病人或者胆管梗阻的病人，淤积的大量胆汁排到肠道再便出来就是这样的颜色，是黄绿色的水样便。我曾经遇到过好几位病人的家属，拿着病人被胆汁染黄的、被肠汁和胆汁染成黄绿色的内裤让我看，"你看他便的是什么啊？"我说："他就是一个梗阻性胆管炎，现在梗阻解除了，所以淤积的大量胆汁排到肠道，便出来就是这个颜色啊。"这就是张仲景所看到的病人。此病不是阳明燥热下伤少阴阴液，也不是热结旁流，更不是黑水泻。黑水泻是消化道出血，怎么能叫"自利清水，色纯青"呢？而是大量的胆汁排解出来的现象。大家可能说："不对啊，这种情况不应该用大柴胡汤吗？仲景怎么用大承气汤呢？"其实张仲景首选的是大柴胡汤。"少阴病，下利清水，色纯青，心下必痛，口干燥者，可下之，宜大柴胡、大承气汤"。他首选大柴胡汤，这就是大柴胡汤的第二个适应证，治疗少阳胆腑热实证。

第三个适应证，仲景还用大柴胡汤治疗病后余邪未尽，脉沉的患者。

如"伤寒后，脉沉。沉者，内实也，下之解，宜大柴胡汤"。

3. 现代用大柴胡汤

我们现代怎么用大柴胡汤呢？

首先用于治疗胆囊炎。治疗胆囊炎可以适当加清热解毒药，可以配合"四金"，就是金钱草、海金砂、鸡内金和郁金来治疗胆石症的急性发作。如果是胆囊内的结石，排石的成功率不太高；如果是胆管的结石，排石的成功率很高。胆管的结石只要直径在 1cm 以下，用大柴胡汤加"四金"，基本能够成功。但是平时不要用大柴胡汤配合"四金"来排石，平时要用健脾疏肝利胆的药物。那么，什么情况下用大柴胡汤加"四金"呢？胆管结石急性发作的时候用，这时病人常具有夏科三联征的特征：寒战高热是一个症状，胆绞痛是第二个症状，随后出现黄疸，这是第三个症状。而这些症状常周期性发作，有的病人每年发作 1 次，他意识不到这个问题。而有的病人 1 个月发作 1 次，他就意识到了，典型的病人是 1 个星期发作 1 次。我有一位病人是每周五晚上寒战、高热、胆绞痛、黄疸。病人一旦出现寒战，我就给他用大柴胡汤加"四金"，结果排石成功率很高。甚至肝内胆管出现的泥沙样结石也可以在急性期发作的时候用这个方子。

有一位病人是从外地到北京找我看病的，他因为胆管多发结石做过 3 次手术，现在整个肝面弥散着泥沙样结石，常高热寒战急性发作，一发作就住院，一住院就输液。后来医生说："你这种情况只能够换肝，因为你肝内都是弥散性结石。"他问："换肝能活多长时间？大概花费多少？"医生说："大约能活 1 年，花费 100 万。"哪有那么合适的肝给他换，后来他跑到北京找我来了。我给他开了两个方子，一个方子是平时用的，就是疏肝利胆、健脾和胃的，另一个是急性发作时用的。他拿着两个方子就回去了，急性发作只有 1 次，一出现发冷他就马上喝我开的这个大柴胡汤加"四金"。他没有检查大便，石头排出来没有也不知道。可是从那以后，到现在已经半年多了，他经常服我那个疏肝和胃健脾的方子，没再急性发作。所以他特别高兴地告诉我："中医太神奇了！"过去他就认为西医的检查设备、治疗条件都很好，但西医要给他换肝，现在他知道不换肝也行。

第二个，治疗急性胰腺炎。天津南开医院的方子清胰汤由柴胡、黄芩、芍药、大黄、黄连、木香、玄胡和芒硝组成。他们治疗急性胰腺炎400余例，在急性期配合输液和相应的西医保守疗法，效果显著。

另外，大柴胡汤还可以治疗急性肝炎、急性阑尾炎、单纯性肠梗阻。但注意，绞窄性肠梗阻不可以用。绞窄性肠梗阻不可以用泻下的方法，一泻下就容易出现肠穿孔。其他的疾病，只要辨证属于少阳郁热伴有阳明里实的，或者辨证属于少阳胆腑热实证的都可以用。大柴胡汤我就简要介绍这么一点。

我介绍柴胡桂枝汤和大柴胡汤，实际上是让大家学习一种方法。什么方法呢？我们在学习每个条文的时候，一定要把周围的相关条文拉进来，相互参考，不要就条文论条文，更不要按照传统的习惯去思考。如果你认为柴胡桂枝汤是小柴胡汤和桂枝汤的合方，那它一定是治疗少阳病和太阳病的，其实仲景想的比我们要复杂得多。大柴胡汤是小柴胡汤和半个大承气汤的合方，如果我们认为它只能够治少阳不和兼有阳明里实证，这样就把仲景看到的大量少阳胆腑热实证，比如急性胆囊炎、胆管结石的急性发作和急性胰腺炎都误认为是少阳不和兼有阳明里实。实际上，我刚才所说的这三个病都会涉及呕吐和下利，哪个胰腺炎不呕吐下利？哪个急性胆囊炎不呕吐下利？但它绝不是阳明腑实证。

五、柴胡桂枝干姜汤的临床应用

柴胡桂枝干姜汤，我在这里不做分析。我们现代用它干什么呢？用它治慢性肝病。乙肝病人很多，肝胆湿热未净而脾阳脾气已伤，用柴胡桂枝干姜汤很好。它里面有天花粉，在天花粉的基础上加其他养阴生津的药，可治糖尿病口干又伴气郁便溏的病人。它里面有干姜、甘草，有健脾的作用。如果增加温中健脾的药，就可以治疗慢性结肠炎中既阴伤又肝胆气郁的疾病。它里面有牡蛎，可软坚散结，治疗乳腺增生、肋软骨炎。柴胡桂枝干姜汤亦有退热作用，如果感冒发热兼有心脾阳虚，疟疾病人寒热交作且寒多热少，热入血室病人寒热交作如疟而寒多热少，同样可以用柴胡桂枝干姜汤。治疗胸膜炎跟治疗乳腺增生、肋软骨炎的思路是一样的。治疗胆囊炎兼有脾阳脾气虚的病人，平时可以用，治疗慢性胆囊炎也可以用。

六、柴胡加龙骨牡蛎汤的临床应用

柴胡加龙骨牡蛎汤是小柴胡汤去掉甘草以和少阳畅三焦；加了茯苓和桂枝以利膀胱；加了大黄以泻阳明；加了龙骨、牡蛎和铅丹以镇心胆、安神志。我要说的是，这个方子其他药都比较稳妥，只有铅丹这味药我不建议用。因为它的成分是四氧化三铅。甚至有人将少量的铅丹冲服，导致了急性铅中毒。铅丹有镇心胆、安神志的作用，我们可以用生铁落代替，也可以用磨刀水来代替。西医用碳酸锂来治疗精神躁狂抑郁症的躁狂发作。其实，中医早就用重金属的氧化物来治疗了。但是铅的氧化物我们不要用，可以用生铁落替代。

我们现在用柴胡加龙骨牡蛎汤治疗小儿外感，小儿外感为什么用这个方子呢？小儿的神经发育不健全，一有发热就容易出现心胆不宁，惊乍不安，这个方子有龙骨、牡蛎，能镇心胆、安神志。小儿感冒以后，正气抗邪于表，里气相对不足，所以消化能力低下，而家长又不大注意在孩子感冒期间给他控制饮食，就觉得孩子感冒了，多吃点好的可以增加抵抗力，结果适得其反，造成湿气内停。而这个方子里有大黄，再适当加一点消导化积的药，治疗小儿外感很合适，但是千万不要用铅丹。

柴胡加龙骨牡蛎汤还可以治疗精神疾病，如精神分裂症、精神躁狂、抑郁症的躁狂发作。抑郁症的病人，精神抑郁、情绪低落、思维迟钝、动作迟缓、睡眠失调。而躁狂发作的病人呢？正好相反，盲目乐观、精力充沛、睡眠减少、语速快、动作灵敏。有的时候这样的人真能做出成绩来，可是仔细一听，会觉得他说话吹牛撒谎。有一次，一位部队的首长找我看病。他让他部下去接我，车路过天安门广场的时候，坐在后座的一个女孩说："郝叔叔，你看天安门广场挂着谁的相啊？"我说："毛爷爷，毛主席的啊。""3 年以后换成我的相。"我大吃一惊，回头看看她，是个其貌不扬的女孩。我给首长看完病，在回来的路上问："刚才坐在我们车后那个女孩是谁啊？""首长的孙女。""这个孩子有精神躁狂症吧？""你怎么知道的？""不管怎么样，3 年以后天安门广场也不能换成她的照片啊？"有人回答："她不是说着玩嘛！"我说："她不是说着玩的，这是精神躁狂症的表现。"没过几周，这位首长又请人去接我。他的部下说："我们首长又想请你去。"我问："怎么了？"他说："她孙女犯病了。"我说："别找我了，送她去精神病院吧。"有一次，北京的一位中医界的老前辈给我打电话："小郝，你来看看老师吧，老师瘫痪在床，没用了。"我问："老师有什么事吗？"他回答："你来，我跟你说。"我到了老师那里，老师说："我儿子又辞职了。他是个很好的按摩医生。你的学生多，如果他们有需要按摩医生的，你给他找个工作吧。"我就一直记住老师的嘱托。过了大概有半年吧，我的一个学生开了一个门诊，跟我说："老师，您能给我找个按摩医生吗？"我说："好啊，正好某教授的儿子，他辞职在家呆着。"我就问他："你的底薪给多少？按摩一位病人提成多少？"谈完了之后，我就给我老师的儿子打电话。他儿子听完之后说："郝叔叔，咱不上他那儿去，我在家给我的病人治疗，1 个月收入 5 万元人民币。咱不谈这个了。"他说得非常淡定，而我那个时候才两千元的工资。我心想：真是长江后浪推前浪，一浪更比一浪强。放下电话，我沉静了一会，又给我老师打了电话。我说："老师啊，'儿孙自有儿孙福，不用父母做马牛'。我给你儿子找了一个工作，他说他在家里给人做按摩 1 个月就有 5 万人民币的收入。您就放心吧！"老师 1 分钟没说话，最后嘀咕了一句："他又犯病了。"我这才知道，这个孩子为什么多次辞职啦。他得的是精神躁狂症。于是我就到他家里，用柴胡加龙骨牡蛎汤治疗，当然不能用铅丹啦。我问他爱人："你不觉得他有病吗？"她说："我就是觉得他怪怪的，吹牛、撒谎，他也不脸红。""这就是精神躁狂症。"通过治疗，他现在非常好，在国外工作，一切正常。

另外，更年期综合征、内分泌失调所导致的精神不宁、高血压、梅尼埃综合征等都可以用这个方子。

时短情长，由于时间的关系，我只能跟大家交流到这里。谢谢各位！

【名师答疑】

问：郝老师，您能否再详细讲解一下 7 日节律？除了您举的例子，我们还可以在哪些方面观察到 7 日节律？

答：比如西医学中白血病的骨髓移植。骨髓移植新生白细胞的产生时间有明显的 7 日节律。器官移植的排斥反应发生的高峰时间也有明显的 7

日节律。第一个排斥高峰是手术之后的第一个 7 天，第二个排斥高峰是手术之后的第二个 7 天。所以 7 日节律是非常普遍的。过去我们没有抗生素的时候，典型的肠伤寒第一周是阶梯热，热度一天比一天高。第一周结束的时候，热度就到了 39℃、40℃。随后两周内昼夜温差不超过 1℃。到第三周结束的时候，有的病人突然汗出、热退、脉静身凉然后就好了，有的病人却出现了肠穿孔、肠出血。肠伤寒有非常典型的 7 日节律，由于现在氯霉素的大量运用，肠伤寒典型的 7 日节律找不到了。美国有位医生叫哈尔·贝克，他研究人体生理节律 30 多年。他的研究方法非常简单，就是让受试者把每次的尿，每天的、每月的、每年的都留下来，然后测尿中的激素含量有没有随时间变化。他发现，所有的人尿激素含量变化都有昼夜节律和 7 日节律。哈尔·贝克教授有一次给我讲了一个例子。他说，有一个小伙子 20 多岁就配合他做试验，为了使作息时间不影响生理节律、不影响人的内分泌活动，他规定这个小伙子 11 点上床睡觉，规定不能随便用被激素污染的或激素类的药，如果要用激素就不要参加这个试验。这个人留尿将近 30 年。他尿中的激素含量一直保持着昼夜节律和 7 日节律。结果将近 30 年的时候，7 日节律找不到了。医生就把这个小伙子找来，那时候小伙子已经接近 50 岁了。"你说说你最近的生活发生了什么变化？你的尿中保留了将近 30 年的激素含量有变化了，现在我找不到节律了。"这个人脸红了，他说："教授啊，过去你一直规定我 11 点上床，我的前几任女友都离我而去。因为有的女孩子喜欢过夜生活。最近我交了个女朋友，30 来岁，她觉得我性功能低下，所以我没敢告诉您，就用了一片雄性激素放在肛门里慢慢释放。""你什么时候用这激素啊？""这是我的生活日记，您看。"教授一看，用了这片雄性激素不到 1 星期，这个受试者尿中的激素含量保持了将近 30 年的 7 日节律完全没了。哈尔·贝克教授就因为这样的一项试验，提出了时间生理学、时间病理学、时间药理学、时间治疗学。他提出了时间医学，创办了《世界时间医学》杂志，并被喻为世界时间医学之父。其实，如果讲时间医学的话，中国古人在《黄帝内经》《伤寒论》里就把所有时间生理节律都交代清楚了，只不过我们不大留意，甚至说："七八日是古书中随便一说，我们不要拘泥于日数。"如果写病历，病人发热 2 天，一百年以后、一千年以后，后人说："别拘泥于这 2 天，他随便胡写的。"你心里会怎么想？张仲景就是写的真实病历，"伤寒六七日，发热微恶寒，支节烦疼，微呕，心下支结，外证未去者，柴胡桂枝汤主之"。我们从真实的病历中是可以获得很多时间、病理信息的。

问：郝老师您好，柴胡用于升阳时一般用多少克？另外，您说小儿外感用柴胡加龙骨牡蛎汤，那么对于小儿外感柴胡用多少克？谢谢！

答：柴胡的升阳作用我说了，在补中益气汤里，在补气药的前提下，柴胡用6g就可以了。那么要是用于小儿解热的话，一般3~5岁的孩子用柴胡10g。叶天士有"柴胡劫肝阴"的说法，过去我也倡导这种说法。但是这些年我发现，用北柴胡解热清肝没有发现过伤阴的情况，所以大家可以放心用。解热清肝一定要用北柴胡，不要用南柴胡，更不要用竹叶柴胡。因为南柴胡解热清肝的作用只有北柴胡的几分之一甚至几十分之一，而竹叶柴胡根本没有解热清肝的作用，它也许有一点疏肝的效果。

问：郝教授，您好！我想请教您一下，凤尾草的抗病毒作用是什么？

答：刘（渡舟）老师治疗乙肝，总是喜欢用草河车、凤尾草这对药。后来在台湾，有人研究珍珠草，也就是我们所说的叶下珠。在体外试管试验发现凤尾草对乙肝病毒有很好的抑制作用。刘老师在晚年也吸取了这个经验。治疗乙肝病人的时候，在方子里加叶下珠和垂盆草。

问：请教一下郝教授，您关于焦虑症的治疗有什么经验？

答：焦虑症和抑郁症是"难兄难弟"。有的人以焦虑为主伴有抑郁，有的人以抑郁为主伴有焦虑。治疗焦虑症的病人可以用柴桂温胆定志汤，再加清心热、清心火的药。这是因为他坐卧不安、心烦急躁，所以最好配合栀子豉汤，或者用炒栀子和莲子心。

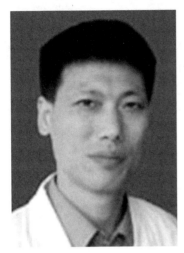

【名师介绍】

温兴韬，出身中医世家，1989 年毕业于安徽中医学院（现安徽中医药大学）。毕业后被分配到郎溪县中医院工作至今。1995 年在江苏省中医院进修心内科，并随黄煌教授系统学习经方。临床经验丰富，擅长治疗心脑血管疾病、糖尿病及疑难杂病。先后发表及交流论文 40 余篇，出版专著 2 部。先后获得安徽省科技进步三等奖，郎溪县科技进步三等奖。现任中华中医药学会胸痹心痛专业委员会委员，安徽省中医内分泌专业委员会副主任委员，安徽省中医药学会心血管专业委员会委员，安徽省中医肿瘤专业委员会常委等。

仲景之道至平至易

——浅谈经方临床入门捷径

郎溪县中医院 温兴韬

尊敬的各位老师、各位来自全国各地及海外的经方同道们，大家晚上好。这次井冈山的经方盛会，得益于徐汝奇先生及广州中医药大学的领导及师生的共同努力，非常感谢你们！

我在安徽中医学院上学的时候就开始学习经方了。不过那时候只是通过教材学习，根本不懂什么叫经方。我毕业以后，虽然曾用过一些经方，但是根本不懂得经方的思维，只是按照教材所讲的去运用。一直到 1995 年以后，我到南京进修，偶然的机会听了黄煌教授的一个专题讲座，他的题目是"把根留住——谈古方的需求和应用"。我看了这个题目就非常感兴趣，我那时候正在学习《备急千金要方》和《外台秘要》，在《备急千金要方》和《外台秘要》中能找到一些很好的方子。但是那时候我对《伤寒论》的学习还是非常肤浅。后来，黄煌教授为我们系统地讲解了《伤寒论》的基本特点——"方证相应"，他讲到了"方根"，讲到了腹诊等内容。从那以后我对经方有了一定的了解，就开始跟黄煌教授抄方，一直坚持到进修结束。此后，直到现在，我都经常到南京去跟黄煌教授学习，跟他抄方。我跟黄煌教授学习后的最大收获是：我转变了我的临床思维。

说实在话，我跟黄老师学习的过程中，没有学到一个秘方，或一个秘法。我以前在跟其他老师抄方的时候，总听到那些老师告诉我，治疗胆石症有什么好方子、治疗胃炎有什么好方子。可是在黄煌老师这里，我却没有学习到任何一张秘方。那我学习到了什么呢？我学习到了经方的思维，就是怎样去认识经方，怎样去运用经方。

经方的理论体系在中医是独具特色的。中医是一个庞大的体系，有很多不同的门派，就像武术一样，有少林拳、有气功、有太极拳。这些不同的武术体系外在的表现形式和内涵都是不一样的。那么，既然经方独具特色，为什么经方不流行呢？为什么经方那么有效，却一直没有成为医学的主体。为什么张仲景会被称为医圣呢？这说明了什么？在中国传统文化里面，很多领域都有圣人的称号，你看儒家有圣人，道教有圣人，可是历史上有那么多的医家，却只有张仲景一个人被称为医圣，这说明什么？这足以说明张仲景所创造的《伤寒论》的经方体系是一个非常完善的、境界非常高的体系。

但为什么经方不是很流行？实际上，在古代有很多的经方家，他们的水平相当高。但是到了金元以后，经方就被时方"化了"，被《内经》"化了"。人们对经方的认识扭曲了、变形了，导致很多人都不能按照经方的思维去认识经方、运用经方。慢慢地，很多人虽然学了经方，但是不懂得运用经方，甚至很多教经方的老师也不会用经方。

而今天，我主要是想向大家汇报一下学习经方的心得体会，如果有不对的、错误的、不妥的地方请各位老师批评指正。我的心愿是与大家共同学习、共同交流，把经方推向一个崭新的阶段。我认为，振兴中医就是要振兴经方，经方一旦振兴了，中医就振兴了。这是因为经方有一个明确的规范，而时方的主观性太强。所以，我认为学习经方，推广经方，才能振兴中医。

实际上，《伤寒论》《金匮要略》是仲景勤求古训，博采众方写成的。张仲景对大量的理论与方药进行处理加工，把他们高度浓缩，最后形成了自己的一个独立体系。所以，《伤寒论》《金匮要略》上的方不是很多，内容也不是很多，但是体系却非常完善。有一位教授讲，如果有一个人能把《伤寒论》和《金匮要略》弄通了，那他就能达到很高的境界。

《伤寒杂病论》的独特魅力难以言表，曾令多少有识之士倾毕生精力于此，它的神奇精深是世所共知的。历史上有个叫严器之的医家提出："《伤寒论》十卷，其言精而奥，其法简而详，非寡闻浅见所能赜究。"所以，在漫长的历史长河中，在庞大的中医队伍里，真正掌握经方、运用经方治病的中医少之又少。甚至有些颇负盛名的中医大师，与经方形同陌路。

在清代有一位非常著名的经方家叫柯韵伯，他说："仲景之道，至平至易，仲景之门，人人可入。"为什么会出现前后看起来相互矛盾的观点？经方到底是难学还是容易学呢？通过 20 余年的学习探索，尤其是近年来的经方教学实践，我发现一个奇怪的现象，就是完全不懂医理的，或者是学习纯西医的人学习经方反而很容易，而中医院校毕业生，学习经方反而比较困难。3 年前，曾经有一位公安干警，因顽固性高血压、心脏病久治无效转来我处就诊，他目睹经方的神奇疗效后，对经方产生了浓厚的兴趣，就过来跟我学习。他没有任何的医学基础，中医基础、西医基础都没有，跟我学习 2 两月之后，他的临床疗效相当不错，很多同事都找他看病了。

经方为什么对某些人是那样的简易，而对某些人又是那样难呢？老子曾经说过一段话："吾言甚易知，甚易行天下莫能知，莫能行。"圣虚法师是普陀山的一位大法师，他也曾经说："般若是最好的魅力之行，因为般若是遍一切处。反映在魅力上，它能动用全部五蕴去影响对方的全部五蕴，而且在广度和力度上无与伦比。同时般若又是最简单的魅力之行，不需要通达过多的知识和方法。当然，对于根基不相应的人，它却又是更难乃至难于上青天的事。"我们是在这里讲经方，不应该引用太多的儒、释、道的理论，但是从这一点看儒、释、道、医的观点是如此惊人的相似。

当初在母校学习经方的时候，虽然《伤寒论》《金匮要略》我都学得比较熟，而且《伤寒论》的考试分数还是全班最高分 98 分。我自认为经方学得很好，但是 1995 年当我去跟黄煌老师学习的时候，才知道自己连经方的皮毛都没学到。一直跟黄煌老师学习经方到 2003 年，我才对经方有了比较清晰的认识。当时我写了一篇文章，题目叫《方证药证是经方不变的灵魂》。我认为，方证药证是经方最基本的特征，强调了掌握方证药证的重要性。我当时写了两句话："夫子之道忠恕而已，仲师之道方证而已。"我认为，以前自己学《伤寒论》《金匮要略》，只是稍得其形，至于其神则茫然无所知。

有一次，我偶然得到了一本书叫《范中林六经辨证医案选》。看了这本书后，我觉得非常震惊，随即把这本书复印了很多本，送给一些经方爱好者。因为我平时看了很多医案，其中也包括很多经方家的医案，可是这些医案都是从病机上去辨证，唯有《范中林六经辨证医案选》不讲病机，而是讲方证，而且所用的方绝大部分都是经方原方，然后在上面略作加减。他很明确地提出这是某病，如太阳病、阳明病、少阳病等，而不讲头痛、胃痛这些症状，是很明确的六经辨证。书中有段按语："疾病纵然千奇百怪，人之形脏又厚薄虚实不一，但归根到底，仍不离三阴三阳之传经变化规律。诚然，若临床掌握这一根本，虽未能尽愈诸病，庶可以见病知源。常见病如此，罕见之怪证焉能例外。"我有感而发，当即写了：六病之外无奇疾，方证之中有活法。这本书让我对六病有了更深一步的了解。后来，我又看了几本书，如李心机教授的书、陈达夫的《中医眼科六经法要》与唐步祺的《咳嗽之辨证论治》等，这就让我对六病有了更进一步的认识。

但是六病的本质是什么？我还是不清楚。我苦思冥想，并做了一首小诗："盲人摸大象，游客看庐山，六病之真相，何时可了然。"我在想，"太阳病篇"有麻黄汤证，可"阳明病篇"235 条亦有麻黄汤证。那么在临床中遇到一例麻黄汤证，究竟是属太阳病还是属阳明病的麻黄汤证呢？那么，桂枝汤证在其他病篇中出现的次数更多，又怎样区分呢？

我通过多年的思考，虽然对六病的本质仍缺乏深刻的认识，但对六病的现象还是有了一些体会。万事万物看起来纷繁复杂，但还是可以进行基本的分类。比如颜色可以分为赤橙黄绿蓝靛紫，声音可以用几个基本的音节来区分……事物的运动变化看起来是无序的，但其实都是有序的，包括天上的云，它们的变化都是有序的。以前上物理课的时候，老师给我们讲布朗运动，起初人们都认为这个运动是无序运动，后来爱因斯坦通过实验和计算才证明，所有的运动都是有序运动。这让我想起一句话："世上没有无缘无故的爱，也没有无缘无故的恨。"所以，疾病纵然千奇百怪却终逃不出医圣法眼。医圣用六病将繁杂的、看似无序的疾病进行分类，至于合病、并病则似颜色中的合色、杂色。医圣以其天才的智慧，从万千复杂的疾病中破译出其基本的规律，并创立了与之相对应的特效方药。其中的六病为纲而方证属目，纲举目张无往不胜。我还为此写了一首小诗："疾病千千万，难逃六病中。熟谙方证义，竖子入囚笼。"

很多人问，六病到底是什么？六病实际上是对万千疾病的总的概括和分析。所以医圣的六病，不止适用于伤寒，而且适用于任何疾病。所以，陈达夫提出用六病来辨证眼科的疾病；温州的娄绍昆提出以六病来辨证腰椎间盘突出症。古人有句话："六病通，百病通。"如果把《伤寒论》的六病彻底看明白了，那么世界上万千复杂的病就都会治疗了。

对于西医学生来说，如果他没有在书上见过这个病、没有听老师说过这个病，临床中他就往往不认识这个病，且无法治疗。因为西医每一个病都有相应的诊断标准、有特定的症状表现。西医学生必须先认识这个病，才可能治疗；而对他不认识的疾病，就无从治疗。就如"非典"时期，西医一开始无法认识"非典"，也就无法治疗。中医就不一样了，我们祖先已发明了一套理论体系，不论我们认识不认识这个病，只要有相应的脉证都可以治疗。患者出现了柴胡汤证，就可以给他用柴胡汤；出现麻黄汤证，就可以给他用麻黄汤。

麻黄汤并非只能治感冒、风寒咳嗽，麻黄汤还可以治很多病。宋代有个医生，用麻黄汤治疗咯血。有个病人咯血，前面的很多医家都治不好，病情反而加重了。而这个医生诊脉，见脉浮紧，且病人无汗，用麻黄汤一服，即汗出而愈。江西有一位医生，他也喜欢用六经定法。他用麻黄汤治什么呢？有一个产妇难产，请了很多医生都看不好，后来把他请去，他一看身上无汗，一诊脉浮紧，用麻黄汤一服，汗出而愈。书上很难看到有人用麻黄汤治疗难产的。不懂中医的人、不懂经方的人，一听肯定认为这是在胡闹，麻黄汤和难产有什么关系？所以，怎样认识经方，怎样运用经方呢？关键就在于方证，只要把方证把握准了，不管什么病都可以用。我在中医学院上学的时候，曾经看过有位经方家，叫丁甘仁，他的医案上记载用桂枝汤治疗背疽。我觉得简直不可思议。后来学了经方之后，看见曹颖甫老先生也有类似的医案。那为什么治疗背疽用桂枝汤呢？这就是经方思维的问题了。这个背疽他能用到桂枝汤，是因为这位病人有四肢恶风恶寒的症状。如果没有四肢恶风、四肢恶寒的症状，而是典型的红肿热痛，脉滑数口渴，你能用桂枝汤吗？如果用了就不能救他的命了。

另外一部中医重要的经典著作是《黄帝内经》。我们应该怎么去认识《黄帝内经》呢？怎样去理解、学习它呢？它和《伤寒论》有怎样的关系呢？关于这些问题，我有一些不太成熟的观点，讲得不对的地方，大家可以批评指正。

我认为整个《黄帝内经》是一个庞大的体系。它论述了天地人，从人体生理病理经络多方面进行了系统的、深刻的认识。我经常运用《黄帝内经》中的理论。《黄帝内经》在治疗方面论述得比较少，更多的是针灸治疗，在方药上的论述就更少了，只有很少的几张方子，而且也是不常用的方子。《伤寒杂病论》则相反。《伤寒杂病论》很少论述生理病理，如《伤寒论》开始就是"太阳之为病，脉浮，头项强痛而恶寒"。而桂枝汤的条文则是："太阳中风，阳浮而阴弱。阳浮者，热自发，阴弱者，汗自出。啬啬恶寒，淅淅恶风，翕翕发热，鼻鸣干呕。"没有人体的生理、病理，心、肝、脾、肺、肾仲景一概不提，他把高深的理法寓于看似简易的脉证组合之中。经方不仅具有高效性，还具有简易、易学、易用等特性。

《黄帝内经》属于中医基础理论，而《伤寒杂病论》则属于中医的临床治疗学。其中，《伤寒论》属于治疗学总论，没有讲疾病的具体治疗，却论述了治疗各种疾病的通则，这些通则是千古不变的定律，是中医临床需要遵循的基本法则。而《金匮要略》相当于治疗学各论，完全遵循《伤寒论》的基本法则来论述具体疾病的治疗。程云来曾经讲过："读仲景《金匮》，必融汇仲景《伤寒》，澄心年月，便领悟其旨趣，否则得此失彼，未许窥其要妙也。"所以这两本书是相得益彰的。

讲起经方，我就想起了电脑。在 20 世纪 80 年代，学电脑时，老师讲授的都是那些繁杂的指令编程，学生根本就听不懂。而到了后来，当视窗操作系统问世以后，电脑学起来就非常容易了。连小学生都可以熟练地运用电脑，根本用不着去掌握计算机的基本原理及繁杂的指令。《伤寒杂病论》就如同具有视窗操作系统的电脑，医圣通过非常巧妙的方法，让医生不需要考虑那些繁杂的病因病机及繁琐的理论就能看病。如果我们把六病提纲领会了、把《伤寒论》中的方证烂熟于心，那么在临床中就可以应对自如。所以，我认为《伤寒杂病论》就是中医体系中最高效且最简易的"临床视窗操作系统"，是中医最佳的临床指南。

下面讲讲我学习经方是怎么入门的。

我体会，经方的入门方法无非是两方面。一方面是经方的学习，怎样学习；而另一方面就是临证，怎样临床治病。

一、如何学习

我第一次听黄煌教授讲课的时候，他说经方的学习要从白文入手。当时我都不知道白文是什么意思。后来，听黄煌老师解释了之后，我才知道白文是指没有解释过的原文。我们很多人学习经方，都是从看注解开始的。但是注解多多少少都带有主观的思想。到目前为止，没有一个经方家能完全准确地注解经方，都是带着个人见解去注解的。一开始时我们不懂方证，如果看了带有主观见解的书，就会受其影响，以后就很难消除掉了。所以黄煌教授特别强调：初学者一定要从白文入手，将原文烂熟于心，熟谙基本的方证并领会六病的奥义。

《伤寒论》是以六病为纲，我们处处可以看见六病的身影，但医圣对六病却没有一处直截了当、精确明了地解说。虽然医圣没有解说，但我们并不能否认六病的存在与意义。这就如同佛学里面的五蕴一样，圣虚法师在《般若启用论》中讲，五蕴"确实不能有解说而显示，只能有亲身的体验去观察"。而后来我体会到，六病也确实是这样的。只有反复地临床实践，在临床中产生大量的感悟以后，才能从成败得失中慢慢体会什么是太阳病、什么是阳明病、什么是少阳病、什么是太阴病、什么是少阴病、什么是厥阴病。

虽然，历代经方家对六病本质的认识不尽一致，但不论六病的本质如何，它还是要通过具体的方证落在实处。所以，从方证药证入手，不失为退而求其次的更为现实的方法。熟谙基本的方证，是练就临证下手功夫的先决条件。所以，黄煌老师也非常强调下手功夫。什么是下手功夫呢？就是临床中，当病人出现了这个脉证能不能认识出来，如果能认识出来，就能把握这个证。

比如恶风这个症状，很多医生都没有很好地关注它。有些肩周炎的病人，他们会说自己的肩膀怕冷，感觉像有冷风在吹。西医对肩周炎没有好的办法，只能打封闭。而很多用时方的医生，看见肩周炎则只会用一堆乱七八糟的药，效果也不好。其实很多肩周炎都属于太阳病。所以，绝大部分肩周炎的病人都肩部怕风，冬天睡觉被子盖得很厚都觉得有冷风在吹肩膀，还要另外拿条毛巾包住肩部，这就是恶风啊，这就是桂枝汤证啊。所以，我治肩周炎时如果脉浮濡就用桂枝加葛根汤；如果无汗，脉浮紧，我就用葛根汤；如果阳气虚，我就加白术、附子。

又如厚朴七物汤证，我很多年前对厚朴七物汤的脉证也没有明确的认识。一直到后来我遇到一位心脏病病人，他以前就曾找过我看病，当时的症状是有时而晕倒，且气上冲胸，我就给他用桂枝类方，如桂枝加龙骨牡蛎汤、桂枝加桂汤等，服后也有效，但效果不是很理想。后来有一次他跑到我的科室，说觉得腹部胀，但其实他很能吃。我一听，当时心里面就有底了，这不恰恰就是厚朴七物汤的方证么？"腹满，饮食如故"，我就给他开了厚朴七物汤。开了 5 剂药。用药后，他跑来说："你这次的药真有效果，我现在肚子一点都不胀，而且心也不慌、也不闷了，睡觉也好了。"就是这个偶然的病例，让我对厚朴七物汤证有了非常深入的认识，后来我还用厚朴七物汤治疗很多怪病。其中有个心肌病的患者，他的心脏扩大得很厉害，有半年时间都不能卧床休息。他去很多医院看了，都没有效果。后来转到江苏省人民医院，检查出患有严重的心衰、心肌病，专家建议他"换心"。那个患者是一位退休工人，每个月拿 700 多元的退休金过日子，让他"换心"肯定是天方夜谭的事情。后来，有人介绍他到我这里看看，他当时什么资料也没带。我诊脉后，觉得他的情况很严重，就建议他做心脏彩超、拍胸片、做心电图。当做完彩超之后，主任亲自把检查结果送到我科室，跟我说病人的病情非常危险，射血分数是 28，随时有猝死的可能。我当时就不想给他看了，希望他找别的医生看。可是，这位病人说相信我，死活不肯走，我没办法只能帮他看。后来，我在和他的交谈中，听到他在半个月前有"腹满，饮食如故"的症状，而且最近半个月已经不能吃饭了。我想就算他现在无"腹满，饮食如故"，但是至少他前面有这个基础，我是不是可以用厚朴七物汤呢？因为他坚决不走，那我就试试吧。我和他交代清楚，说他的这个病确实很复杂，吃几剂药，如果觉得好就坚持，不好就赶快转院。没想到，过了几天他又来了，说服了这个方药后明显好转了，于是我又开了几剂药给他。他连续看了 3 个月，复查心脏彩超，射血分数有明显的提高。又过了半年，他的射血分数正常了，扩大的心脏也缩小了一半。而最近这几年，他基本上没有服药，只是偶尔来看一下。现他现在已经能干一些农活了。这是一个非常典型的医案。

我并没有什么治疗心脏病的秘方，我完完全全就是根据《金匮要略》所论述的方证来处方。所以，我们在临床学习的时候，第一要从条文入手，从方证入手，并且在此基础上，选择最佳的参考书，就是那些没有被时方化的、纯正经方家的著作。如黄煌教授的《中医十大类方》和《张仲景五十味药证》。这两本书堪称开启经方之门的钥匙。其他如柯琴、陈修园、徐灵胎、曹颖甫、邹澍、范中林、吴佩衡、胡希恕、李心机、武简侯等，另外还有日本的医家汤本求真、矢数道明等。

需要特别强调的是，我们在学习的过程中必须完全遵循经方自身特有的思维，我把这称为经方思维。因为经方思维的的确确与时方思维不一样，像我前面提到的用麻黄汤治疗难产、用麻黄汤治疗咯血，这都不是时方思维所能理解的。所以，一旦采用时方思维来学经方，就可能走入死胡同。用诗家的一句话来做个比喻："诗非关文章事。"也就是说用写文章的思维来写诗是写不好的。同样的道理，如果我们用时方的思维来认识、运用经方也是行不通的，否则只能把经方当作时方用。而这其中最典型的一个例子是金匮肾气丸，在经方中，根本没有提及补肾的作用，仲景用金匮肾气丸是治疗水饮、痰饮的，它有自己独特的脉证。我们运用经方的时候，必须按照经方的思维去用，那才叫经方；如果不按经方思维，而是用时方的思维去用它，那就叫时方，这是思维上的区别。

　　在学习具体的方证时，我们既要掌握方剂基本的、典型的脉证，还要掌握其不典型的脉证。如《伤寒论》12 条："太阳中风，阳浮而阴弱，阳浮者，热自发，阴弱者，汗自出。啬啬恶寒，淅淅恶风，翕翕发热，鼻鸣干呕者，桂枝汤主之。"这就是桂枝汤的典型脉证。而《伤寒论》中，还有很多桂枝汤的不典型得脉证，如 56 条："伤寒不大便六七日，头痛有热者，与承气汤。其小便清者，知不在里，仍在表也，当须发汗。若头痛者，必衄。宜桂枝汤。"这一条记述的就是桂枝汤的不典型脉证。面对不典型的脉证，初学者常难以理解。《续名医类案》记载了李士材治疗伤寒谵语狂笑的医案。这位病人表现为脉洪大，谵语狂笑，很多医生都准备给他用承气汤攻下，但李士材看了之后，认为不可下，应该用桂枝汤，于是很多医生就对李士材批评攻击。后来，李士材引用《伤寒论》56 条说服了他们，并取得了很好的效果。这则医案给我很多的启发，不仅对我学习理解 56 条很有帮助，而且对我学习 25 条，也有非常大的参考意义。原文 25 条："服桂枝汤，大汗出，脉洪大者，与桂枝汤，如前法。"这则医案中的"脉洪大"，亦是对 25 条脉象的很好诠释。

　　后世的方剂学在很多经方的适应证里过分强调典型脉证而忽视不典型脉证。譬如经常强调白虎汤四大证、承气汤四大证，但是很多经方家在处方白虎汤或承气汤的时候，并没有完全遵循这四大证。我举一个例子，在十几年前，有一位小学老师带他的母亲找我看病。当时他的母亲已经 80 多岁了，得了一种怪病，好多年了。什么怪病呢？他母亲吃东西，不能吃热的，一定要吃冷的。在三九严寒下雪天，她也要吃冷菜、冷饭，把饭菜做好后，要放到外面，让饭菜冷透如冰了，她吃起来才觉得舒服。就是这样一种怪病，让她很难和儿媳、孙子一起生活、一起吃饭。这个小学老师就带他母亲到医院看病，看了很多地方都查不出来这是什么病，西医认为是神经官能症。我听他这么一说，也觉得这不可思议，觉得他母亲得的是个怪病。我就问他母亲有没有口渴、多饮、怕热，她都说没有，我诊其脉滑。我感觉她 80 多岁的人了还非常健壮，没有衰老颓废的样子，精神状态很好，语声洪亮。她既然要吃冷的，就说明她耐寒性很好，内有热。根据这些特点，我就想能不能用白虎汤？我当时心里面也没有底，开了 5 剂白虎汤让她回去试试看看。吃了这 5 剂药以后，她就再也没来找我。一直到后来，我在路上碰见了这位小学老师，问起他母亲的情况，他说："已经好了，吃了那 5 剂药就完全好了。"

所以我觉得，我们学经方，是不需要过分强调脉证俱全的，"但见一证便是，不必悉具"。我们用小柴胡汤，只要见到其中一个证就可以了，或者是口苦咽干，或者是寒热往来，或者是胸胁苦满。但是对于初学者来说，千万不要听到我这句话回去见到什么病都"但见一证便是"，这是不可以的，会出事的，还需要进行必要的鉴别。

我再举一个白虎汤的案例。有一位病人由于发热，经医院检查患有血液病，在苏州某医院治疗 3 个月，花费 25 万，病情没有好转反而加重了，并且已经丧失生活自理能力。后来因为家里没钱了，有朋友介绍她看看中医，并找到了我。我刚开始也看不出她是什么证，因为她的症状都不是很明显，没有口渴多饮，仅体型比较胖，易疲劳，我准备给他用防己黄芪汤。可是后来我腹诊的时候发现，她的腹肌并不是松软的，我把手放在她腹部，感觉非常烫手。这就不是防己黄芪汤证了。我想，是否可以给她用白虎汤呢？可是她的症状及舌脉都不支持，仅腹部灼手而已。我还是试着用了。一开始我用石膏的量也不敢很大，给她开了 5 剂。吃了 5 剂以后，我问她有没有不舒服，她说没有，且感觉有那么一点效果。我就给她逐渐加大石膏的用量，后来还加了生地黄，并根据她的症状加了一点其他药，她断断续续地服药将近 3 个月，再去复查血常规及其他相关检查，全部指标都正常了。她在我这里吃中药，总共花费还不到 2500 元。

我举这两个案例，并不是标榜我的疗效，我主要是告诉初学者对脉证的认识要全面，不可断章取义，要重视脉证合参。不可一见恶风、恶寒即认为是桂枝汤证，如《伤寒论》168 条说"时时恶风"、169 条说"背微恶寒"等，这就不是桂枝汤证。不可一见舌燥口渴即认为是白虎汤证，如137 条"舌上燥而渴"、320 条"口燥咽干"等，它们就不是白虎汤证。所以学医说容易也容易，说难也很难。这靠的是个人的悟性、个人的理解。有些人问为什么这个恶风就是桂枝汤证？那个恶风就不是桂枝汤证呢？这就需要具体情况具体分析了。

所以，熟谙方证是很重要的。对于时方来说，一般都要先领会方义，再去运用。而我在经方实践时，往往并非如此。很多经方我在第一次运用之前并不理解其组方意义，恰恰是牢记了方证，在临床偶然遇到典型的方证或与之相应的伴随症用之而获奇效。

例如我第一次使用木防己汤，那是1999年的事情。有一天我上班，来了一位风湿性心脏病病人，他面色黧黑，心下痞坚，而且喘。我那时正在复习《金匮要略》，就想到木防己汤的原文："膈间支饮，其人喘满，心下痞坚，面色黧黑，其脉沉紧，得之数十日，医吐下之不愈，木防己汤主之。"于是我就给他开了木防己汤的原方，其实我当时也不知道木防己汤有什么用，因为我从来没用过，而且这个病很复杂，我心里没底，想着就试试吧。这是我第一次使用木防己汤，结果真的效如桴鼓，他的症状明显缓解了，家人高兴得无法形容。后来患者又来了两次，之后恢复得非常好。从那以后，我就大胆地使用木防己汤治疗类似的疾病。

其实很多方子，我第一次使用的时候都没有底，掌握得不深透，是患者们的支持给了我宝贵的实践机会。

我们要重视经方的特异性。说起经方的特异性，我给大家举个关于栀子豉汤的临床案例。首先讲一个男青年的病例，我对这个案例印象非常深刻。这位病人的妈妈是我的老患者。事隔十几年，她带着她的孩子来找我看病。他的孩子感到胸膈灼热疼痛难忍，我想肯定是食管有问题，就让他去做胃镜，胃镜提示食管憩室，当时胃镜室主任让他去合肥做手术。他母亲非常心疼孩子，而且这个男青年也特别怕疼，做胃镜都觉得痛苦得要死，死活不愿意去做手术。我说："这样的病哪是我能看得了的？这不是内科的病，这个病必须要开刀做手术的。"他妈妈不同意，一定要逼我给他儿子看，死活不肯走，于是我就答应给他试一下。当时我想起来胡希恕老先生在《经方传真》上有一则医案，就是记载用栀子豉汤治疗食管憩室的。我就给他开了栀子豉汤，原方开了3剂，让他回去吃吃看。3剂药以后，他再来找我，说现在一点症状都没有了。我感到很奇怪，原来痛得要死，怎么3剂药后就一点症状都没有了呢？我又继续开了点药给他吃，他不愿意，说觉得药很难吃。我就让他复查胃镜看看，看食管憩室的情况怎么样了，结果他也不愿意做。所以，我到现在也不知道这个疼痛和食管憩室有没有什么关系，也不知道食管憩室还有没有，会不会已经消除了，非常遗憾。因为胡老治疗食管憩室的医案中，也是仅记载了症状消除，没有前后胃镜的对比。到底食管憩室能不能消掉？我搞不清楚。

前几年，我还遇到一位食管癌的病人，这位老人感觉胸膈灼痛，并伴有明显的吞咽困难。在某三甲医院看，消化内科主任说他不用手术治疗了，最多也就半年的时间了。后来，患者找到我，看看我有没有办法给他治疗。我就根据他的脉证，给他开了四陷汤合栀子豉汤加减治疗。治疗了半年多，他的症状不断改善，后来复查了 3 次胃镜都是正常的。

所以，治疗胸膈、胃脘部的灼热嘈杂等症非用栀子豉汤不可。这就是经方非常鲜明且独具特色的地方。

学习经方，我们还得注意对药物功效的认识。每味中药的功效是多方面的，而仲景对药物功效的运用是有选择的，与时方用药不尽相同。在这方面最有建树的医家是清代的邹澍，他对药证的论述最为精详。后来在黄煌老师的《张仲景五十味药证》及李心机老师的书中也反复强调，经方药物功效是不同于时方的。这些相关论著我们都可以去参考。

学习经方非常重要的一点就是要勤于思考。按图索骥、囫囵吞枣的学习是不可能有大成就的。司马迁的座右铭是：好学深思，心知其意。孔子言：学而不思则罔，思而不学则殆。另有古人言：学不要之以悟，则所学亦浅。悟不先之以学，则所悟亦非。学习经方亦当遵循学习、思考、觉悟的过程，如果缺乏智慧和悟性，机械地学习，是不行的。

二、如何临床

下面我讲讲如何临床。学习经方的目的就是为了临床，而经方的临床与时方完全不同，不同在哪里呢？在于思维上。

时方着眼于具体的疾病，从病入手，分证型、辨病机、立治法，重视阴阳、五行、藏象、经络。而经方的临床则径直从六病、方证入手，并不在具体病名上寻枝节，而是着眼于相关的脉证，探求方与证的严格对应。有一个失眠的病案。一位病人已经失眠很多年了，找山西的一个经方家治疗。他对医生说他失眠很多年了，在很多医院都看不好。在交谈过程中，这位医生发现病人有"其人叉手自冒心"的症状，就给他用《伤寒论》的桂枝甘草汤，结果只用了 1 剂，他就酣睡不醒了。

我所强调的是，学经方就要按照经方的思路来学，按照经方的方证、按照经方的药证来学，只有这样才能学得更准确、更深刻，疗效才能更好。所以，经方大师胡希恕就讲了这样一句话："治病就是随症治之，随所现之症而治之。"胡老还强调，"治病不能只有治疗大法，如辛温发汗、宣肺化痰等，更重要的是明确对证的方药。也就是说，辨方证比辨治疗大法更重要。"我非常敬佩胡老。如果没有经方的思维，虽然用经方，也算不上经方医生。

我讲一个医案。有一个年轻的女大学生，刚刚毕业工作就得了哮喘。在全国找了很多医生看，一直没有效果。于是她跑到马鞍山找蔡长福医生看。到那儿的当天晚上，这个女孩哮喘突然发作，蔡老师马上把她送到马鞍山医院抢救。第二天，蔡老师就建议她到我这里看病。因为蔡老师是一位民间医生，没有抢救设备。他很担心这个女孩子突然哮喘发作，不能抢救，他也不好交代。当这个女孩子到我诊室门口的时候，还没坐下来，我就看见她在喘，而且面热如醉。我看见她这个特殊面容就想到了《金匮要略》里的方。等女孩子坐下来以后，我听诊他两侧肺部，满布哮鸣音、湿啰音，又听她父亲介绍了病情，并给她诊了舌脉，就决定给她用《金匮要略》上的方子——苓甘五味加姜辛半杏大黄汤方。我只给她开了1剂。第二天，女孩子一家三口欢欢喜喜地来找我，我再次听诊肺部，两肺一点哮鸣音都没有了。这个病是一个非常典型的哮喘，在整个过程中，我根本没有做过多的思考，只是看见她"面热如醉"的典型面容，就用了原方，结果就1剂药，轻轻松松就使症状明显改善了。所以经方治病，只要方证对应，真的是效如桴鼓。

经方家武简侯强调："必获得其确证而后可，亦必遭逢此证而后知，于是见病虽万变，方与证则始终结合，如掌握不误，亦能解决不易解决之病，如此是也。"也就是说，无论疾病多么复杂，病程多么长，只要方证对应，一两剂药就会有明显的效果。

对某些疾病，时方家往往无法理解经方家的认识与治疗。如中风一病，当我在学《中医各家学说》的时候就知道历代医家对中风有两个观点，内风说和外风说。而最有名的时方大家张景岳就坚持内风说，他无法理解续命类方如何治疗中风。实际上，续命类方在古代是非常常用的治疗外风的方剂，在《外台秘要》和《备急千金要方》上都记载了大量的续命类方。我在临床中治疗中风，认为中风确实是有以内风为主的，当然也有以外风为主的。对于以内风为主的中风，用潜阳息风、滋补肝肾的方法。可是对于以外风为主的，这类方子效果就不好，反而是用续命类方，常一剂见效。

我在这里举几个例子。2003 年，我有一位堂兄由于腿麻不能走，在上海的某医院检查为脑梗死，要求他住院治疗，而且医生要求他睡在床上不能动，大小便都必须在床上。我的堂嫂很担心，一定要我赶到上海去看看他。我到上海，听见他讲话自如，吐词也基本清楚，看 CT 片，梗死灶也很小，血压稍微有点高，腿也能动，只是其中一条腿的肌力稍微差点。后来，我就直接把他带回诊所去看。我诊其脉浮紧，就给他开了小续命汤，他只是服了 1 剂药，腿就活动自如了。

前年，当我在西藏旅游的时候，我的姑奶奶打电话给我，说我姑爷爷中风住院了，问我怎么办。我问了问他基本情况。原来是前一段他在家里栽树，疲累后就坐着吹空调，受凉感冒了，接着腿就没劲了。因为我以前也跟我姑爷爷住在一起，比较了解他的体貌特征，想了一下就给他开了小续命汤。结果第二天，我姑爷爷就发短信对我说："吃了 1 剂药，腿就好了很多"。后来他又吃了两三剂药就出院了。

由于时间的关系，还有很多案例我不能一一举出来。其实很多疑难杂病，只要径直从六病方证入手，往往很容易治疗。纵观历代经方家治疗疑难危重病，所用方药并不复杂或特别。那奥妙究竟在哪儿呢？关键就在于临证的思维及对方证的准确把握。江西经方医家徐汝奇曾言："对于经方来说，没什么疑难病可言，大病小病一样治疗。"我对这句话深有同感，在临床中无论大病小病，只要方证对应，就算是很顽固、很复杂的病，基本上也是一剂药就能好，无所谓大病小病。

可是从明清以来，中医学者的思维发生了明显的变化，我认为这种变化是一种"衰退"。江南时方医多惧怕麻黄、柴胡等药。家父年轻时曾因患病被误诊误治险些丧命，遂发奋自学中医。某年盛夏，大家都在摇扇纳凉，而三伯父却裹着破旧的棉袄。家父据其脉证，开了一剂麻黄汤。当三伯父持方到卫生院拿药，竟被老药工厉声呵斥："哪有三伏天用麻黄汤的道理？"并质问是谁开的方。经三伯父说明，并执意购药，老药工无奈配了 1 剂，并反复叮咛，药煎好只能喝 1/3。可三伯父将药煎好后，尽剂而饮，霍然而愈。此案的成功，让家父学医的信心和动力倍增。

家父的经方素养对我的经方之路至关重要。后来我看到近代中医学者恽铁樵的资料，其三个儿子先后患伤寒，均被时医误治而亡。后来其四子亦患伤寒，请来时方名家治疗，仍无疗效，已是奄奄一息。恽氏观其子脉证，认为是麻黄汤证，可时医为何就不用呢？无奈之际，他铤而走险，为其子开了 1 剂麻黄汤，服之而愈。后来他弃文从医，成为中医史上颇具影响的中医大家。我有感于恽氏的经历偶成一绝："四子三殇情怎堪？麻黄一剂小儿安。幡然踏上经方路，着手成春莫等闲。"

从以上案例来看，学经方难吗？用经方难吗？他们没有时方的框框调调、规矩准绳约束，只是据证选方，却能效如桴鼓。

清代江西经方家舒驰远有《六经定法》一文，极力提倡六经辨证。他认为六经是学医的门径，不知六经不足以言医。他说："《伤寒论》始创三百九十七法，一百一十三方，大开六经法门，匪特专治伤寒，凡百杂病要皆不出六经之外，治法即在其中。"虽然我对舒氏有关错简等观点不能完全苟同，但对其六经定法的观点是完全赞同的，他认为《伤寒论》的六经辨证及治法均是医家临证的准绳。

无独有偶，当代安徽民间经方大师蔡长福老师临证即独重六病辨证，他对仲景六病的认识非常深刻，对条文方证相当熟悉，对经方的认识亦有颇多真知灼见。并将自己的认识体会写成六经大纲，成为教授学生的法宝，总结出一套简便快捷的经方临床入门方法。他所教授的学生大多是临床高手，近来很多病人随蔡老师学经方，时间不长即很有心得。他认为：不明六病则如盲人骑瞎马，不谙方证则似腐儒徒空谈。他认为经方最好学、最实用、最简便、最有效。他说经方的临床其实很简单，只要掌握六病大纲，并按照六经病的顺序，面对病人逐一排查。首先观察有无身痛、恶风等太阳病证，如此进一步观察有无汗出、口渴与否、脉象如何。又当细分是桂枝汤证、麻黄汤证等。次看有无口苦、咽干、目眩等少阳病。又当细分大、小柴胡汤等方证。三看有无口干、腹满等阳明病。又当细分白虎汤、承气汤证。其余三阴以此类推触类旁通。至于合病、并病、乃至杂病，我们要逐次加以鉴别、分析，务求方证对应。如此，六病清晰、方证熟谙，则万病尽在掌握之中。不明此理，妄求某方某药可治某病，诚如盲人骑瞎马。

运用经方非常重要的一个方面就是对方证、六病要能动态地把握。如桂枝汤，除了具有典型和不典型的方证外，医圣还通过类方反复演示方证、药证之间的动态对应关系。桂枝汤或加桂、芍，或减桂、芍，或加大黄、黄芩、黄芪、人参等。本人临床常用桂枝汤与小陷胸汤、栀子豉汤、清震汤、肾着汤等方合用。而疾病不论是在其自然的发生发展过程中，还是在治疗的过程中都常会发生转化。时方常有守法守方的理念，而对经方来说这并不可取。常言道："世事如棋局局新。"其实对棋来说，可谓棋走一步，步步新。每走一步，棋局即发生变化。

我这里要举一个我的学生杨警官的医案。他给我发来信息说："3月17日，我老妈感冒，18日我才知道。在她打算先挺挺再说的时候，我建议她服用中药试试看，得到勉强同意。她此次来病甚猛，我又顶着强大的压力，故不敢怠慢。初诊据其恶寒体痛、关节痛、无汗颈僵等症处以葛根汤。18日中午服后，嘱其下午睡觉，晚饭时又服了第二服，仍未出汗，且描述身痛骨节痛、一阵冷一阵热、鼻塞不通、恶心想吐、不想吃饭。我立即改方以柴胡桂枝汤，夜里下班回家，把药煎好端到床前嘱其服用。19号，她在家把两剂药全煎了，当茶喝掉，感觉效果非常好。因此，19号晚上我又买了2剂。20号中午回家时，见症状又有了变化，身痛、无汗、呕恶均减，现四肢冷、困倦乏力、嗜睡、鼻塞不通、心悸出汗、牙痛、舌尖溃疡。我觉得有病转少阴的迹象，立即转方桂枝加附子汤合甘草泻心汤，于20号晚上开始服用，为了稳定她的情绪，我建议若第二天早上感觉仍未好转就去输液。21号中午，我从郎溪回来时，见症状又有了大的改善，精神、体力恢复不少。老妈便不再要求输液，亦不愿再服中药。我虽再三请求再服1剂以巩固疗效而不肯，只得作罢。老妈此次得病传变之迅速令人措手不及。太阳一日即传少阳，两日之后又立即传少阴。如果不是早晚朝夕相处观察病情，依常规每次出方数剂，当不会有如此捷效。"

我看完来信，即刻回复："足慰我心！我相信，你若坚持3年，将为一方名医。"杨警官作为一名非医学专业人士，学习经方仅2年时间，便可对六病的动态变化准确把握，能如此娴熟地驾驭方证，并能予以正确的处置，我十分欣慰。杨先生近来随我抄方，偶能提出些颇中肯綮的建议，让我切身体会到何为教学相长。我常对几位同学说："杨警官前世必是经方大师。"如此看来，学习经方究竟是难还是容易呢？

我们在学习运用经方的过程中，常要经历模仿、熟练、会通三阶段，才能做到由形似到神似的转变。古今经方大家的许多医案，均不是对经方的简单模仿，很多时候均超出原文的方证内容，但又不离其神。我曾根据伯乐、九方皋相马及轮扁斫轮等典故作一首七绝诗：轮扁斫轮应心手，方皋相马忘雌雄。从来大道妙难语，唯有会心活法中。

仲景从看似简朴的方证入手治病，但其中的博大精深却超乎常人想象。连孙思邈都感叹："寻思旨趣，莫测其旨。"我们当以"好学深思"的精神，勤于学习、临床、思考，终会收获量变到质变之功。

柯琴曾言："仲景六经各有提纲一条，犹大将立旗鼓使人知其所向，故必择本经至当之脉证而标之。读书需谨记提纲以审病之所在，然提纲可见者只是正面，读书又要看底板，再细玩其四旁，参透其隐曲，则良法美意始可了然。"柯氏此言揭示了经方由入门而至登堂入室的过程与方法。

所以大凡学习经方者，只要能遵循经方的思维特征，把握前进的方向并持之以恒的努力，假以时日，不难成就一方良医。

经方不难，难在入门。入门不难，难在定见。能破定见，必可入门。此日入门，他日登堂。入不了门，那是无缘。佛不诳语，医何不然。

谢谢大家，如有不妥当的地方，敬请各位老师批评指正。

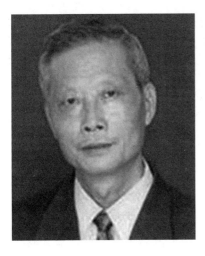

【名师介绍】

梅国强，现为湖北中医药大学教授、主任医师、博士生导师，广州中医药大学兼职博士生导师。曾任中华中医药学会常务理事、中华中医药学会仲景专业委员会顾问、湖北省中医药学会副理事长、湖北省中医药学会仲景专业委员会主任委员、《中医杂志》编委、湖北省科协常委、湖北省《伤寒论》重点学科学科带头人。1992年被批准为湖北省有突出贡献的中青年专家，同年享受国务院政府特殊津贴，第三、四批全国老中医药专家学术经验继承工作指导老师。发表论文40余篇，主编全国规划教材及专著10余部，其中主编的《伤寒论讲义》（人民卫生出版社出版）于2005年获全国医药教材一等奖、2009年获全国中医药教材优秀奖。梅国强教授多年潜心研究经方治病的内在机制，临床擅长运用经方治疗心血管、消化系统疾病及疑难杂病。

增损柴胡加龙骨牡蛎汤临证思辨录

湖北中医药大学　梅国强

各位同道，早上好。首先，我要感谢广州中医药大学，以及广州中医药大学第一附属医院，感谢江西省中医药局，感谢江西省南昌市第九医院。我特别要提到的是徐汝奇先生，徐先生不辞辛劳，承办了此次经方会议，让我这个垂垂老者非常感动。我这次应他邀请，来到井冈山，在革命圣地讨论中医药的问题，别有一番风味，我特别感谢他。

今天，我要向大家汇报的题目是"增损柴胡加龙骨牡蛎汤临证思辨录"。我在历届经方班的演讲都以"思辨录"为题目。为什么用"思辨录"呢？因为在辨证论治的过程中，其中很重要的一部分是思维的问题。用什么样的方法和什么样的方式去思考问题、思辨问题，这很关键的。中医没有化验、没有检查，靠什么啊？靠四诊。四诊之后怎么办呢？就要靠人为的思辨，当然要符合逻辑的思辨。所以，我就用"思辨录"为题。

柴胡加龙骨牡蛎汤看起来不大起眼，虽然有人用，但是用的人不多。柴胡加龙骨牡蛎汤出自《伤寒论》107条："伤寒八九日，下之，胸满烦惊，小便不利，谵语，一身尽重，不可转侧者，柴胡加龙骨牡蛎汤主之。"此为外感病，病程比较长，并且经过误治，衍成复杂之证。误治后，病入少阳，邪气弥漫，表里俱病，虚实互见，症状纷呈。此时病邪不单纯在少阳，也不单纯在某一个地方，当然它也没有离开少阳。我为什么说没有离开少阳呢？这是有根据的。首先，因为少阳经气不利则"胸满"。这个"满"字，如果与胸胁相连，那就是闷的意思，也可以直接读成"闷"；如果是与腹相连，那就是满的意思，腹部胀满。其次，少阳火郁，兼胃有燥热，上扰心神则心烦。心烦有两方面的原因：一个是少阳病本来就有心烦，像96条："伤寒五六日中风，往来寒热，胸胁苦满，嘿嘿不欲饮食，心烦喜呕……小柴胡汤主之。"就说到"心烦"。第二个，心烦是因为有阳明之热。从何以见呢？读《伤寒论》是需要以方测证的。在柴胡加龙骨牡蛎汤里面，用了比较小剂量的大黄，大黄用在这里绝对不是攻泻阳明腑实，因为在柴胡加龙骨牡蛎汤里大黄的剂量只有大承气汤的一半。大承气汤大黄是四两，在柴胡加龙骨牡蛎汤里只有二两。这里的大黄，是用来和胃泄热，不存在攻泻阳明腑实的问题。所以，心烦有两方面的原因：一是少阳病本来有心烦；二是有阳明胃热。另外，热邪上扰心神，甚则神志昏暗，故有"谵语"。而胆火妄动，肝魂不藏，则惊惕。肝胆是互为表里的脏腑，胆与肝都属于木，一个为甲木、一个为乙木，所谓阴木、阳木。木有诸多的特性，其中一个特性是容易化火。所以，胆火妄动，肝魂不藏，就有惊惕。据方中有茯苓、半夏推测，烦惊谵语还当与痰火上扰有关，所以方中有茯苓、半夏化痰。最后，因为三焦亦属少阳，故胆火内郁者可以引起三焦决渎失职，膀胱气化不利，而见小便不利。气失条达，上下内外皆郁热不通。因此，"一身尽重，难以转侧"。所以说，这个病证是复杂的，它多半出现在广义的热病后期，经过反复误治，病情缠绵难解，在这种情况下形成虚实互见、表里俱病、病情复杂的情况。

以上为外感病中所见。也就是首先患了外感病，而经过失治误治，形成这样一种病证。这种情况在临床中有没有呢？有，但是不多见。我认为，这种病证多见于内科杂病中。所以我现在重点讲的是，在内科杂病范畴中，如果碰到这种病证，我们应该怎么运用柴胡加龙骨牡蛎汤这个方子呢？

我个人认为，在内科杂病范畴中使用本方，应以胸满烦惊为主，至于说一身尽重、小便不利，可以有，也可以没有，但我认为胸满烦惊是主体。因为胸满乃少阳主证之一，心烦又是其一也，小柴胡汤证就既有胸满，也有心烦。所以我们说其病仍在少阳，是有据可循的。那么心烦之甚者，有的表现为容易受惊吓、心惊肉跳、惊恐等。"惊"是易惊惕的意思。不要看胸满烦惊只有四个字。其中，"胸满"是一个症状，"烦"是第二个症状，"惊"是第三个症状。四个字包含了三个方面的主证，这三个症状之间常可互相影响。例如，有的人起病只有胸闷，没有其他的症状，当胸闷的时间较长，情怀不展，则易致烦、惊。男同志胸闷的人少一些，而女同志胸闷的人多一些。为什么呢？因为女同志容易心情不舒畅，如家里有什么事、孩子不听话等，都会导致心里不舒服，不舒服就胸闷。而有些人则心烦日久，胸臆难舒，而引起胸满、易惊。心烦，不一定要发脾气。有的病人说心烦，我问他脾气大不大，他说我不发脾气。心烦、郁闷、表情沉默，可以在一位病人身上同时存在。而有的病人心烦，一烦就发脾气。说点笑话，在家里，老公常是女同志发脾气的对象，一有不舒服就对老公发脾气，因为觉得对外人发脾气不好，对老公发脾气，老公可以体谅。而有一种女同志则不容易发脾气，她只要一烦起来，只想一个人关着门，静静地坐着，不希望别人来干扰她。所以，心烦与沉默可以在一个人身上同时存在。早几年，有一种文化现象，青年人穿的 T 恤衫，在背后印有字，印什么字呢？"别理我"，让别人不要惊扰他，意思是："别理我，我心里烦着呢。"这个文化现象就说明，心烦与不愿意别人打扰是可以同时存在的。当然，这是玩笑啊。还有一种人，是因为受惊吓，或者较长时间接触自己认为可怕之事，亦引起惊惕，惊而不愈则胸闷心烦随之出现。我最近遇到一位女同志，她见了同一办公室的另一位同事就不舒服，时间一久，问题就来了，出现的症状就类似于柴胡加龙骨牡蛎汤证。

除了"胸满烦惊"之外，"一身尽重，不可转侧""谵语"，这些症状不作强调，可以兼有，也可以没有，作为参考因素。

在内科杂病中，我们要强调"胸满烦惊"四个字。这四个字有什么联系？症状之间，孰轻孰重？谁先谁后？谁是因谁是果？甚至到一定的阶段，反因为果，或者反果为因。如果我们在内科杂病当中，这样去思考问题，我想柴胡加龙骨牡蛎汤是大有用武之地的。

关于柴胡加龙骨牡蛎汤的组成及方解，我就略过去不讲了。下面我根据自己在临床中运用柴胡加龙骨牡蛎汤的情况，列举七个方面的内容。

一、和解少阳、化痰活血、祛风通络以治痫病

临床中，我们经常癫、痫不分。这是因为西医学把痫病称为癫痫，而在中医的古籍中，癫、狂、痫三者是不同的，是分开来论述的。有的中医古籍中，同时提到"癫""痫"这两个字，但实际上，它讲的有的时候是癫，有的时候是痫。我认为根据中医学理论和病情的差异，应该将癫、狂、痫这三种病分开而论。

痫病是一种反复发作，神志异常之病，其轻者表现为短时的神志模糊、目睛直视、失神，或口角牵动、吮嘴等，吮嘴就是说嘴唇像小孩吸奶样的，不停地吮吸。重者猝然昏倒、不省人事、手足抽搐、口吐涎沫、两目上视，往往昏倒时喊叫一声，或者在抽搐时喉中有声。一般人发作后，即使没有人抢救，长则十来分钟，自己也会苏醒，苏醒以后和常人一样。

痫病的病因有七情失调、饮食不节、病后继发等，也就是说先得了某种病，而引起后继的痫病，就是病后继发。还有的人是因先天因素，出生就患有痫病，这当然是指婴幼儿。

痫病的病机，我个人认为，以痰为基本要素，常兼有气、风、火、瘀等。如痰湿内聚兼气机逆乱，致痰蒙清窍；或兼火旺，逼痰上扰；或兼风火相扇等，皆能使本病发作。气主要指气郁之类。一般在初发的时候，或者病程不是太长，都以气郁为主。当然，病发日长，从年轻发病发到五六

十岁，这个时候就不一定是气郁了，可能是气虚。要看病程的进展，身体的强弱，来决定是气郁还是气虚。风，可以是内生之风，也可以是外感之风。火，在兼有少阳证候的情况下，少阳火郁，相火比较盛则为火。瘀，有的病人是一开始便有瘀血。比如说脑外伤之后继发癫痫，不论做手术还是没有做手术，这种病人就与瘀血有关。

柴胡加龙骨牡蛎汤能和解枢机，清泻相火，重镇安神，通阳化痰，攻补兼施，故能治疗痫病。

我在这里提出柴胡加龙骨牡蛎汤可以治疗痫病，为什么呢？《伤寒论》的第 107 条没有讲柴胡加龙骨牡蛎汤可以治疗痫病，但我们是否可以在不违背经典的核心理论、不违背经典的辨证论治的基础上，拓展这个方子的应用呢？

[**病例**]

周某，女，17 岁。

病史：患者因左颞叶星形细胞瘤Ⅰ～Ⅱ期而行手术治疗，术后继发痫病 2 年，来诊时复发 3 天。发时面部肌肉掣跳频繁，无四肢抽搐，神志虽清楚，但难以自如活动，持续数分钟自行缓解，一日几度发。大便日行 3 次，或成形，或不成形。咽痛而痒，微咳，饮食尚可，尿时尿道涩痛（素有尿道炎病史），舌质红苔白厚，脉沉缓。

辨证分析：星形细胞瘤乃颅内的恶性肿瘤，手术不可能完整剥离，只能把主体部分切除。所以做了手术之后，患者有可能继发癫痫。继发癫痫还是其次，主要是这种病复发率很高。当复发的时候，中西医都不太好办了。

中医学认为，此病由毒邪与气血痰瘀结聚而成。手术治疗难以尽行切除，还会造成一定的损伤，故术后痰火复扰。手术以后为什么会痰火复扰呢？因为星形细胞瘤在颅内，当没有症状时，病人是不会去做检查的。只有症状明显时，病人才到医院检查，才会发现是星形细胞瘤。既然是恶性肿瘤，就一定要做手术切除，可是手术又不能切除干净，况且手术本身也是创伤。所以，术后容易痰火复扰，以成痫病。换言之，如果不做手术，就让它继续发展下去，病者继发痫病的可能性也是存在的，而且几率也是比较高的。手术以后虽可以暂时缓解，但病根未除，又受到手术的损伤，因此继发痫病在情理之中。

病者的咽痛兼咳嗽，乃少阳相火上炎使然。咽痛咳嗽不要以为都是肺火肺热，也有胆木化火，或者肝木化火的。在经脉上、在功能上，咽为少阳之使。因而少阳火旺引起咽痛也是多见的。尿道涩痛，为相火内郁，水道不利所致。手少阳、足少阳都属于少阳，况且手少阳三焦经主水火、气机，是通行的一个道路。当少阳相火旺的时候，也可以引起水道不利，所以小便涩痛。这个小便涩痛，是病人过去旧病复发的问题。我分析整个病情，此病与柴胡加龙骨牡蛎汤证基本相符。

治法：和解少阳，化痰活血，祛风通络，重镇安神。

处方：柴胡10g，黄芩10g，法半夏10g，桂枝10g，白芍10g，煅龙骨15g，煅牡蛎15g，磁石10g，陈皮10g，茯苓30g，石菖蒲10g，远志10g，郁金10g，土鳖虫10g，丹参10g，全蝎10g，蜈蚣2条。14剂，每日1剂。若尿痛明显者，加土茯苓50g，萆薢30g，乌药10g；头痛者，加蔓荆子10g。共治疗2月有余，症状消失。

我需要说明以下三点：

第一，柴胡加龙骨牡蛎汤本无芍药。可是我在用方的时候常加用白芍，我加白芍意在协桂枝调和营卫，因为柴胡加龙骨牡蛎汤里面有桂枝，我加上白芍，就好像在方子里面增多了一个桂枝汤，桂枝汤的主要配伍就是桂枝配白芍。另外，白芍还助土鳖虫、丹参之类以通行血脉。大家不要以为芍药就是养阴的。在《神农本草经》里，芍药"主邪气腹痛，除血痹，破坚积寒热、疝瘕，止痛，利小便，益气"。所以，芍药不单纯养阴，还能除血痹、通行血脉，配合土鳖虫、丹参之类，可增强通血脉的作用。

第二，原方有铅丹，但铅丹有毒，所以我不用铅丹，而是用什么呢？用磁石。以前我用生铁落，可是现在找铁匠不容易，我就干脆用磁石代替。这点是我要说明的。

第三，当病者症状消失之后，没有再来门诊，不知其后情形。我认为什么事情都应该实事求是。因为星形细胞瘤是恶性肿瘤，本来就容易复发。我治疗，让她的病情稳定下来、缓解下来，这只是临时有效。因为她没有再来，以后的情况怎么样，我就不知道了，所以我要特别地说明一下。

二、和解枢机、化痰活血、重镇安神以治忧郁型精神分裂症

西医学所说的精神分裂症，大概属于中医学狂病、癫病的范畴。在西医分类中，有一种是忧郁型的精神分裂症，这属于中医的癫病。其临床表现为，神情抑郁、沉默呆痴、语无伦次、静而少动；又随病程久暂、病情轻重、病机牵连不同，而有不同的表现，如喃喃独语、妄言妄语、幻觉、幻听、梦魂颠倒、神思恍惚等。本病以肝（胆）、脾（胃）功能失调为主，兼气、痰、火、瘀相互干扰，转而影响脏腑功能，继而形成本病。这些病邪因素首先侵犯什么地方呢？这是一个神志错乱的病，心为君主之官、主神明，故受病邪侵犯，心首当其冲。另外，肝藏魂、胆主决断，若二者受病邪干扰，则藏魂与决断失职。再就脾胃而言，脾是主运化的，一是运化精微，二是运化水湿。"饮入于胃，游溢精气，上输于脾；脾气散精，上归于肺；通调水道，下输膀胱。水精四布，五经并行"（《内经·经脉别论》）。这就是脾的正常功能。脾还主肌肉、主四肢，功能是多方面的。当脾运化失职以后，它运化精微的功能就下降了，而且水湿停聚。水湿停聚的结果就是聚而成痰，所以脾为生痰之源。脾为生痰之源，复为痰湿所困。痰湿本来是脾虚不能运化的结果，是一种病理产物。当它愈积愈多的时候，那就反果为因了。当湿邪太重了，反过来侵犯脾，困顿脾阳，久之气血不旺，故虚实互见。

徐灵胎的《伤寒论类方》里面，在解释柴胡加龙骨牡蛎汤的时候，讲了一段话："此乃正气虚耗，邪已入里，而复外扰三阳，故现症错杂，药亦随症施治，真神化无方者也。"他又说："此方能下肝胆之惊痰，以之治癫、痫必效。"

[病例]

李某，女，18岁。

病史：其初中毕业后，未考取高中，又不愿帮助家务，更不愿做农活，无所事事，久而发病。来诊时，患者诉心悸频发，数分钟自行缓解，心烦，胸闷，难以入睡，多梦易醒，易惊惕，思绪纷乱，有时沉默不语，

有时自言自语，不愿与人交往，甚则独处一室，疑心重，幻觉、幻听，月经尚正常，经期腰痛，脉缓，舌质红苔白薄。服抗精神病西药3种（药名不详），症状未能缓解，病情如上。

辨证分析：分析此例，患者初中毕业，恰在青春期，未考取高中，已使情志不舒。父母务农，兼营小商，忙于生计，无暇开导，以致发病。其症心悸、心烦，是心火自旺或相火扰心所致。病人因为心情抑郁，郁而生火，所以心烦可能是心火自旺，或者是相火上扰所致。我认为这位病人主要是相火扰心。为什么呢？因为肝胆之火谓之相火，而她有胸闷等与柴胡类汤有关的症状。难以入睡、多梦易醒、易惊惕等是痰火兼风，不唯扰乱心神，而且肝魂难藏。为什么我一开始就强调"胸满烦惊"是柴胡加龙骨牡蛎汤证的一个重点？我讲的病案，或多或少都与"胸满烦惊"有关。对于一些病人，"胸满烦惊"是主要症状；而另一些病人，虽然"胸满烦惊"不是主要症状，就如这个病者，以其他精神方面的症状为主，但这些症状都与"胸满烦惊"有关。正因为此，我才考虑柴胡加龙骨牡蛎汤，否则就容易漫无边际了。再看"有时沉默不语"诸症，无不与痰火气郁相关。

治法：和解枢机，化痰活血，重镇安神。

处方：柴胡10g，黄芩10g，法半夏10g，太子参10g，桂枝10g，白芍10g，煅龙骨15g，煅牡蛎15g，磁石10g，石菖蒲10g，远志10g，钩藤30g，土鳖虫10g，当归10g，川芎10g。此为基本方，若苔虽薄白，而舌质转为鲜红，哭笑无时者，加丹参、百合、知母；失眠严重者，加酸枣仁、夜交藤、合欢花之类。

这个方子与前一个病案的方子大同小异。我以此方断断续续治疗3年有余，上述诸症均有明显减轻，可以参加家务劳动，与母亲及周围的熟人相处亦较融洽。然后我将前方改为中药蜜丸，以巩固疗效。在治疗期间，虽然没有停用西药，但配合中药治疗之效果，显而易见。她没有吃中药之前，也是在服用三种抗精神病的西药，但仍然有那么多症状，而加上中药以后，病情明显缓解。我听说她现在已经结婚生子了，生活正常。

三、和解枢机、柔肝清火、化痰安神以治绝经期前后病证

绝经期前后病证，在西医叫做围绝经期综合征。绝经期在什么时候

呢?《内经》早就讲了,女子"七七,任脉虚,太冲脉衰少,天癸竭,地道不通,故形坏而无子也"(《素问·上古天真论》)。以上论述,虽属正常的生理过程,然则此时女性毕竟处于人生由壮至衰的转折期。当她在壮年的时候,阴阳是平衡的。而现在,既往的阴阳平衡正在发生改变,新的阴阳平衡尚未完全建立。当它完全建立之后,这些病证就没有了。你看有些七八十岁的老太婆,她就不会有绝经期的表现,因为她已经调整好了,新的阴阳平衡已经建立。而我们所说的绝经期前后是指旧的阴阳平衡尚没有完全破坏,新的又没有完全建立,因而患者会产生诸多不适,甚至症状纷呈。

此时太冲脉衰少,不仅妨碍肝、胆、脾、胃的功能,且令阴血难任胞宫盈亏之事。因为冲脉起于胞宫,附于阳明而隶于肝,故有以上诸变化。以前是"任脉通,太冲脉盛,月事以时下",现在则不可能了。或者说,有可能,但不规则,如有些人两三个月才来 1 次月经,而且量极少。

在这里,我讲一点题外话。我认为,在绝经期,病者是哪一方面出现了不平衡,你就调理哪一个方面。单纯补肾,不是一个好办法。为什么有绝经期诸症呢?那是因为天癸绝了,西医学是指性激素水平降低了。所以,西医就用激素治疗。现在西医意识到在激素治疗后会诱发很多问题,所以也不常用激素治疗了。中医学认为,激素水平低了,天癸也绝了,当然就是肝肾不足。这一时期的妇女有没有肾阴虚、肾阳虚,或者肝肾阴虚的呢?有,这确实有。可是中医不能想当然啊,肝肾不足是辨证辨出来的,人是千差万别的,不应该认为到了这个年龄就当然肝肾不足,于是补肝肾,或者补肾阴、补肾阳。效果呢?想当然地给病人补肝肾,效果都不佳。只有遇到了肝肾不足的病人,用补肝肾的方法效果才会好。滋养肝肾的方法我也用,可是我在治疗时发现,十个病人中最多有一两个需要补肝肾、降肝火。多数病人需要用多种手段来调整。病人哪个地方不平衡,哪个地方有问题,就要调整哪个地方。这是我的主要观点。

本方能和解少阳,疏利枢机,清泄少阳、阳明之热,重镇安神,扶正祛邪,燮理阴阳。燮理阴阳就是调和阴阳,此时旧的阴阳平衡正在改变,新的阴阳平衡尚未完全建立,故燮理阴阳显得非常重要。所以,柴胡加龙骨牡蛎汤可以治疗绝经期前后的某些病证。

但是我们不能反过来讲，一见到绝经期诸症，就一定用柴胡加龙骨牡蛎汤，这就不是中医的辨证观点了。

下面，我再举一些案例。

[病例1]

周某，女，52岁。

病史：心悸阵发，乍热、乍汗、面乍赤，汗后不恶寒，心烦不安，胸闷气短，胆怯，易惊惕，耳鸣，耳聋。患者已绝经1年，饮食尚可，二便自调，苔薄白，脉沉。

乍热、乍汗是说病人会突然地发热，特别是上半身燥热难当，如果不脱衣就热得难受，汗一直冒，但如果把衣服脱了，又会觉得冷，每天脱衣、穿衣，反复多次。仅这个症状，就让病人痛苦不堪。面乍赤是说她突然发热、满面通红，在中医描写是"面赤如醉"。胆怯、易惊惕是说她平时一个人在家里好好的，可当丈夫下班回家，稍微走路重了一点，就会吓得心慌乱跳，责怪丈夫，这就是易惊惕。

辨证分析：证属枢机不利，胆火内郁，上扰心神。乍热、乍汗、面乍赤，看似肝肾阴虚，肝阳上亢，实为相火郁甚而发。首先，肝肾阴虚，脚不会冷、四肢不会冷。而这位病人，面发红、出汗，整个上半身发热，可是脚是冷的。那是不是戴阳证？格阳证？戴阳证、格阳证的病人，症状很重，处在垂危阶段，卧床不起。而本案病人，要上班还能上班，只是不舒服。这与戴阳证、格阳证可相鉴别。其次，若肝肾阴虚，肝阳上亢，脸上发热、发红持续的时间是比较长的，不可能一天反复好几次。而且，脸上发热、发红常出现在午后，要持续一个下午，到后半夜才能缓解。而胆火内郁而发的特点是频发而持续的时间短，常表现为多汗，这类病人一阵发热、一阵汗出，一天好几次。肝肾阴虚的面赤发热，一般无汗。这也可以和阴寒证里面的格阳证、戴阳证相鉴别。因为如果格阳证、戴阳证有汗出，那是大危之象，急用大剂的附子回阳，阴不得有汗，有汗即危症。

治法：和解枢机，柔肝清火，化痰安神。

处方：柴胡10g，黄芩10g，法半夏10g，桂枝10g，白芍10g，煅龙骨15g，煅牡蛎15g，当归10g，川芎10g，茯苓50g，酸枣仁30g，炒栀子

10g，牡丹皮 10g，夜交藤 30g，合欢花 20g，旱莲草 30g。7 剂，每日 1 剂。

二诊：乍热、乍汗、面乍赤、心烦明显减轻，耳鸣亦减。胆怯、易惊惕、多梦好转。双侧肩颈疼痛，纳可，二便自调，脉弦缓，苔薄白。上方加土鳖虫 10g，红花 10g。共服 2 周，疗效较佳。

[病例 2]

王某，女，49 岁。

病史：患者 17 年前行子宫切除术，此后经常失眠，大便干结，约 1 周一行，渐至气短，喜叹息，小便白天较少，夜间量多。后头部胀痛，头昏，甚则眩晕，面乍赤，乍汗，心烦，阵发心悸，幻觉幻听，易惊惕，腰膝酸软，脉弦缓，舌苔中心白而略厚。

辨证分析：证属少阳枢机不利，相火内郁，扰乱心神。

我在前面反复强调，胸闷烦惊是柴胡加龙骨牡蛎汤证的主要矛盾。具体到这位病人，他的症状也应该与此相关。这位病人幻觉幻听、易惊惕，这是关键。

治法：和解枢机，柔肝泻火，化痰安神。

处方：柴胡 10g，黄芩 10g，法半夏 10g，太子参 10g，桂枝 10g，白芍 10g，煅龙骨 15g，煅牡蛎 15g，磁石 10g，当归 10g，川芎 10g，郁金 10g，石菖蒲 10g，远志 10g，生蒲黄 10g。7 剂，每日 1 剂。

二诊：患者喜叹息、幻觉幻听好转，后头部胀痛消失，但头晕有所加重，睡眠差，脉弦缓，舌苔中心淡黄略厚。舌苔中心淡黄，说明病邪有一点化热的趋势，或者是因为通过和解透达之后，内藏之热已经外露，表现在外了。

所以，于上方去当归、川芎、生蒲黄，加胆南星 10g，黄连 10g，钩藤 30g。再服药 3 周，效果尚称满意。

四、和解枢机、化痰解郁、重镇安神以治"善恐"症

"善恐"，方书中多有记载，然在当前的《中医内科学》或中医病证分类中难觅其踪迹，很难找到与惊恐有关的病名。可是病人却又有恐惧的症状，那我们怎么诊断呢？既然以恐惧为主证者，我姑且称其为"善恐"。

我在"善恐"一词上打了引号，因为我没有办法给这种症状命名，就自己起了个名字，叫做"善恐"，并用引号表明。这种病人有什么问题呢？他就是恐惧、害怕。除了恐惧，就没有别的问题了，一切正常。中医里面说"恐伤肾，恐则气下"，人所共知，临床亦确有其事。其实恐惧所伤，不仅在肾。因人为有机整体，大恐之后，对脏腑之影响常与身体强弱、禀赋差异、脏腑偏胜偏衰有关。有些人禀赋充足，胆壮气豪，什么事也吓不倒他，砍头只当风吹帽，你想让他骇恐惧甚是不可能的。所以，这个与禀赋的影响很大，与心理活动有关。

我在这里举两个病例。

[病例1]

吴某，女，51岁。

病史：恐惧感明显1年，多方治疗乏效。患者1年前夏天迁居郊区新建房，环境荒野。一夜安然入睡后，突然狂风大作，暴雨倾盆，惊雷乍响。患者于睡梦中惊醒，恐惧莫名，虽有家人在侧，多加安慰，仍不能缓解其恐惧。其后1年仍有明显恐惧感，白天不敢一人独处一室，夜间常被噩梦惊醒。饮食尚可，二便正常，月经周期紊乱，苔薄白，脉弦。

辨证分析：证属胆气虚怯，决断失职，兼有痰瘀。

治法：和解枢机，化痰解郁，重镇安神。

处方：柴胡10g，黄芩10g，法半夏10g，桂枝10g，白芍10g，煅龙骨15g，煅牡蛎15g，磁石10g，石菖蒲10g，远志10g，当归10g，川芎10g，牡丹皮10g，丹参30g，酸枣仁30g，土鳖虫10g，珍珠粉6g。

我用此方略事加减，共治疗4个多月，患者诸症不再明显，白天可以一个人独处，夜间凡有亲属在家，则无明显症状。将上方改作丸剂，以巩固疗效。这位病人现在还隔三岔五地找我，但再不是治疗恐惧了，而是感冒、头痛等其他病。

下面再讲一个缓慢形成的"善恐"病例。"善恐"亦有缓慢形成者。当患者身处复杂的社会及家庭环境时，尤易发病。

[病例2]

陶某，女，51岁。

病史：患者恐惧感明显多年，情绪紧张，焦虑，睡眠不安，易惊惕，饮食尚可，二便正常，脉弦缓，苔薄白。

病机、治法与前例略同。有的病人，新起之病与旧延之病在治法上可能有区别。但是在某些情况下，新起之病，与旧发之病病机相同，那么治法也会大体相同，不会有太大出入。

处方：柴胡 10g，黄芩 10g，法半夏 10g，桂枝 10g，白芍 10g，煅龙骨 15g，煅牡蛎 15g，磁石 10g，酸枣仁 30g，柏子仁 10g，当归 10g，川芎 10g，丹参 30g，茯苓 30g，琥珀末 6g（冲服）。

以此方略事加减，断续治疗约 10 个月，共服药 56 剂，患者病情大为缓解，恐惧感偶生，经家人安慰后则消失。

应该说明的是，以上 2 例，舌苔均为薄白，舌质正常，若舌苔白厚（腻），或黄厚（腻），舌质红或绛，则以加减柴胡温胆汤为宜。

五、和解枢机、化痰活血、祛风通络以治颈椎病

颈椎病据其临床表现不同，可分颈项强痛、肩颈痛、头痛、眩晕等。其病机、治法较为复杂，不是一篇文章所能解决的，现我就柴胡加龙骨牡蛎汤所能治者说明如下。颈椎病可用之方很多，柴胡加龙骨牡蛎汤不过是众多方剂中的一个。究竟柴胡加龙骨牡蛎汤能治疗什么类型的颈椎病呢？

首先，从部位和经脉循行来看，足少阳之脉"……上抵头角，下耳后，循颈……"颈是指颈部的两侧，在古书里面，颈和项是有区别的。后部叫做项，两部叫做颈。足太阳之脉"……其直者，从巅入络脑，还出别下项，循肩髆内……"足太阳膀胱经是从后面通过，而不是从侧部通过的。足少阳胆经是"循颈"，足太阳膀胱经是"下项"。其病多有此二脉所过处之酸麻胀痛，或头痛、眩晕等。从经脉循行来看，太阳、少阳这两条经脉直接经过颈项。

那么，问题来了。本方所治之病，虽较复杂，但据 107 条原文所载及方药组成分析，当与太阳无关。此问诚然有理，然则前已说明，我用之方常加入白芍。加白芍的理由，一方面，意在与桂枝配伍调和营卫；另一方面，能够帮助活血药，增强活血通络的作用。另外，加入白芍后，其方暗含柴胡桂枝汤意，是药加一味，而兼治少阳、太阳二经。所以，我们在学

习《伤寒论》、运用《伤寒论》时，要理解张仲景辨证论治的精髓，掌握张仲景方剂组成、变化、加减的精髓。这个方子加上一味药，方义就不同了。没有白芍，怎么样也牵连不到太阳；加上了白芍，这个方子就可以治疗太阳经脉的病。我个人体会，张仲景的《伤寒论》语言非常简朴，但是意义非常深刻。

还有问题，什么问题呢？足少阳胆经循颈，而足阳明之脉亦循颈，何不加入治阳明之药？再加一味，是不是又治一经呢？我的回答是：若上述症状确与阳明有关，并伴有头痛头晕之类的症状，那就不用柴胡加龙骨牡蛎汤。假令这位病人是属于阳明风热上扰，我常用葛根芩连汤，葛根芩连汤可以很好地清阳明之热。再从病情来看，此类病证多发于中老年患者，且与职业相关，如长期伏案工作，静多动少之人，常有经脉不利，气血失和，虚实夹杂等潜伏因素。又因少动，以致脾运失职，而生湿痰。或兼内风上扰，或兼外风侵袭。如此则本方颇为相宜。

[病例 1]

肖某，女，63 岁。

病史：退休前为行政干部，退休后除家务外，很少活动。来诊时头昏，体位改变时加重，头痛，颈项强痛，伴睡眠不安、心烦、易惊惕，苔白略厚，脉弦缓。颈椎 MRI 发现：颈椎第 2~7 椎间盘向后突出，颈椎第 6~7 椎管狭窄。

辨证分析：以此病情对照前述说明，较为符合柴胡加龙骨牡蛎汤证。对照《伤寒论》107 条之论述，则心烦、易惊之主证已经出现。为什么我举的病例都用柴胡加龙骨牡蛎汤呢？因为病人出现的症状都与烦、惊有关。不过这位病人的主证应该是眩晕、头痛、颈项强痛，烦、惊是次要症状。又因体位改变时头昏加重，故不仅活动时十分谨慎，即使令其卧位时，亦不敢随意转侧身体。此与 107 条之一身尽重、不可转侧的机理相似。但大家不要形成这样一个印象，认为体位改变的时候眩晕加重，就要用柴胡加龙骨牡蛎汤。因为体位改变的时候，眩晕加重，与痰饮、水湿、瘀血都有关系。如《伤寒论》苓桂术甘汤证："伤寒若吐、若下后，心下逆满，气上冲胸，起则头眩，脉沉紧，发汗则动经，身为振振摇者，茯苓桂枝白术甘草汤主之。""起则头眩"是什么意思啊？"起则头眩"表明体位改变的时候眩晕加重。有些病人一起床就会出现头晕，有些病人是在床上翻个身就觉得天旋地转，还有些病人坐久了一站起身就头眩，甚至有跌倒的趋势。这种情况引起的头眩，就不是柴胡加龙骨牡蛎汤所能治的。那是水饮证，还有痰饮痰浊上犯等原因造成的。所以，体位改变引起头眩有多种原因。大家要注意。

治法：和解枢机，化痰活血，祛风通络。

处方：柴胡 10g，黄芩 10g，法半夏 10g，桂枝 10g，白芍 10g，煅龙骨 15g，煅牡蛎 15g，磁石 10g，茯苓 30g，陈皮 10g，白芥子 10g，当归 10g，川芎 10g，土鳖虫 10g，红花 10g，全蝎 10g，蜈蚣 2 条。7 剂。

二诊时，诸症减轻，于上方加水蛭 6g，再服 14 剂，诸症不显。

随着经济的发展，社会环境的改变，此病有年轻化趋势，如下例。

[病例 2]

杜某，男，25 岁，学生。

病史：患者因学习紧张，休息、锻炼均少，以致头昏，失眠，视力疲劳，不欲睁眼，手足麻木，乏力，情绪紧张，易激动，纳差。头颈部 MRI 发现：左侧卵圆中心小软化灶，颈椎上段轻度反弓，颈椎第 5~6 椎间盘轻度变性。眼科检查：屈光不正。

辨证分析：证属枢机不利，经脉失和，风痰上扰。

治法：和解枢机，化痰活血，祛风通络，重镇安神。

处方：柴胡 10g，黄芩 10g，法半夏 10g，桂枝 10g，白芍 10g，煅龙骨 15g，煅牡蛎 15g，磁石 10g，石菖蒲 10g，远志 10g，郁金 10g，当归 10g，川芎 10g，酸枣仁 30g，茯苓 50g，夜交藤 30g，合欢花 20g。共服 21 剂，诸症明显好转。

六、和解枢机、化痰活血、重镇安神以治眩晕

《伤寒论》107 条虽未涉及眩晕一症，然则柴胡加龙骨牡蛎汤证并未脱离少阳病范畴，不过有所变化而已。既然眩晕在少阳病范畴之中，则枢机不利、胆火内郁仍是其病机之要素。据《伤寒论》263 条"少阳之为病，

口苦，咽干，目眩也"可知眩晕仍是少阳主证之一。但凡主证、病机与此相合之眩晕，本方不失为首选方剂。

[病例]

汪某，女，27岁。

病史：患者因心情抑郁、头昏而就诊于西医，经多种检查，如MRI、脑血液图等，均未发现明显器质性病变。医院给予抗忧郁西药治疗，用药后患者出现头晕目眩，甚则如坐舟中，伴恶心、干呕、纳呆、心悸、自汗、心情抑郁加重、梦多、易惊醒，因而自停西药。月经周期正常，伴腹痛、腰酸，苔白略厚，脉缓。血压100/80mmHg。

辨证分析：此案眩晕为少阳主证之一，而心情抑郁，似为96条"默默""心烦"之互词。恶心、干呕、纳呆与该条"喜呕""不欲饮食"略同，乃木邪犯胃所致。心悸，在96条为或然症，在264条为少阳病误治之变证。其文曰："少阳中风，两耳无所闻，目赤，胸中满而烦者，不可吐下，吐下则悸而惊。"梦多、易惊醒与264条之"惊"、107条之"胸满烦惊"相似。观此，其病机为枢机不利，胆火内郁，风痰上扰，心神不安，兼有瘀血。

处方：柴胡10g，黄芩10g，法半夏10g，桂枝10g，煅龙骨15g，煅牡蛎15g，磁石10g，焦白术10g，天麻10g，钩藤30g，石菖蒲10g，郁金10g，陈皮10g，茯苓30g，竹茹10g，生姜10g，当归10g，川芎10g。若咽痛，去生姜加射干10g；纳呆者，加鸡内金10g，建曲10g。共服药21剂，效果尚佳。

七、和解枢机、柔肝和血、重镇安神以治冠心病

我不推荐用柴胡加龙骨牡蛎汤治疗冠心病，但是当遇到某种特殊类型的冠心病时，用这个方子还是好的。冠心病属于中医的胸痹、心痛范畴。关于其病因病机，诸家多从瘀血、痰浊（热）、寒凝血瘀、痰瘀互结、气阴两虚、肝肾阴虚、阳气不足等进行广泛探讨。这些讨论诚然是非常深入的。但是，有的病人可能介于两者之间，既不是甲证型，也不是乙证型，或者是同时有甲、乙、丙三证的要素，或者非甲、非乙、非丙。当病者处在这种情况下，怎么治疗这就显得很重要了。在这些讨论中，认为冠心病

涉及少阳者比较少。我以前讲小柴胡汤、柴胡桂枝汤、柴胡陷胸汤、柴胡温胆汤等的柴胡汤类方的临证思辨录时，都提到了把这些方子用于冠心病的治疗，那说明少阳范畴的问题在冠心病患者中不可小视，病人很可能恰恰患病就与此有关。例如得了冠心病，病因病机除了与血瘀有关外，还很可能有兼邪，特别是当兼邪涉及少阳的时候，柴胡类方常可为临床灵动之用。

因为少阳枢机不利，水道失调，以致痰湿内生，久则血脉瘀损，即为胸痹、心痛之根由。反之，痰浊瘀血潜伏在先，亦可影响气机畅达，以致枢机不利，故此病与少阳有关联。要解决气机失畅的问题有多种手段，调和枢机是其中重要的手段之一，在某种情况下，还是非常重要的手段。另外，从经脉来讲，手少阳之脉"……入缺盆，布膻中，散落心包……"足少阳之脉"……下颈，合缺盆，以下胸中，贯膈……"（《灵枢经·经脉》）"足少阳之正……别者，入季胁之间，循胸里，属胆，散之，上肝，贯心……"（《灵枢经·经别》）可见少阳经脉与心有密切联系。上述情形在胸痹、心痛中固然较少出现，然其理论对拓展医者临证思辨能力，必有裨益。

我们在考虑一个问题的时候，认为非甲即乙、非乙即丙，这是一种思考方式。可有时候也会出现非甲、非乙，或非甲、非乙、非丙的情况，那如果我们遇到的病证在这几型之外，怎么办呢？经典著作《伤寒论》的优势就在于此。因此，要充分挖掘经典著作的优势。《伤寒论》能够帮助我们考察病情进展之间彼此相关联的问题，而且还能从中找出治法来。这个治法不一定是张仲景写明的，但是定可以根据所思考的问题自行处方。

[病例]

汪某，女，61 岁。

病史：患者因心悸、胸闷、胸痛住院治疗，诊断为冠心病。现症见胸骨中段后方阵发隐痛，伴胸闷、心悸、失眠（依赖安眠药入睡）、便秘，偶尔左下腹隐痛，胸脘有热感，易惊惕，苔薄白，脉缓。

辨证分析：证属枢机不利，相火上扰，心神不安，兼有瘀血。

处方：柴胡 10g，黄芩 10g，法半夏 10g，桂枝 10g，白芍 10g，煅龙骨 15g，煅牡蛎 15g，磁石 10g，酸枣仁 30g，柏子仁 10g，女贞子 10g，旱莲草 30g，土鳖虫 10g，红花 10g，郁金 10g。7 剂，每日 1 剂。

复诊：睡眠有所改善，胸痛减轻而偶发。心悸、胸闷消失。患者为服药方便，更为节约经费，要求改汤为丸，以巩固疗效。

那么，请问如果一位妇女 50 岁左右，医说其既有围绝经期综合征，又有冠心病，如何按照教科书标准化的证候分类呢？这属于两个科的疾病呀？其实，不管她是围绝经期综合征还是冠心病，只要她的表现符合少阳枢机不利，胆火内郁，痰浊滋生，上蒙清窍，或兼有热，兼有瘀血，就可以考虑用柴胡加龙骨牡蛎汤治疗。现在，有的病人每年做一次体检，经常在一位病人身上有多达十几种病。诊断时，要找出其主要矛盾、次要矛盾，分析主要矛盾和次要矛盾之间有什么样的牵连，我认为并不必要。在张仲景的时代，没有这么多检查，只有四诊，观察病情判断证候一样是可以治病的。

谢谢大家！

【名师答疑】

问：梅老您好，我想请您介绍一下治疗耳鸣的经验。

答：耳鸣是很难治的病。首先，引起耳鸣的原因很多，也很复杂，我是内科医生，接触了一些耳鸣的病人，有的病人治疗效果好，有的病人则无效。特别是老年人长期耳鸣，效果不好。下面我说几点，供大家去思考。第一点，肾开窍于耳。第二点，心也开窍于耳。《内经》有一段话叫做："南方赤色，入通于心，开窍于耳。"有些老年人耳鸣耳聋，耳朵检查也没什么问题，这位病人很可能伴有冠心病、高血压，因为心开窍于耳，这与心主血脉有关。第三点，与肝有关。因为耳鸣耳聋常与头晕目眩症状相伴生。《内经》中关于耳鸣、耳聋、眩晕之类的有两个说法：一个是"诸风掉眩，皆属于肝"，与肝有关；一个是"髓海不足，则脑转耳鸣"，这与肾有关。第四点，与痰有关。痰浊、痰湿、痰热，因风上犯就是风痰。风痰上扰是一大类；水饮上犯也是一类。第五点，耳鸣与少阳有关。因为足少阳胆经，"从耳后，入走耳中，出走耳前"。因此，少阳病经常会发生耳鸣。第六点，与肺气运行不利有关。例如有的病人感冒、鼻塞、流涕、咳嗽也会引起耳鸣，这就与肺气不利有关。

我在这里仅给大家一个提示。

问：梅老您好，您在用柴胡加龙骨牡蛎汤的时候，常加入当归、川芎，有何指征吗？

答：我用的柴胡加龙骨牡蛎汤里常有当归、川芎，甚至有土鳖虫、红花。为什么呢？因为这类疾患很少是在短期内形成的，多半是逐渐形成的。叶天士讲"病久入络"，那就是说，只要病久了，血络就会有瘀损，有瘀损就有瘀血。这瘀血并不是肉眼看到的瘀血，而是从病情分析及用药以后的反馈，知道这位病人有瘀血。有人可能问，有瘀血的病人用四诊不能观察吗？面目有紫斑、嘴唇是紫的、舌质紫暗、有瘀斑或者哪个地方有青纹。可是，有的瘀血用宏观即四诊，是难以发现的，只有从病情推理当中，才知道这位病人有瘀血。所以，我认为叶天士是聪明绝顶的人。如果体内有瘀血就能被四诊发现，他就不会得出"病久入络"的结论了。我认为，病久入络不需要从宏观、从四诊去证明。比如有的病人头痛，反反复复发作很多年了，就可以给他加入当归、川芎、土鳖虫、红花一类的药，但用不妨。这只是我个人的理解，我在这里不推广。

问：柴胡加龙骨牡蛎汤里的龙骨、牡蛎是煅龙牡，还是生龙牡？

答：柴胡加龙骨牡蛎汤的龙牡肯定是煅龙牡，只是在《伤寒论》里面没有用"煅"字。在龙骨、牡蛎后面有个"熬"字，这个"熬"不是用水熬，"熬"字在汉代的本意是"干煎"，"干煎"就是干加热，干加热就与"煅"的意思相同。

问：您讲课的时候提到，治疗属于阳明风热上扰的颈椎病常用葛根芩连汤，能再详细说一下吗？

答：颈椎病表现为头痛、眩晕、面赤、颈部疼痛、面部疼痛。我用葛根芩连汤治疗了好几例，效果都不错，特别是三叉神经痛。从经脉的循行上讲，阳明经行于面部。"足阳明之脉，起于鼻，之交颏中"，鼻梁凹陷的地方叫颏。阳明经起于鼻，也就是起于迎香这个地方。然后"旁约太阳之脉，下循鼻外，入上齿中，还出夹口环唇"。颈椎病什么情况下用到葛根芩连汤呢？必然要阳明风火过亢，否则谈不上用葛根芩连汤。

问：凡属胸满的病证，张仲景都不用芍药，如《伤寒论》21 条说"脉促胸满者，桂枝去芍药汤主之"。为什么您的方子遇到胸满的病证还加了芍药呢？

答：我认为这个问题要根据病情而论。关于胸闷去芍药的问题，《伤寒论》中有专门的条文论述，这绝对是正确的，我们一定要掌握这个方法。例如当桂枝汤证出现了胸闷，就用桂枝去芍药汤。那是因为太阳风寒表证，有汗出，并且有邪陷入胸中，胸阳有一定程度的不足，胸阳受损，病邪又陷胸中，在这种情况下用芍药，恐其酸苦敛邪，所以去芍药。但是，大家要注意，如果当病有兼邪的时候，那就另当别论了。如柴胡桂枝汤是小柴胡汤和桂枝汤的合方，只是剂量减轻，大概各1/3的剂量，这个方子就有芍药了。这是太阳少阳同病，病已入少阳，不管这个条文写没写，胸闷出现的可能还是很多的。所以说，不是一见胸闷都不用芍药。又如小青龙汤，治疗太阳表证外寒内饮。这一条有没有胸闷呢？病者以咳喘为主，十个病人有九个半都会有胸闷，没有写不等于没有。张仲景用的文字是非常简练的，咳喘的病人有胸闷是在情理之中，他可以不写。何况古人的书写在竹简上，不像我们现在用纸这么方便，那个时候，惜墨如金，写书很困难。咳喘的病人，多半是有胸闷的，小青龙汤里也有芍药。再如"喘家，作桂枝汤，加厚朴杏子佳"，那是原原本本的桂枝汤，加了厚朴、杏仁两味药。这条没有写病者胸闷不胸闷，可是病人有喘，喘证发作，十个病人有九个会胸闷。这个时候为什么不去芍药呢？所以，我们学《伤寒论》时，一定要知道一味药的加减，在什么样的情况下加，在什么情况下减，必须仔细体会一下。这是我对这个问题的理解。

问：为何您的方中没有用大黄？

答：我刚才讲了，如果是在外感病过程当中，外感病尚未解除，又出现了谵语等症状，那不管病人有没有大便秘结，都可以用到大黄。柴胡加龙骨牡蛎汤用大黄，不是为了通大便，而是因为有谵语，为了泄热和胃，即令大便是通的，此时照样可以用大黄。大黄，在这里通常是后下。在大承气汤里，大黄用四两，而这里减为二两，取其泄热和胃，以治谵语。只要有谵语，或者神志上有异常的表现，就可以用大黄。而我今天在这里主要是讲杂病。病者通常没有谵语，就算是痫病、癫病，不过是喃喃自语，以痰热上犯心神为主，而不是以胃热为主，所以我一般不用大黄。如果不取大黄泄热和胃，杂病当中多数病人不必要用大黄。

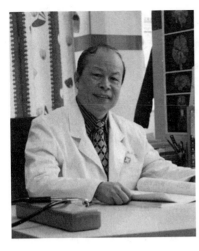

【名师介绍】

黄仕沛，副主任医师，广州市名中医，祖辈五世业医。曾任广州市越秀区中医院院长，广州市越秀区政协专职副主席，广州市越秀区中医院南院名誉院长，中华中医药学会热病专业委员会委员、广东省中医药学会脑病专业委员会顾问、广州市中医药学会常务理事。黄仕沛40余年来一直坚持工作在中医临床一线。1974年起，其兼任广州市越秀区卫生学校中医班班主任，并担任黄帝内经、金匮要略、方剂学、中医内科学等主要课程主讲教师。为广州地区培养了大量中医人才。黄仕沛临床中独尊经方，并以大剂称著，临床处方的经方运用率达95%以上，且不随意加减。力主"方证对应"，善于运用续命汤、炙甘草汤、葛根汤、防己地黄汤、小柴胡汤、柴胡加龙骨牡蛎汤等名方诊治疾病。

仲景甘草泻心汤的临床应用

广州市越秀区中医院　黄仕沛

首先我要感谢李赛美教授，还有徐汝奇老师给了我一个很好的平台，让我在这里跟大家一起讨论学习运用经方的心得和体会。借此机会，谈谈我对经方的一点感受。

我以前是研究温病的。我是怎么从研究温病转为研究伤寒的呢？温病和伤寒好像从来都是势不两立的。记得20世纪80年代初，我作为一个考试监考员，负责个体医生的临床考核。刚好病房里有一个继发性闭经的病人，年龄18岁左右。她原来是有月经的，病了之后就没月经了，而且越来越瘦，也不能吃，每顿饭只能吃一汤勺。病房的医生见来了这么多的中医医生，就邀请我们会诊一下，看看中医有没有什么办法。西医怀疑这位病人是席汉综合征。席汉综合征在西医只能靠长期服用激素治疗。我们5个中医医生围绕病人展开了讨论和辨证。有的医生说用补中益气汤，有的说用归脾汤，有的说要活血化瘀。我当时想，这位病人到底是什么病呢？这个女孩当时只有60~70斤（30~35kg），我把她的裤脚卷起来，想看看她到底瘦成什么样，发现她双脚的皮肤都是皱皱的、发黑的，如鱼鳞状。我当时第一反应就想到《金匮要略》提到的干血痨。干血痨不就有一个症状叫做肌肤甲错吗？这位病人就是肌肤甲错。什么是肌肤甲错呢？本来鱼的鱼鳞是排列得很整齐的，现在皮肤枯燥，皱皱的，就像鳞甲错乱了一样，就叫肌肤甲错。再加上她不能食、腹胀、无月经、消瘦，跟《金匮要略》中描述的干血痨是一样。所以我的意见是：这个病是干血痨，应该可以用大黄䗪虫丸治疗，结果这个女孩服用8个月，月经就来了，饭也能吃了。

20世纪80年代初我碰到这位病人之后，就觉得仲景书上的东西没有骗我，所以我重新再读《伤寒论》，重新再念《金匮要略》。其实读书的时候我已经读过两遍《伤寒论》和《金匮要略》了。我是中医学徒，没上过大学。因为在20世纪60年代，学校培养了很多中医学徒。当时，广州中医学院（现广州中医药大学）每年有200位毕业生，中医学徒每年有500位。那时流行重读中医经典，所以我开始学中医就读经典，读了《伤寒论》。到了差不多毕业的时候，我又再读了一次《伤寒论》《金匮要略》和《黄帝内经》。不过尽管中医的书籍读了不少，但因为种种原因，我对经方的认识还是模模糊糊的，只不过是靠"童子功"把书上的内容都背诵下来了而已。20世纪80年代初，我碰到了这个病例之后，我就觉得仲景的东西是真的东西，并且只要我们对应仲景的条文用方就可以了，在当时是没有方证对应这个概念的。但是，柯韵伯曾经说："仲景之主，因证而设，非因经而设，见此证便与此方，是仲景活法。"说的其实就是方证对应。我们看很多医案，特别是经方的医案，不管这个医家用的是六经学说、气化学说还是其他学说，最终都是方证对应的，这才叫经方家。我觉得用方证对应的方法去学习经方是最方便、最快捷的。20 世纪 80 年代起，我就慢慢地放弃过去的体会和心得，一心钻到《伤寒杂病论》里面，这就像陶渊明说的："觉今是而昨非。"

为什么这么说呢？"《伤寒论》是有别于《内经》的一个独特辨证理论的体系"，无论是用《内经》还是用后世的观点解释《伤寒论》都不一定对。所以清末明初时期在广东有伤寒四大家，他们被称为"四大金刚"。其中一位叫陈伯坛，他写了一本《读过伤寒论》。"读过"，不是说他随随便便地读了一下《伤寒论》。"读过"，广东话的意思是重新再读。他在《读过伤寒论》序里面有一句话："一本有一本之伤寒，一家有一家之仲景。"那到底是谁说得对呢？那必须要"以伤寒句话释伤寒"。所以我就抛弃了以前的那些心得体会，一心钻到《伤寒论》里面，这就是"觉今是而昨非"。到了 20 世纪 90 年代，我经常用经方。而到现在，我几乎都是用经方，每次门诊七八十号病人没有一个是用其他方的，我感觉用经方已经足够了。

为什么要独尊经方呢？这不是偏见或者什么，因为只有完全钻进去了，才能全部了解经方。再加上"钻"的时候忘记了其他方，因此我唯一的一条路就是要在伤寒的方里面找答案、找治疗方法，这样慢慢地就能够积累很多东西。

我刚刚提到的陈伯坛，他在《读过伤寒论》序里面还说过一句话："仲景书必跳出旁门可读，犹乎段师琵琶，须不近乐器 10 年乃可授，防其先入为主也。"这句话是什么意思呢？他说的是，仲景的书，如果要钻下去，就要跳出旁门。除仲景的书以外，其他的都是旁门，包括后世的见解、后世的书等都是旁门，就如学琵琶一样。琵琶是中国的传统乐器，很难学，必须不近乐器 10 年、不碰其他乐器才能学会它。《伤寒杂病论》也是一样，因为它是一个独特的体系。

比如我们经常的芍药甘草汤。后世对这个方的解释是酸甘化阴，如果酸甘化阴就能解决脚挛急，那么为什么其他酸甘的药不行呢？我曾经讲过一个笑话，要酸甘化阴，吃话梅不就行了吗？它也是酸的、甘的呀。所以说，我们必须跳出来才能把"伤寒"、把经方学好。包括我们现在用柴胡、升麻这些药时，应该怎么对待它们？是不是升提的？是不是劫肝阴的？肯定不是。仲景没有这个用法。升麻名称有个"升"，就表示升麻能升阳吗？不是这样子的，升降浮沉这些药物理论都不是仲景的。独尊经方，就是这个道理。

今天，我们要讨论的是一个很普通的方子——甘草泻心汤。我想通过这个普通方子教大家怎么去理解仲景的方子，然后我再讲一些自己的临床体会。李教授提到今年经方班柴胡汤剂讲得比较多，大柴胡汤、柴胡加龙骨牡蛎汤等。其实，甘草泻心汤也是柴胡汤剂，是柴胡汤的变剂，这就不谋而合了。

大家都知道，甘草泻心汤是张仲景《伤寒杂病论》的方剂，在《伤寒论》中只出现过一次，在《金匮要略》中也只出现过一次。分别是：

《伤寒论》158条："伤寒中风，医反下之，其人下利日数十行，谷不化，腹中雷鸣，心下痞硬而满，干呕，心烦不得安。医见心下痞，谓病不尽，复下之，其痞益甚。此非热结，但以胃中虚，客气上逆，但使硬也。甘草泻心汤主之。"

《金匮要略·百合狐惑阴阳毒病证治》10条："狐惑之为病，状如伤寒，默默欲眠，目不得闭，卧起不安，蚀于喉为惑，蚀于阴为狐，不欲饮食，恶闻食臭，其面目乍赤、乍黑、乍白。蚀于上部则声喝，甘草泻心汤主之。"

甘草泻心汤这两次出现针对的都不是同一个病，而且两个病之间好像也没有什么关系。为什么这两个病一点联系都没有，但用的却是同一个方呢？在这方面，我觉得仲景非常高明。

首先，我们复习一下《伤寒论》的痞证。

治疗痞证，不光只有甘草泻心汤可以用。其实，有"五泻心"都可以用于治疗痞证。大黄黄连泻心汤、附子泻心汤、半夏泻心汤、甘草泻心汤、生姜泻心汤，我们叫"五泻心"。"五泻心"中，甘草泻心汤其实是半夏泻心汤加重甘草的量，半夏泻心汤用了三两甘草，而甘草泻心汤用了四两甘草。半夏泻心汤其实是小柴胡汤的变方，这个我在下面会提到。虽然"五泻心"都有自己的不同的见证，但是凡是痞证，都有"心下痞"的特点，就是心下部位满而不痛，我们称之为痞，有别于结胸、胸痹等病。

仲景用甘草泻心汤治疗的另外一个病是狐惑病。狐惑病见于《金匮要略·百合狐惑阴阳毒病脉证治》。百合病、狐惑病、阴阳毒病是三个病。仲景将这三个病编在同一篇是有他的道理的，这个三个病在用药和症状方面都有联系。

关于狐惑病，仲景是这样描述的："狐惑之为病，状如伤寒，默默欲眠，目不得闭，卧起不安，蚀于喉为惑，蚀于阴为狐，不欲饮食，恶闻食臭，其面目乍赤、乍黑、乍白。蚀于上部则声喝，甘草泻心汤主之。"此外，在赤小豆当归散的条文中也有关于狐惑病的描述："病者脉数，无热，微烦，默默但欲卧，汗出，初得之三四日，目赤如鸠眼；七八日，目四眦黑，若能食者，脓已成也，赤小豆当归散主之。"

大多数人认为，狐惑病相当于西医学的白塞病。白塞病又叫眼－口腔－生殖器三联征，是由土耳其医生白塞于1937年首先报告的。但是张仲景在1700多年前，对这个病已经有了那么系统的描述，所以有些人认为这应该叫"张仲景综合征"。在临床中，白塞病并不一定眼－口腔－生殖器黏膜三个地方同时出现病变，我觉得我们在用甘草泻心汤的时候，可以但见一证便是，这样就能够拓宽方子的用途。

接下来我们讨论甘草泻心汤的组成。甘草泻心汤的结构非常严谨，寒热并用，面面俱到，是一首适应证广泛、临床疗效显著的名方。我觉得，我们要理解这个方，就不能只用辛开苦泄的药性组合去理解。那怎么去理解这个方呢？我认为应该从仲景辨证用药的规律去理解，这就要跳出一些理论的框框，从多角度理解。

一、从方证理解此方乃小柴胡汤衍化而来

这个方是从小柴胡汤遣化而来的，从《伤寒论》原文149条就可以看到："伤寒五六日，呕而发热者，柴胡汤证具，而以他药下之，柴胡证仍在者，复与柴胡汤。此虽已下之，不为逆，必蒸蒸而振，却发热汗出而解。若心下满而硬痛者，此为结胸也，大陷胸汤主之。但满而不痛者，此为痞，柴胡不中与之，宜半夏泻心汤。"

本来"呕而发热者，柴胡汤证具"，理应用柴胡汤，但是医生犯了错误，少阳证本来是禁下的，"而以他药下之"。这个"他药下之"，我的理解不是用大黄、芒硝、大承气汤、调胃承气汤一类去攻下，仲景说的"误

下"，大多是用当时汉代非常流行的丸药"下之"，这可能是一种比较猛烈的泄下药，不是一般的攻下。

而仲景说的"误汗"，也不是我们一般的理解用麻黄汤来发汗，而是用温针、烧针等一些当时民间流行的方法。我认为，这些方法都是比较猛烈的，要不然为什么会有"烧针，令其汗，针处被寒，核起而赤者，必发奔豚"呢？为什么烧针之后会造成奔豚呢？因为烧针是非一般的"很恐怖""很野蛮"的一种治疗方法，再加上可能当时古代人的心理承受能力比较差，因此烧针会造成奔豚。

为什么说古代人的心理承受能力比较差呢？我记得 20 世纪 70 年代的时候针灸麻醉十分时髦，当时电影院里面放针灸麻醉的电影时，都要医院派人去当救护人员。因为当时很多人的心理承受能力差，针灸麻醉电影里面做手术，血肉暴露，很多观众就会吓得当场晕倒。类似的，古代人相对来说心理承受能力也可能比较低，加上治疗方法又比较"野蛮"，因此仲景累累告诫我们不要乱用汗法、下法。

回过来看条文，本来"柴胡证具，而以他药下之"，医生不用小柴胡汤去治疗，而用其他猛烈药去攻下，这对病人的损害很大，因此形成了痞证。

小柴胡汤证误下之后会有三种不同的趋势，一是变成痞证，一是变成结胸，还有一个是"蒸蒸而振，却发热汗出而解"，也就是自愈。所以说，"柴胡证仍在者，复与柴胡汤，此虽已下之，不为逆"。我们见到柴胡证仍然可以使用柴胡汤。虽然经过泻下，但是也不要怕，没有变证的时候，仍然可以用。用柴胡汤，通过发汗可以使病人自愈，那么小柴胡汤是不是一个发汗剂呢？胡希恕说是，我也感觉是这样。从临床观察可知，服小柴胡汤之后是可以发汗的。小柴胡汤我们也叫"三禁汤"，也就是说少阳病要禁汗、吐、下三法。那么，少阳病是不是真的要禁汗、吐、下呢？我觉得不一定。这"三禁"是有特定含义的，当时的汗、吐、下法不是我们现在所说的汗、吐、下。误下后，邪热内陷，正气受损，转而成"痞"，这个时候就不能用小柴胡汤了，"柴胡不中与之也"，就算用了小柴胡汤也没效，要用半夏泻心汤才对证。

其实，半夏泻心汤、甘草泻心汤和生姜泻心汤的本质是一样的。柯韵伯指出，半夏泻心汤是"稍变柴胡半表之治，推重少阳半里之意"。这时候病机不在少阳半表，而里气已虚，此时就要用半夏泻心汤；若里气更虚弱者，就要用甘草泻心汤。甘草泻心汤是半夏泻心汤甘草加一两成四两而成，加重甘草可以补中和胃。柯韵伯说半夏泻心汤是小柴胡汤的变方，我觉得很有道理。"稍变柴胡半表之治"就是去了柴胡、生姜，没有了半表之治，"推重少阳半里之意"，就用甘草、干姜温中补中。

二、从组方结构理解此方乃理中汤衍化而来

有人说，半夏泻心汤是从理中汤衍化而来的，这个观点来自于林亿。他在整理《伤寒论》的时候，在按语中写道："半夏、生姜、甘草泻心三方，皆本于理中也。"这有一定道理。理中汤是由甘草、人参、白术、干姜组成，治中焦脾胃虚弱，水谷不化，针对太阴病。而半夏泻心汤里面也有甘草、干姜、人参。所以它是理中汤的变方，这个方也能治疗腹泻。

三、从仲景用药规律看，此方可治狐惑病及多种皮肤病、黏膜病变

从仲景的用药规律看，这个方可以用于多种皮肤病、黏膜病。我以前读《金匮要略》时，由于思维总是固定于甘草泻心汤是治痞的方，而不理解其为什么能治狐惑病。后来从仲景用药规律去思考，才明白其中的意趣。

在清代末年有一本书叫《经方例释》，它把仲景用药的规律都总结出来了，比如说胸满不能用芍药，下利就用干姜等，这是非常好的一本书。我们应从仲景用药的规律去理解这个方。

1. 甘草泻心汤核心组成之一是甘草干姜汤

如果我们仅从理论去理解这个方不一定能理解好的。徐灵胎说："仲景当时著书，亦不过是随证立方，本无一定的次序也。"亦说："此书非仲景依经立方之书，乃救误之书也。"我觉得这是有道理的，从临床而言，我们要跳出依经立方的思维。

甘草泻心汤里面有甘草干姜汤，它的核心组成之一是甘草干姜汤。甘

草干姜汤有两味药：甘草、干姜。《内经》病机十九条说："诸病水液，澄澈清冷，皆属于寒。"凡是水液澄澈清冷的病证都属于寒，这时候我们就要用温法。甘草干姜汤是仲景针对澄澈清冷之涎、沫、便、溺、脓液等排泄物、分泌物、渗出物的主方。甘草干姜汤原来是《金匮要略》的一个方，《金匮要略·肺痿肺痈咳嗽上气病脉证治》云："肺痿吐涎沫而不咳者，其人不渴，必遗尿，小便数，所以然者，以上虚不能制下故也。此为肺中冷，必眩，多涎唾，甘草干姜汤以温之。"条文中"吐涎沫""多涎唾""遗尿""小便数"等都是指排泄物、分泌物的病证，同时还有"其人不渴"等为佐证，并且分泌物、排泄物是"澄澈清冷"的，属于"肺中冷""上虚不能制下"者。因此，甘草干姜汤证的痰是稀的，并且可能有遗尿、小便多、小便清长等表现。临床中，甘草干姜汤用于治疗遗尿效果非常好。

仲景用干姜的方很多。比如：治疗腹泻的理中汤、桃花汤，治疗吐泻的四逆汤，治疗痰饮的小青龙汤、肾着汤。用甘草干姜汤、肾着汤治疗遗尿效果很好，这是来自胡希恕的经验；小青龙汤可以用于治疗过敏性鼻炎，鼻流清涕，这来源于《金匮要略》。

甘草泻心汤以甘草、干姜为核心，是从半夏泻心汤重用甘草遣化而来。甘草泻心汤治疗狐惑病的关键药物是甘草，为什么不用半夏泻心汤呢？就是因为要重用甘草。方中干姜是一味温药，那么甘草又是什么药呢？方中甘草用四两，是仲景使用甘草量比较大的一个方。除了橘皮竹茹汤用五两甘草外，其他的方都用三两、二两。甘草用于外科溃疡，渗出性的疾病在后世的方或者医案中我们都不难见到，比如很有名的四妙勇安汤就是重用甘草。现代药理研究也证明，甘草具有类似肾上腺糖皮质激素的作用，可以稳定生物膜、减轻炎症，以保护溃疡面，使溃疡愈合，我们也称之为生肌。这个方中甘草起码是用30g，有时候用40g也不怕，当然这不能长期使用。

2. 甘草泻心汤中黄芩、黄连是核心组成的另一重要部分

这个方黄芩、黄连作为核心之一是毋庸置疑的。

首先甘草泻心汤中的黄芩和黄连主要是用于消痞的。在这里我要提一

下，《伤寒论》的大黄黄连泻心汤中，仅有大黄和黄连两味药，而《金匮要略》中三黄泻心汤也叫泻心汤，就多了黄芩，所以估计是脱简了，大黄黄连泻心汤里面应该有黄芩。大黄黄连泻心汤是治疗痞证的一个主要方，正是因为黄连和黄芩可以用于消痞。

第二，黄芩和黄连这两味药性味苦寒，能清热燥湿。从仲景的用药规律中看，《金匮要略·疮痈肠痈浸淫病脉证并治》里面的浸淫疮就有用到黄连粉，黄连能燥湿，所以有分泌物就可以用黄连。

第三，黄芩和黄连这两味药可以除烦。各泻心汤中虽然没有提及烦这个症状，但是《伤寒论》里凡是黄连、黄芩同用的方都可以用于除烦。比如黄连阿胶汤可治"心中烦，不得卧"，《金匮要略》千金三黄汤可治"烦热心乱"，乌梅汤可治"得食而呕，又烦者"。所以，黄连、黄芩可以除烦。除烦的方子中以黄连阿胶汤比较有代表性，这个方子非常好用。一般书上说这个方子是泻南补北，泻南方虚火，补北方肾水，但我不这么理解，仲景用黄连、黄芩是用来除烦的。我治疗过一个失眠的病人，他家的房子很大，有五六张床，他每天晚上在这张床躺半个小时，又去另外一张床躺。其人极其烦躁，舌红，口干。我给他用黄连阿胶汤治疗，效果很好。但是这个方子不能乱加药，如果乱加五味子、酸枣仁这些就不行了。我们不必担心这个方子不够力度，往往我们用经方是担心经方不够力度才乱加药的。其实这是不必的，我只用原方治病，很多病人的效果都很好。另外，黄连阿胶汤这个方子使用时要记得加鸡子黄，否则效果就打折扣了。这个原因不怎么好理解，经方有时候是很难理解的。为什么病人每天吃鸡蛋病都不好，但是把鸡蛋加到药中病就好了呢？我写过一篇文章叫做《不可理喻的经方》，经方是不可理喻的，所谓理，就是我们平时所说的阴阳五行这些道理。我们用经方的时候，仲景怎么用，我们跟着怎么用就行，不用过分纠结于"理"的分析。

第四，黄芩、黄连能够治疗下利，如葛根芩连汤、黄芩汤、白头翁汤等，这里我就不多说了。

3. 甘草泻心汤中的半夏

用半夏消痞止呕是仲景用方常规，如小半夏汤、小柴胡汤、半夏泻心汤、甘草泻心汤等，它们所治疗的症状都有呕。

另外，生半夏对局部黏膜有刺激作用，能去腐生新。狐惑病中不是有"蚀于喉"的症状吗？就是指喉部溃疡，或者口腔溃疡。仲景用半夏从来不像我们现在那样炮制。仲景用的半夏都是生半夏，生半夏有去腐生新的作用。《伤寒论》中的苦酒汤，半夏散及汤都用到半夏，苦酒汤用于"少阴病，咽中伤，生疮，不能言语，声不出者"，半夏散及汤用于"少阴病，咽中痛"。我们要注意的是这两个方的服用方法，苦酒汤是"少少含咽之"，不像我们现在喝药那样喝下去。"少少含咽之"，让药物作用在喉咙生疮溃疡的部位；半夏散及汤也是"少少咽之"，让药物作用到局部，这两个方中仲景用的都是生半夏。其他方如半夏泻心汤、小柴胡汤也都是用生半夏。仲景用半夏时仅洗去半夏表面的那些泥而已。其实半夏有毒，它对于黏膜有刺激作用，人吃了以后口腔黏膜会发痒、发红，就像我们吃生芋头那样。熟芋头没有什么问题，但是我们把生芋头擦在手上，皮肤就会红肿发痒。其实半夏是芋头的一种，是天南星科的植物，天南星、半夏和芋头都是一类的植物，毒性都不大。现在我们都认为生半夏有大毒，其实不是这样的。

此外，半夏有安眠作用，半夏的安眠作用出自《内经》半夏秫米汤，书中形容的是"覆杯则卧"，就是说病人喝完半夏秫米汤，把杯子反过来放下，就睡着了。所以，用半夏治疗失眠效果很好，但是要重用，要达到60g以上。温病派吴鞠通的《温病条辨》大家都读过，但是他的医案大家可能注意得不多。其实吴鞠通是非常了不起的经方家。《温病条辨》中所用到的药物分量都很轻，里面的方子很多都是叶天士的，包括桑菊饮、银翘散、三仁汤等都不是吴鞠通的方子。吴鞠通是用经方的，而且剂量还很大，如治疗暑病，他用的是桂枝汤，并且用四两桂枝，后来疗效不好，还用到了半斤，也就是八两。治疗失眠时他也把半夏的量用得很重。

所以，甘草泻心汤中有半夏，虽然仲景没有明确说它可以治疗不寐，但是半夏泻心汤、甘草泻心汤、柴胡加龙骨牡蛎汤、半夏厚朴汤的方证中都有相关的精神症状，如心烦、默默欲眠、目不得闭、卧起不安等，这些精神症状都可以用到半夏。因此，也有人用半夏泻心汤、甘草泻心汤来治疗梦游症。狐惑病中也有默默欲眠、目不得闭的症状。目不得闭，其实就是指失眠，甘草泻心汤其实也可以用来治疗失眠，因为里面有半夏，还有黄连、黄芩。

那么，狐惑病可以用甘草泻心汤来治疗就可以很好理解了。

四、甘草泻心汤的临床应用

接下来讲讲临床中这个方的运用。

从《伤寒论》《金匮要略》原文来看，甘草泻心汤的治疗范围一是痞证，二是狐惑病。从狐惑病的条文中也可看到，此病的病变部位所涉范围甚广。因此，本方在现代临床中应用范围也非常广泛，且疗效确切。兹将本人临床常遇到的应用本方取效的病证、病例列举如下：

1. 痞证

我们理解的痞证，从现代角度来说可以有两个方面，一个是消化系统的疾患，另外一个是冠心病。消化系统疾患如急慢性胃炎、溃疡病、胆囊炎、慢性胰腺炎、结肠炎等属于痞证虚实互见、寒热错杂者。临床可视兼见症状而加入药物，如痞满甚加入厚朴，泛酸加海螵蛸，呕吐加少量吴茱萸，泄泻加大干姜量，洞泄不止可加入石榴皮、赤石脂以固涩。冠心病心绞痛多属"胸痹"，但有个别稳定型心绞痛患者的临床表现并无"心痛彻背，背痛彻心"，也没有"胁下逆抢心"等典型表现，只是"胸痹心中痞气，气结在胸，胸满"，表现以胃脘部胀满不舒服感为主，并不痛，没有"胸痹汤"的症状。因此，临床上我们也可从痞证考虑，如有胸痛隐隐可加入桂枝。

2. 白塞病

胡希恕的《金匮要略》讲稿中亦明确指出，白塞病就是狐惑病。用甘草泻心汤治疗本病的报道不少，疗效很好。《赵锡武医疗经验》中就有一篇《漫谈狐惑病》，上面介绍了他用甘草泻心汤、赤小豆当归散内服，苦参汤、雄黄散外洗治疗本病的经验。我在这里不作过多介绍。

3. 神经系统的疾患

《金匮要略》中把百合病、狐惑病、阴阳毒合为一篇是有深意的。我认为三个病虽然不同，但是前后可以互参。狐惑病，除有口腔、眼、生殖器病变外，尚会有"默默欲眠，目不得闭，卧起不安"等神经系统症状，与百合病是有关联的。百合病条文中说"意欲食复不能食，常默默，欲卧不能卧，欲行不能行，饮食或有美时，或有不欲闻食臭时，如寒无寒，如热无热"等，都是神经、精神症状，与狐惑病是有一定联系的。而阴阳毒条文中描述"面赤斑斑如锦纹，咽喉痛，唾脓血"，这里也有喉咙溃烂的描述，这点与狐惑病描述有相似之处。所以，甘草泻心汤是可以治疗神经系统疾病的，如失眠、梦游等。

4. 口腔咽喉的疾患

最常见的是用来治疗复发性口腔炎，效果非常好，我们使用这个方子时不必担心方中有干姜，干姜是一定要用的。另外，化疗后口腔炎我们也用这个方治疗。我有一个鼻咽癌的病人，化疗之后出现很严重的口腔溃烂，连水也吞不下。我开了这个方，病人一看方子里面有干姜就问我用干姜合不合适？我告诉他不用怕，让他回去继续吃。吃了不到2个小时，他就可以吞东西喝水，他打电话说："这个方子实在是太神奇了，吃了不到2个小时就好了。"另外，口腔扁平苔藓、化脓性扁桃腺炎也都可以用甘草泻心汤治疗。来之前，我的一个学生发短信给我，说他的一位学生也是一名医生，用甘草泻心汤治愈一个咽后壁脓肿的病人。这个病人用了很多抗生素都没效，他大胆地用了这个方字，甘草用到40g，结果1剂病人就退热了。一个多星期都不好的病，第二天就完全好了。另外，我还治疗过一个会厌肿瘤术后的病人。这位病人有很多痰，不能吃东西，一吃东西，食物就会到气管里。我用这个方，结果病人服后分泌物一直减少，很好地改善了当时的症状。

5. 眼部的疾患

狐惑病不是有一个症状为"目赤如鸠眼"吗？所以，急慢性的结膜炎、虹膜睫状体炎都用这个方治疗。尤其是慢性结膜炎，用这个方效果非常好。

6. 小儿的手足口病

我的一位学生在广州市某儿童医院当院长。2010 年初，当手足口病流行的时候，我致电给她，建议她试用甘草泻心汤治疗。初期她对干姜温燥、甘草重用都心存顾虑。后来她发觉用这种治法病人并无明显不适及不良反应，且病情越重则疗效越明显。4～7 个月的时间，她对 62 例口腔黏膜病患儿进行了观察治疗，其中手足口病 8 例，疱疹性口腔炎 19 例，溃疡性口腔炎 35 例。除 1 例合并化脓性扁桃体炎、牙龈炎结合西药治疗外，其余的患儿中 1～2 天症状消失者为 39 例。可见，此方果非常好。

7. 皮肤病疾患

《金匮要略》说："其面目乍赤、乍黑、乍白。"乍赤即皮肤表面充血、潮红；乍黑有可能是皮损后皮肤色素沉着；乍白即皮色不变，有可能是皮损后周围循环不足而致表面苍白。临床中多种皮肤病均可考虑与此有关。我治疗过一位妊娠多型性湿疹患者。她的病情很严重，怀孕之后出现湿疹，全身的皮肤起疱流水都湿透了衣服。西医要用激素，但是因为妊娠的关系，病人坚决不用，她就过来找我看病。我给她开了甘草泻心汤，结果用药后很快就没事了，同病房其他用激素的病人都没她康复得好。所以说，这个方非常神奇。我再次强调一下，使用这个方子的时候，干姜一定不可以缺少。

8. 二阴疾患

"蚀于阴为狐"，临床中如痔疮、肛瘘、急慢性前列腺炎、生殖疱疹、外阴白斑等均可考虑用此方。对于痔疮的治疗，用甘草泻心汤常很快使疼痛、出血症状消失。痔核突出嵌顿可加角刺、山甲；出血加阿胶、仙鹤草。

因为时间关系，今天的课我就先讲到这里，谢谢大家！

【名师答疑】

问：黄老先生您好，请问您用甘草泻心汤时，是用生甘草还是炙甘草？您使用甘草泻心汤的常用剂量是多少呢？

答：甘草泻心汤中，我使用的是生甘草。仲景叙述的甘草都是炙甘草。但是仲景所谓的炙甘草其实都是生甘草，是指烘烤干的生甘草，不是我们现在用蜜糖煎的甘草。我的常用量一般是，黄连 6g，黄芩 15g，半夏 24g，因为现在的半夏都炮制过了，所以我用量就多一点，人参我选用党参，用量 30g 或者 15g，大枣 12g，甘草 30g 或者 40g，干姜 6g，但是如果分泌物清稀，且量比较多，像刚刚说到那位妊娠多型性湿疹的病人，干姜就用重一点达 10g，因为用干姜才能将那些分泌物温消掉。

问：黄连阿胶汤的鸡子黄是怎么入药的？

答：先煮好黄连阿胶汤，将阿胶烊化，最后放鸡蛋黄。鸡蛋去蛋清，入药后的蛋黄是要半熟的，蛋黄放进去之后要搅拌一下，就如广东人吃窝蛋奶一样。

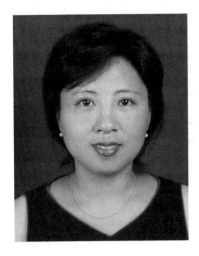

【名师介绍】

李艳，女，38岁，医学博士，副教授，主任医师，广东省中医院心理睡眠专科负责人，中华中医药学会神志病分会副主任委员，中国睡眠研究会中医睡眠分会常委，中国睡眠研究会心理卫生学会委员。上海中德心理治疗师培训项目高级班学员。长期从事精神心理睡眠障碍临床、科研及教学工作，主要采用中药、穴位按摩、导引等单纯中医中药结合精神分析、认知行为治疗、松弛训练、睡眠刺激控制训练、睡眠限制、家庭治疗等多种综合疗法，提倡中医心理治未病，注重心身共治。

经方在精神和睡眠科的应用

广东省中医院　李　艳

各位同道、各位前辈，下午好。我从事精神和睡眠方面的工作大概7年了，而从2007年11月份遇到黄煌老师后我才开始用经方，所以我学习和使用经方的时间非常短，可以说是后学中的后学。这几年来，我临床处方用药的思路一直在变化，今天我给大家介绍的内容是我在目前临床工作中的实际体会，这其中可能还有很多问题需要解决，但随着我在临床中遇到的病种和人群的逐渐扩大，我相信今后我对《伤寒论》的理解会更加透彻，对一些现象能更好地归纳总结。目前来看，专门从事精神睡眠专科的同道确实非常少，所以我们有些工作开展起来非常辛苦和艰难，我希望有志于从事这方面研究的同道能加入我们，帮助我们更好更快地提高疗效。我今天准备演讲的题目是"经方在精神和睡眠科的应用"。为什么我没有提到心理？因为心理方面的问题是不需要吃药的。

精神病学、临床心理学和睡眠医学在中国的发展是非常滞后的，即使在国外，也是属于晚期的学科、新兴学科。在国外，睡眠医学才出现不到100年的时间。精神病学从有第一种药——氯丙嗪开始到现在，仅出现了不到50年。在这50～100年的时间里，精神病学、临床心理学和睡眠医学在国内外的发展差距非常大。本学科在国外的发展非常迅猛，而在国内，资源非常匮乏，故发展滞后。从医生的数量来看，在国外基本上每10名医生中就有一位是精神病科医生。如果一个人得了抑郁症，或者精神分裂症，在国外是非常容易得到治疗的。而在我国，平均1000人才有精神科住院部的一张病床，而一位精神科的医生要管30张病床。由此可见，我国多么缺乏精神科的医生。从医生资质来看，在国外，如果想成为一位好的精神病学医生，首先必须是一位非常好的内科医生，然后经过学校的专门培训，在社会上单独从业或者在公立医院从业10年以上，才可以从事精神病学研究。有了从事精神病学研究的经验以后，其人格没有缺陷，并通过心理医生反复不停地培训和面试以后，才能成为一位临床心理治疗师。而在我国，医生的资质是良莠不齐的，劳动保障部门把培养心理咨询师作为缓解就业压力的一个途径，因此很多心理咨询师是没有资质的，这导致临床精神类疾病的误诊率非常高。其实，精神病在我国的发生率很高。最近这5～10年里社会变化非常迅速，精神病病人也越来越多。比如发病率很高的抑郁症就属于精神病的范畴，躁狂症或精神分裂症也很常见。但是，目前我国对精神病的识别率基本是零。比如有些人会说他想死，而其他人只会认为他在开玩笑。即使在医疗系统内，内科医生对精神病的识别率也是非常低的，即便识别出来，也不知道怎么处理。另外，专科诊断也比较泛滥，如果某种病属于疑难杂症，医生觉得难以治好，就给病人下一个盲目的诊断，叫"焦虑症"，或者"抑郁症"，然后建议他看看心理科或精神科。有时候，即便专科把精神病诊断出来了，也经常会出现用药不当、治疗过度的情况，导致病人内分泌紊乱，出现生育问题、肥胖问题、肿瘤问题等。另外，有些人由于生活的压力出现一定程度的焦虑和抑郁状态，有的医生竟然将这些和真正的焦虑症、抑郁症混为一谈……

有几个概念我需要先跟大家讲解一下。我们只有理解这些概念以后，才能确定治疗方案。

属于精神病学范畴的疾病是一定要吃药的，不管中药还是西药，只要药物有效，这位病人就基本属于精神病学的范围。比如精神分裂症、抑郁发作、躁狂发作、惊恐发作都属于精神病学的范畴。还有一种叫躯体性的疼痛障碍，主要表现为莫名其妙的周身疼痛，类似于柴胡桂枝汤的方证，也属于精神病学的范畴。而属于临床心理学范畴的疾病是不需要吃药，换句话说，就是吃药也没效。这属于性格问题。吃得好，睡得好，就是心情不好，这是临床心理学问题，家庭关系也属于临床心理学问题。

睡眠医学包含的范围很广，单纯的睡眠障碍不一定伴有焦虑和抑郁。有些人从十七八岁开始就出现入睡困难，一直到88岁仍入睡困难，但是心情很好，每天只要睡2个小时，就跟神仙一样，舒服得很，这叫原发性失眠。呼吸睡眠暂停综合征的病人如果不伴有中枢神经系统的缺血、缺氧，一般也不会有焦虑和抑郁。所以，大家千万不要把这些病混为一谈。但是其一定有交叉，交叉的比例非常高，至少七成以上。焦虑的病人伴有抑郁，抑郁的病人伴有失眠，到最后就鸡生蛋、蛋生鸡，搞不清谁是因谁是果。在临床中看到这样的病，首先要进行鉴别，把这三种病分清楚。鉴别以后，中医才能真正发挥作用。只有分类分得清楚，才知道哪些有效，有效的原因在哪里，哪些没效，为什么没有效。所以，一定要先把概念弄清楚。另外，对于凡是不能明确诊断的精神疾病都会有很多焦虑症的分类，比如惊恐发作、躯体形式障碍。表现为心慌、胸闷、气短、全身不舒服，但检查后发现什么事都没有。这种病人在精神科里面就可以被诊断为躯体形式障碍，就是指以躯体为表现的功能失调。我们在临床中，必须要把这几类疾病分辨出来，才知道是该用中药、用针灸、用中药加心理干预，还是单独做心理治疗。当这几个概念明确以后，我们就知道中医该做什么了。

怎么做呢？首先，遇到情绪问题不能第一反应这就是有心理问题。譬如一位病人问的问题，问多几句，我们会觉得他很烦。这很可能是他的性格问题，也很有可能是脏腑功能失调所致。为什么？中医学认为，情绪归五脏所管，心气虚则悲，实则笑不休；肝气虚则恐，实则怒；肺气主悲，肾主惊恐。一个人莫名其妙地恐惧害怕，其肝肾可能出了问题；如果病人莫名其妙地很悲伤、很难过，我们则首先要考虑其心肺是否有一些问题。所以，五脏一定跟情绪密切相关。如果是脏腑功能失调引起的心理问题，病人是不能自行康复的，一定要吃药治疗。其次，要知道男女差异。看这个科的病人以女性居多，因为女性伴有经、带、胎、产的变化。男子以肾为先天，女子以肝为先天，肾藏精，肝藏血。血气不够的病人，容易出现失眠。叶天士说："阳不入阴则不寐。"所以，阴液不足，血气不足，病人的睡眠是不会好的。如果有人连续疲劳作战，那么可能首先出现口腔溃疡，然后就会入睡困难，这是因为虚火不降。怎么降虚火？可以降火也可以养阴。由于失眠与血气有关，所以性别差异在我们科里显得尤为重要。

那么中医怎么治疗这类疾病呢？第一，如果他没有服过西药，我们要看他有没有典型的心理方面因素，比如事件因素、刺激因素。如果有典型的生活事件刺激，可能在这个生活事件刺激得到处理以后，对他的治疗会容易一些。有些病人已经服了西药，甚至服用西药的时间已经超过5年，甚至10年，如果我们能做到让他原有的用药品种和用药数量减少1/3，或者1/4，已经是非常理想的疗效了。

我今天讲课的提纲主要有以下几方面的内容：第一，精神睡眠障碍所涉及疾病的中医病名及相关现代疾病。第二，问诊思路。我们的问诊思路还不是很完善，按目前的问诊思路我们大概能解决七到八成的问题，有大约三成效果不好，这可能有很多原因。第三，要明确六经定位。第四，要注意症状的鉴别。六经定位是症状群的定位，而鉴别诊断主要是针对局部某个症状的鉴别，鉴别诊断可以帮助我们进一步明确六经的定位。第五，定处方。第六，药的选用，包括药量、配伍、加减等方面。

一、精神睡眠障碍所涉及疾病的中医病名及相关现代疾病

中医学的郁证、不寐、癫狂、癫痫、鼾症、梦游、梦魇、痰饮、胸痹、痉、湿、消渴、咳嗽、感冒、肺痿、虚劳、腹泻、便秘、惊悸、腹痛、胃痛、阴阳易等都可以见到睡眠障碍和情绪障碍。只不过有些病人的主诉是睡眠障碍；而有些病人的主诉可能是心胸憋闷，待我们仔细察看后

才发现他的病可能与情绪有关，但也可能与情绪无关。当然，对于胸痹心痛的病人，即便没有阳性的检查结果，我们也不能单纯认为他是心理问题。

此类疾病西医学病名包括抑郁发作、焦虑发作、焦虑症、精神分裂症、各类睡眠障碍、癫痫、痛经、闭经、甲亢、糖尿病、高血压、肠易激惹症、中风后抑郁、消化道溃疡及疑难杂症等。不知道大家是否听过一个词叫双向情感障碍？指的是单纯的躁狂发作和单纯的抑郁发作。有的病人第一次抑郁发作以后，不伴有后面的情绪高涨。什么叫情绪高涨？就是这位病人非常兴奋。有的病人，第一次来找我看病就说："李医生，你给我看好病了我就请你吃饭。"我之前从来没有见过他，第一次见面他就这样讲话，这就是没有界限，偏向于轻躁狂。抑郁发作与躁狂发作是一对阴阳。焦虑是全身性的焦虑，和我们讲的单纯的抑郁不一样。有抑郁可以有焦虑，有焦虑可以有抑郁，但是不一定有躁狂。抑郁症的病人经过西药治疗后，会诱发他的躁狂发作，躁狂和抑郁是一对阴阳。我应该怎么用药呢？阳应敛，阴应收。

二、问诊思路

精神睡眠障碍涉及的疾病有很多，我所讲的只是我们常见到的。那么，见到这些病人，我们该怎么办呢？

1. 望诊

首先要望诊。望诊通常在一两分钟内完成。好的中医一定要有直觉，病人刚进来，就要知道他大概属于哪类人。对于精神科的病人，如果医生不望、不问，那就没有任何途径知道病情细节，因为通常患者的实验室检查都提示是正常的，或者只是轻度异常。所以，我们一定要望而知之。

（1）看脸色

譬如患者脸色黑，黑在什么地方？是在眼圈还是两颧？还是额头？在额头就意味着是阳明问题；在眼圈就可能意味着肾气问题；妇女脸颊两侧的斑，可能意味着子宫的问题。如果脸色淡，一看就是"黄脸婆"，即便她只有 20 岁，不补血也不行。如果脸色黄，舌质淡白，一定要问病人有没有贫血。一般来说，看女性的脸色就基本知道这个人是要养血还是要祛痰湿。我们还可以看痤疮长在什么地方，有的长在下颌，有的长在两颧，有的长满全脸。还要看痤疮的颜色，痤疮的顶端是不是有脓，如果有脓，就要泻阳明火。

（2）身高体型

包括病人是胖还是瘦，胸廓是不是很宽，什么脸型等。在这方面，我尤其得益于黄煌老师传授的体质辨证理论。比如说一个人又瘦又高，我的第一个反应是这个人要不要用桂枝，如果这个人脸色偏白、偏黄，脉是浮的、缓的，还出汗，那我基本上就用桂枝类无疑了。

（3）体态表情

看病人进来的时候是一个人进来还是有人搀扶？会不会顾左右而言他？他的表情如何？是不是欲言又止？眼神有没有跟医生对接。以前我见过一位女病人，她进来以后就坐着不说话，看看这个，看看那个，我问："你怎么啦？你怎么不讲你哪里不舒服啊？"她看见旁边有一位男实习生，就说："你能不能让他出去啊？"我就跟男同学说："那你就先回避一下。"等实习生出去以后，她说："我也没什么，就是睡不着。"这就是苛求的人。她只跟医生沟通，不希望别人在场。所以，从一些人的体态、表情就可以判断这个人的性格，就可以知道这个人是否信任医生，是否会与医生产生医患矛盾等。这样在处方用药的时候应该怎么样跟此人沟通，说话的态度如何，怎么去跟他讲这药该怎么吃，我们心里就非常有数了。

（4）肢体动作、表情、装扮

我曾经见过一位病人，50 多岁，很时髦，烫了头发，还染了 3 种颜色，并戴了一个小女孩用的发卡，穿着艳丽的超短裙。面对这样的病人，首先要考虑这个人肯定不成熟，50 多岁，这种打扮不可思议吧，这就反映了她的性格问题，说明她可能是精神病。有一种病叫偏执性精神障碍，就是患者以自我为中心，盲目地以为她家里的人对她不好、老公有外遇等。这些人就可能表现出以上这种情况。所以，我们从病人的肢体动作、表情、装扮就可以发现很多问题。还有一些 30 多岁的女性，打扮得像小姑娘一样，但脸上皱纹很多。这些人可能很在意别人问她有没有结婚，因为这些女性可能夫妻关系、家庭关系等有问题。还有些病人进来以后总是躲在一角，诊脉的时候她的手就往后缩，怕医生的手碰她，她觉得很脏，这可能是强迫症。有些人，把手一伸出来就会看见其皮肤在大、小鱼际处有破损，我们可得知他是经常反复搓手的。有些人，把手伸出来可以看见五个手指非常肥大。如果这位病人年龄偏大，看起来像城市里的人，我第一个考虑这是呼吸睡眠暂停综合征病人。因为晚上睡觉缺氧，手指末端一定是肥大的。如果这是一位体力劳动患者，那就要问一下他的工作性质，若是个木工，那就可能手指粗大，跟这个病就没有关系了。有很多细节，我们都一定要关注。细节是望诊非常重要的一部分。

（5）**身份**

有些病人是官员，进诊室后前呼后拥的，一问不是生病，是他儿子生病。那么，可以想象这样的父亲肯定过度照顾儿子，或者完全不管儿子，那么我们就知道患者的睡眠和其他症状恢复的可能性有多大。这类患者会制造问题、制造情绪和产生继发的情绪。

（6）**独自就诊还是陪同就诊**

要看病人进入诊室后是谁描述病史。曾经有位母亲带着女儿来看病，这位母亲进入诊室后就坐在我面前不停地讲，我还以为看病的是她，结果一问是站在她旁边的女儿。我说："那你怎么坐在这里？"她说她要替女儿讲。这就是一个过度包办的妈妈。有些人进入诊室以后什么也不说，就看着医生。精神心理科的病人形态各异、表情各异，所以我们必须有一双火眼金睛，否则病人很容易就把我们"蒙"过去了。

（7）**言语方式**

我们诊疗时要听患者声音的大小。病人病史描述是否冗长我们也要注意。患者是从前往后不厌其烦、不分重点地一直讲呢？她是不是有思维赘述呢？从这些可知这位病人属于哪一类的精神问题。

（8）**目光对视**

我们还可以看一下病人的眼神跟我们是否对视。如果眼睛空洞无神，那这个病人肯定看不好。我有一位病人，80多岁了，是她女儿陪她就诊的。她女儿也60多岁了。我问她看什么病，她女儿说她妈妈和外婆前两天出去逛街，外婆不小心扭到了脚，她妈妈就去扶，结果两个人全摔倒了，都骨折了。然后她妈妈情绪有点烦躁，觉得自己没有照顾好母亲。我问她外婆多大岁数了？她说103岁。我一看她80多岁的母亲，两眼空洞无神，跟我们平时见的焦虑、抑郁不一样，我就知道她可能有别的问题，治疗应该会很困难。目光是否对视决定着这位病人是不是真的能接纳医生。有些病人从开始描述病史到结束，根本就不看医生一眼。他并不是不想看，有的是害怕，有的是根本不想说话，仅是被父母强迫过来的而已。

所以对我们来说，对病人进行望诊非常重要，这是第一步。不管是看什么科，即便不看精神和睡眠专科，望诊也都很重要。它基本决定着我们处方的去向。所以，望诊是我们非常重要的一课。

2. 问诊

望诊之后，我们要问诊。我们为了解决心理睡眠专科问诊中的一些问题，专门制作了一个问诊卡，上面除了"十问歌"内容之外，还要重点询问发病原因、病程、发病的年龄、伴随症状、其他现病史、服药过程、发病季节、转归、检验检查（哪些检查、检查频率、检查结果）、体质特点、性格特征、工作性质、家庭关系、孕产史、经济状况、稳定居住地、生活习惯……这样，病人在门诊等候期间，就不用那么烦躁，就不用反复问我看到第几个，只在门外慢慢地填自己的症状就可以了。我看到他填的症状后，还会再问第二次，明确一下。

问病人发病的原因可以帮助我们更好地分析病情，做出诊断。以失眠患者为例。失眠是不是紧张引起的？有没有婚姻恋爱的问题呢？对于失眠的病人，如果不问原因只问现状，那么证候就很难把握。

接着，我们要看这个人的性别、发病年龄、工作性质。如果是一个40多岁的女性患者，你一定要问她有没有月经紊乱，有没有怀孕病史，有没有过流产，是否子宫切除，有没有吃过什么药物。工作性质与睡眠障碍密切相关。在我们医院，护士、急诊科的医生、药房的药师最容易患有睡眠障碍；出租车的司机、倒班的工人，由于工作性质也是注定睡不好觉的；

另外有些人经常出差，这也可能导致睡眠障碍；有些人一到外地就睡不着觉；还有些人一搬新房就睡不着觉、一换床就睡不着觉。

我们还要看一下患者的家庭关系如何，有些病人一进诊室就怒气冲冲，她老公在帮忙描述病史，她却根本不听，那么她的家庭关系一定有问题。还要了解病人的经济状况。如果患者是位打工者，经济比较拮据，还需要养孩子，那么他的压力可能会比较大。另外，病人的生活习惯我们也要了解。

我们问诊一定要问得很详细，问题的内容也要非常的丰富，除了上面提到的问诊内容外，还必须要了解患者的既往生活史、病史，做过多少次手术，手术以后恢复如何，要问他有没有吃过抗抑郁药，有没有吃过抗精神病药，吃了多久，疗效如何，现在还有没有服其他的药……即使是复诊的患者，我们也要按初诊的模式来问。问诊的时候会发现一些意想不到的问题，这些信息都是我们需要注意的。

三、定位

经过望诊和问诊之后，我们就要定位了。是心理问题还是躯体问题，或是心身共病？是因为心理问题导致的身体问题，还是身体问题导致的心理问题？这实际上是一个标与本的问题。如果一位病人经过门诊治疗，虽然睡眠和情绪都有明显好转，但症状还时有反复，还是不停地来看病，那就要告诉他不要再吃药了，给他做一个性格测试，告诉他要"改性格"。怎么"改性格"？就是要跟医生预约做心理咨询和治疗，这样才能从根本上帮他解决问题。其实很多时候，如果患者接受自己症状，那症状就好了一半了。有些病人过度关注自己的血糖、血压，反而产生了焦虑，导致失眠，这些情况是非常难以依靠药物来控制的，一定要通过情绪的处理才能解决。

通过问诊，我们还要定六经病位。比如，病人说头痛失眠，那么就要问问他是什么时候开始头痛的，女性的头痛要问是不是与月经有关。如果与月经有关，那我们要考虑当归四逆汤之类；如果与感冒有关，我们就要考虑太阳病。又譬如说项背僵硬，那要通过问诊判断病人的项背僵硬是属于少阳病还是太阳病，又或是单纯的颈椎病。通过症状，基本可以定出疾病的六经病位。定位的过程是在问诊中一步步总结归纳的，并不是把所有内容都问完再归纳的。问诊的时候，有些信息可以忽略，而有些信息则要重点详细地询问，目的只有一个，就是把六经辨得更清楚。

我们还要注意病人所患疾病是合病还是并病，是表证还是里证。另外，我们也要注意疾病的脏腑定位。我非常喜欢用《伤寒论》的方，但我认为脏腑定位绝对不能忽视，这绝对是对六经定位的一个补充。

病人的体质我们也需要关心。关注点放在患者的体质是强是弱、体质和其职业是否相匹配、情绪与其体质是否有关系。另外，病人目前是否需要做心理治疗？做什么样的心理治疗？是个体治疗还是家庭治疗？或是做家庭系统排列治疗？这些我们都需要了解清楚。

四、鉴别诊断

1. 情绪

情绪往往不是单独存在的，如果说人只有一种情绪，那是不可能的。比如说，烦躁同时伴有焦虑。我们不要把情绪问题当作是心理问题，如害怕、恐惧，千万不要认为这些是心理问题。情绪问题一般和脏腑相关。比如我小的时候非常恐高，那是因为年龄小，心胆气不够，长大以后，恐高的症状就消失了。如果有人说以前住 21 楼也不觉得恐高，而现在住 3 楼都不敢往下看，那这就一定是脏腑的问题了。因为五脏与情绪密切相关。如果一个人表现为惊恐不适，那就一定要养肝，可能是桂枝加芍药汤，可能是温氏奔豚汤，也有可能是当归四逆汤，但芍药的量一定要大，或者养肾药的药量一定要大。我们通过情绪可以非常直观地判断疾病在五脏的定位。

2. 口苦

对于口苦，我们一定要问病人什么时候口苦，早上起来苦，还是一天都苦，还是睡前苦。有些病人是早上起来口苦，这就要清胆火，有些病人是一整天都口苦，那就是伤津液了，伤了津液就一定要养阴，就不要清火了。我们还要问病人口里面的感觉，是不是觉得烫？有些人会特别怕吃烫的东西。舌头有没有异味感？有些人会觉得舌尖是辣的，或者觉得嘴里面甜。口里面是不是有黏腻感？这些都很重要。

3. 饮食

问饮食要问病人一餐吃多少饭，吃完后有没有肚子胀，爱吃什么口味的东西。有些人口味很特殊，虽然给他用了吴茱萸，但他一点都不觉得吴茱萸臭，还觉得很好喝；或者有些病人用了黄连，但他不觉得口苦，那就说明用药对症了。

4. 气冲感

我们要看病人的气冲感发生在哪里。有的时候是气从少腹上冲胸，这就是典型的奔豚证。有些人是从胃里向上冲，有些人是气在全身乱窜。气冲的位置不同，处方就不同。气从少腹往上冲，我们就用奔豚汤，一定要用桂枝，而且脐部悸动者一定要加大枣；胃里有气胀感、痞感，这就是半夏泻心汤证；病人感觉气向嗓子冲，我们就要放点肉桂。气冲感的不同，决定着药的品种和治疗的方向。

5. 便秘

便秘的类型很多，可以通便的药物也很多，柴胡可以通便，大黄可以通便，肉苁蓉可以通便，石膏可以通便，芍药可以通便，当归可以通便，黄连、葛根也可以通便，但这些药针对的便秘类型都不一样。所以，我们必须知道病人为什么会便秘。便秘是因为血虚？有热？还是因为气郁气滞？有一病人，她因为不孕不育加上情绪障碍，来我这里看病。她的肝脉特别细，我就给她用逍遥散，芍药用了90g，想着她可能会拉肚子，就特别交代："如果你吃药以后肚子痛，就打电话给我。"结果复诊的时候，说吃了药以后没有拉肚子，大便2次/天。而有些人比较敏感，譬如用当归四逆汤，当归、芍药各15g，就开始腹泻了。又如大承气汤里有大黄，一般我们觉得便秘用大黄肯定会通便，但是有些病人实热重，用大黄15g仍然便秘。便秘的原因也可以帮我们判断疾病的六经病位。

6. 惊悸

惊悸是指病人心脏莫名其妙地跳动，并伴有一定的恐慌感，感觉心烦，心慌得不行。引起惊悸的原因，有的是因为心气虚，有的是痰瘀，有的是血脉瘀阻，有的是下焦气不固。所以，我们还要看惊悸的伴发症状，有的人惊悸会伴随一身大汗，有的人惊悸时想躲在床底下，有些人惊悸时会小便，伴随的症状不同，惊悸的原因就不一样。

7. 胸闷

很多胸闷都是心脏神经官能症，我们认为这是心理问题。中医学认为，导致胸闷的原因有很多。在《伤寒杂病论》里，茯苓杏仁甘草汤可以治胸闷、人参汤可以治胸闷、枳实芍药散可以治胸闷、瓜蒌薤白桂枝汤可以治胸闷、苓桂术甘汤也可以治胸闷。我们要了解胸闷的原因，就一定要看胸闷的伴发症状，有没有呕吐、咽喉阻塞感、胸闷气短等。如果有人焦虑、抑郁、失眠，又伴有胸闷，这时候我就用茯苓杏仁甘草汤，1剂药下去，病人的失眠就能马上改善。这是因为此病是气不降导致的。

8. 出汗

病人是什么地方出汗？是额头出汗，背部出汗，还是腋下出汗？有些病人会说："我只有脖子后面出汗，其他地方都没有汗。"还有些病人是胸口出汗，或晚上手心出汗，或全身大汗。另外有些病人说自己出汗的同时伴有心慌；还有些病人晚上会由于出汗而醒过来，并伴有噩梦；另有些人病一口苦就出汗。这些症状都可以帮助我们诊断病情。

9. 畏寒

畏寒的时候是全身畏寒，骨子里往外寒，还是遇风则寒？如果是遇风则寒，那么治疗时一定要固表，可以用玉屏风散加桂枝汤养肺气。有些人是全身畏寒怕冷，不管盖多少被子还是畏寒。特别是一些产后的病人，抱着被子，头裹得严严的，只露一双眼睛，但还是怕冷，一摸她的手，都是汗，皮肤温热，脉弦。我们可以根据这些畏寒的伴随症状来判断六经。

10. 口腔溃疡

口腔溃疡的位置很重要，口腔溃疡在舌尖还是在舌两边，或是在口腔黏膜，性质都不一样。

11. 腹泻

腹泻，有的用痛泻药方治疗，有的用葛根芩连汤治疗，具体要用哪个方子，关键要看他腹泻是否伴随腹痛。

12. 月经

病人有没有闭经？有没有痛经？月经期间是否伴随情绪障碍？这些都很重要。有一种病叫周期性精神病，患者常在月经期间出现精神障碍。

鉴别诊断对于睡眠障碍和精神障碍的诊断非常重要。

五、定方

接下来就是定方。一位病人来就诊，经过望诊、问诊、脉诊，并且初步确定病位以后，医生脑中可能会出现好几个方。譬如，定病位在太阳经，我们就会斟酌是用葛根汤，还是用麻黄汤。可能还会发现，这位病人既有表又有里，如果单纯解表，怕里不固；如果单纯温里，又怕便血。那方子该怎么用呢？有的时候，我们用一个方子心里没有把握，就想着用两个方的合方，希望这样能够更准确些。曾有位病人，刚好在更年期，家里孩子又不听话，和孩子吵架时，就头晕失眠、睡不着觉，且月经紊乱，这个时候用柴胡加桂枝龙骨牡蛎汤还是用温经汤？想不清楚，我们就让她今天服柴胡加桂枝龙骨牡蛎汤，明天服温经汤，两个方交替服，效果也很好。这样用方病人的大便也能通，情绪也能稳定。有时候，方子的剂量开得比较大，就可以建议病人每剂服 2 天。所以，我们用方要灵活。

当开两个方的时候，我们要分清这两个方的区别在哪里，先服哪个，后服哪个，先处理急症，还是先处理本症，每天服多少次……这些我们都要想清楚。有一次我碰到一位病人，他 47 岁，体型很壮实，身高大概 1.8 米，脸色红，皮肤很白，性格开朗，进来说话语声高昂。他说："我 1 个月没睡着觉。"我看他的精气神根本不像 1 个月睡不着觉的。我就问他有什么生活习惯，他说："我就是爱喝点酒，每天喝大半斤白酒以后就能睡着了，早上起来如果有汗就洗个凉水澡。"我说："你这种情况多久了？"他说："10 年了。"我想当然地认为他身体里面有湿，经常洗冷水澡容易患外感病，那就是内湿外感，这很好治啊。我先给他解表，表解了之后再化里湿。我当时想得非常简单。一把脉还真的是浮、弦、长，于是我就开了大柴胡汤，大柴胡汤通里又解表。他的病程比较久，已经 1 个月了，用柴胡剂又比较和缓，应该有效。结果没有效，后来我干脆就用麻黄汤原方，麻黄用到 45g，还反复与他交代每剂药煎了以后分 4 次喝，喝完以后不要吹风、不要出门，并把我电话号码留给他，让他随时给我打电话。结果第一天，病人喝了含 45g 麻黄的麻黄汤以后，一点汗都不出，既不头晕，也不心慌，也没其他反应。我就对病人说："如果这样，第二剂药就不用吃了，你过来我再另外开药给你。"我当时反复看《伤寒论》，都找不到答案，后来翻刘渡舟老先生的书，恰巧看见藿香正气散加小柴胡汤的病案，我就给病人这样用，等他的痰湿慢慢化开以后，他就每天能睡 1 个小时了，后来慢慢地每天能睡四五个小时了。等到痰湿化尽，我就让他一天吃化痰湿的方、一天吃解表的方，交替服用。

另外，有的时候我给病人用温经汤，病人可能会拉肚子、肚子痛，这时我就会告诉病人怎么处理这个问题。或者如果这个药很难吃该怎么办，是要放多点姜，还是放多点枣，都要交代清楚。有些病人问吃药期间是不是要将西药全部停掉，关于这些问题都要与病人交代好，教会他怎么减西药，先减哪一个，后减哪一个，什么时候减 1/3，什么时候减 1/2……

我在临床中，有几类方比较常用。

1. 桂枝类

桂枝类方包括桂枝汤、桂枝加附子汤、桂枝加龙骨牡蛎汤、小建中汤、当归建中汤、桂枝加芍药汤、当归四逆汤、苓桂术甘汤、苓桂枣甘汤、炙甘草汤、温经汤、黄芪桂枝五物汤、桃核承气汤和桂枝加葛根汤。

我觉得女性用桂枝类方的机会比较多，如果男性病人特别瘦弱，也有用桂枝类方的机会。

　　我向大家特别提一下桂枝加芍药汤。有一次，我们医院来了一位黑人急诊患者。他在广州住了 4 个月以后，突然出现肚子痛，于是他跑到香港就诊，香港的医生只是给他用了些必理通，就没再管他。他回广州后，就到我们医院急诊科治疗，经过急诊科 10 天的检查，没有发现任何异常。因为他的签证刚好到期，医院慎重起见，就让心理科、消化科的医生共同会诊。我一看这位病人，他身上一阵阵地发冷、发抖，脉浮弦，有点长、有点紧，舌很淡，苔白腻，盖上被子就出汗，不盖被子就怕冷。他的主诉是肚子痛，一阵阵地绞痛。我想，即便他有非法居留的倾向，我也不能就此认为他是单纯的心理问题，一定要给他吃中药，结果急诊科不能煎煮中药，我就回来了。

　　这个病例使我想起了我以前的一位老病人。他经常莫名其妙地肚子痛，经常看急诊，可是每次到了诊室以后，检查很久也没有问题，留院观察 3 天也没有问题。但是他回家后仍然反复腹痛，反复看急诊。他的儿女建议他看心理科。他的症状和那个黑人病人一模一样，典型的"腹满而吐，食不下，自利益甚"，每天解 6 次大便，大便颜色都是黄的，量很多，质很稀，不爱吃饭。我当时就用了桂枝加芍药汤，效果很好，3 剂以后病人完全恢复正常。过了 1 年，有一次他因为喝冷饮再次腹痛复发，我就用原方治疗，病人再次恢复正常。所以，桂枝加芍药汤对于腹痛效果非常好。但我们一定要准确辨证。

　　炙甘草汤可能是大家用得比较多的方子，这个方子经常用于治疗虚劳和肺痿。有很多耳鼻喉科的病人做完放疗、化疗以后，出现伤阴的症状，如口腔溃疡、形体消瘦、不思饮食、大便干结，还伴有心慌胸闷。这时用炙甘草汤治疗效果非常好。炙甘草要用到 45～60g 才有效果，生地黄、熟地黄药量也要给足，麦冬对于睡眠障碍和紧张焦虑很有效。有些肿瘤术后的病人情绪很稳定，但有些人情绪很不稳定。医生觉得，病人知道自己有肿瘤，情绪焦虑很正常。其实并非如此。为什么病人手术之前不焦虑，手术以后才开始焦虑呢？我认为这是因为手术破坏了经络，把经气切断了，所以用炙甘草汤治疗术后病人的睡眠障碍，特别是心脏手术的病人，效果非常好。所以我觉得经方应用范围真的非常广泛。

　　温经汤是我用方频率最高的方子，我有个研究生专门做温经汤的临床疗效观察，效果好的病人，用2天药就能恢复正常。从现代药理来看，温经汤相当于雌激素，但要注意麦冬的量一定要给足，否则效果比较差。

这里，我给大家讲两则用黄芪建中汤和桂枝汤治疗失眠的病例。

[病例1]

曹某，男，38岁。

初诊：2012年1月30日。

主诉：眠差6年。

病史：患者6年来因工作关系而睡眠不良，开始时表现为间断入睡困难，每日睡眠最多2小时，甚至整晚不眠，次日烦躁，无情绪低落、头晕、口干、肩背酸楚不适、纳差。患者形体瘦高，面色略淡黄，下眼睑略黑暗，舌淡红苔薄白，左脉略大于右脉，左关偏浮，右脉沉细无力。患者否认其他不适，未服用过安眠药。

既往病史：鼻窦炎、肺结核、脱发病史10年。

家庭关系：可。否认近期应激事件。

诊断：西医诊断：睡眠时相紊乱。中医诊断：不寐。

治法：躯体调整为主；暂无需心理咨询治疗。

处方：桂枝30g，白芍60g，炙甘草20g，大枣45g，黄芪45g，生姜30g。7剂。

二诊：病史同前，服药后睡眠较前明显改善，可维持睡眠6小时左右，入睡偶困难，本周有2晚醒觉，醒后难入睡，背部略酸楚，颈项时不适，二便调。舌淡红苔薄白而润，左脉弦细，右脉沉缓。

处方：桂枝15g，白芍30g，炙甘草15g，大枣30g，黄芪30g，生姜30g。7剂。

我为什么给他用黄芪建中汤呢？没有其他的原因，就是因为这位病人的体型。他身高1.8米，体重才100斤（50kg），很瘦。他给我的第一个印象就是桂枝体质。他是因工作关系睡眠时间颠倒，最后出现睡眠障碍，我给他用了黄芪建中汤，1周以后症状就明显好转了。

[病例2]

张某，男，46岁。

初诊：2012 年 2 月 4 日。

主诉：眠差 1 年半，加重半年。

病史：患者于 1 年半前因工作压力大而眠差，面色黄，眼周略黑暗，口唇偏暗，入睡困难，早醒易醒，凌晨 3~4 点醒，醒后难入睡，头晕，颈项不适，畏寒，纳可，二便可。自觉白天精力较差，无困意，舌淡红苔薄白，两脉浮滑长。

既往病史：腰椎间盘突出症、颈椎病、脱发病史 20 年。

诊断：西医诊断：心理生理性失眠。中医诊断：不寐。

处方：桂枝 30g，白芍 30g，炙甘草 20g，大枣 45g，生姜 30g，葛根 40g。5 剂。

二诊：药后少量汗出，睡眠明显改善，早醒推迟到 5~6 点，头晕消失，畏寒、鼻塞、颈项不适减轻，两脉弦缓，二便调。因出差而不能再服中药，希望服用中成药。

张某的主要问题也是睡眠障碍，他工作压力大，凌晨 3~4 点醒，正好是厥阴肝经的循行时间。桂枝汤是养肝阴非常好的方子。所以我给这位病人用了 5 剂药后，他的睡眠明显改善。

2. 柴胡类

柴胡类方包括小柴胡汤、柴胡加桂枝龙骨牡蛎汤、柴胡桂枝干姜汤、逍遥散、大柴胡汤和四逆散。

柴胡加桂枝龙骨牡蛎汤是我最常使用的一张方子，特别是治疗那些服了抗焦虑、抗抑郁药后身体状况很不好的病人时，我就用柴胡加桂枝龙骨牡蛎汤先理气、活血、通便。并且，告诉患者本周只会觉得身体舒服些，但是睡眠不会改善。等病人服完这个方子以后，很多道路就打开了，然后再用药，不管是补也好、解表也好，都会疗效显著很多。我认为这个方子是调理三阳、调理经络气血很好的方子。

有一天，我接到我一同学老公的电话，说我同学出了些问题。我问怎么了，她老公说："我出差回来，发现家里不开窗、不开门，她总说家里面有窃听器、有摄像头，说有人在监视我们。"我问："最近她有没有什么不舒服？"他说："最近她压力比较大，3 天没有睡觉。"我让他们马上到门诊来。我同学来门诊以后，我发现她答不对题，不是完全的不清醒，也不是完全的躁狂，在房间里走来走去，不跟我说一句正常的话，也不知道她是否有大便。我摸她的肚子很硬，估计大便没有通，而且她手上全是汗，就像水洗了一样。我就用柴胡加桂枝龙骨牡蛎汤，加了石膏、知母，还放了一把大米。其中柴胡我用了60g，大黄用了20g，我告诉她丈夫，把药煎2次，分4次喝，喝完以后看看是否有大便。如果排便了，剩下的药可在第二天喝。后来她丈夫告诉我，她当天下午3点吃了第一次药，2个小时候后开始出现肚子痛，但排不出来，就又吃了一次药，肚子更疼了，在床上折腾，再吃了一次，终于排出了一点大便。到她1剂药都吃完以后，排出四堆像牛粪一样灰黄色的大便。排完以后她很疲劳，就睡觉了，第二天醒来就清醒了。剩下的2剂药，我就让她每剂药喝2天，最后用逍遥散收底。前后一共吃了2周的药，她就完全恢复正常了。

柴胡加桂枝龙骨牡蛎汤这张方子非常好用，不管是癫痫、精神分裂症，还是躁狂急性发作，只要辨证准确，我们就可以用。但是具体大黄用10g还是15g，这就要根据病人的大便情况去调整。

柴胡桂枝干姜汤也是我常用的一张方子。我有个同事，跟我说他睡眠不好，我问："你脖子后面出不出汗？"他说："出汗，脖子很僵。""大便好不好？""大便偏稀，但每天1次，也没有什么不舒服。"后来我就用柴胡桂枝干姜汤加葛根，他服用后睡眠一下子就恢复正常了。

逍遥散是我非常崇拜的方子，因为这个方子里面既有建中汤的底，又有柴胡汤的影子，还有茯苓、白术，如果病人既肝郁又脾虚，那么这个方子非常好用。很多女性患者睡眠不好，反复阴道感染，我就用逍遥散治疗。为什么她会反复阴道感染？因为血不利则为瘀、为水。逍遥散本身是养血疏肝的，如果血养足了，肝气也疏了，痰湿和水湿自然就没有了。我一般柴胡用15~20g，芍药45~60g，茯苓、白术各45g，薏苡仁、怀山药各用60g。

下面，我给大家介绍几个病例。

[病例1]

刘某，女，34岁。

初诊：2011年7月2日。

主诉：眠差 5 年，加重 1 个月。

病史：丈夫陪同来诊。患者既往有抑郁症病史，初始 3 次均于春天发作，2 年来长期服用抗抑郁及安眠药，药物依从性差。1 个月前，其子被诊断为白血病，感生活无意义，想与之同归于尽，免受人间之苦，故整晚不眠，欲哭无泪。体重 1 个月内下降 10 斤（5kg），头晕、头胀、面色淡白、纳差、口干、口苦、欲呕、手心偏热、小便黄、大便干、舌暗黑苔薄腻、舌面有瘀点瘀斑、两脉弦。

曾于外院就诊，行相关量表评估，SDS：重度抑郁，SAS：轻度焦虑。患者月经紊乱 3 年。服用西药躯体不适感明显。

处方：柴胡 60g，桂枝 30g，法半夏 30g，党参 20g，茯苓 45g，大黄 15g，礞石 30g，黄芩 30g，生姜 30g，大枣 45g，龙骨 30g，牡蛎 30g。7 剂。每日 1 剂，不可停服西药。

心理治疗：自杀干预，家庭关系治疗。

二诊：病史同前，药后情绪低落改善，每日维持睡眠 2~3 小时，仍觉得生活无意义，睡眠较前改善，口干、口苦，有饥饿感，食欲有所恢复，呕吐消失，大便每日 1~2 次，两脉弦。

嘱咐丈夫注意看护，建议住院治疗。家人暂不接受。

心理咨询治疗。

连续服药 4 周，情绪轻度低落，可维持睡眠 5 小时左右，消极观念消失，食欲恢复，二便通畅，体重增加 3 斤（1.5kg）。

这位病人有典型的生活刺激因素，她的疾病每逢春天就发作，春天是肝气所主，所以这位病人无疑要用肝类的药物治疗。从她的症状来看，她是双向精神障碍，又伴有这么多的症状，所以我给她用柴胡加桂枝龙骨牡蛎汤，并且交代每剂药分 4 次喝，先按每天 1 剂药，如果服药后腹痛，大便每天超过 2 次，就改成 2 天服 1 剂。西药不能停。二诊的时候，患者情绪明显改善，睡眠也有所改善。她前后共服用 4 周药，恢复得很好，西药只服用氯硝安定，每天 1/3 片。

[病例 2]

李某，女，35 岁。

初诊：2012 年 2 月 9 日。

主诉：眠差多年，加重 2 个月。

病史：体形偏胖，面色偏黄，眼睑淡白，平素眠差，月经量少。2 个月前，其行妇科取环术后出现入睡困难，早醒，醒后难入睡，情绪低落，兴趣下降，不愿活动，乏力，畏寒，易烦躁，口干欲饮，口苦，纳差，畏寒，手指略欠温，月经周期紊乱，月经量多，小便可，大便干结，舌淡苔薄白，两脉弦细。每晚服用舒乐安定 1 粒，可维持睡眠 1~2 小时。

既往病史：右侧乳腺纤维瘤病史。

既往性格：内向，消极认知模式。

家庭工作关系：因工作调动，对岗位不满意而且适应困难。

诊断：西医诊断：焦虑伴发抑郁状态，继发性失眠。中医诊断：郁证，不寐。

处理：心理测量，建议心理咨询治疗。

处方：当归 15g，白芍 60g，白术 45g，茯苓 45g，大枣 45g，炙甘草 30g，薄荷 5g，柴胡 30g，生姜 30g，桂枝 20g，黄芪 30g。7 剂。

二诊：病史同前，可以停服安眠药。目前睡眠维持 4~5 小时，早醒，凌晨 5 点明显，食欲较前明显改善，情绪低落改善，烦躁消失，口苦消失，乏力改善，口干，仍畏寒，夜间时感胃痛，二便调，舌偏红苔薄腻偏黄，两脉细。其余未见明显不适。

处方：当归 20g，白芍 40g，白术 30g，茯苓 30g，大枣 45g，炙甘草 30g，柴胡 20g，生姜 30g，桂枝 20g，牡丹皮 15g，栀子 10g。7 剂。

这是一位有乳腺纤维瘤病史的患者，症状比较典型，我用逍遥散加黄芪、桂枝，取建中汤的方义以养血。二诊的时候，病人就已经可以停服安眠药了，说明效果很好。

[病例 3]

游某，女，47 岁。

初诊：2012 年 2 月 8 日。

主诉：眠差 2 个月。

病史：患者形体偏胖，2 个月来与丈夫关系欠佳，情绪烦躁、低落，易哭泣，觉得生活无意义，胸闷，心悸，纳差，口苦，入睡困难，小便频，时腹胀，大便难解，2～3日一行，口干欲饮，舌淡暗，舌体边缘有齿痕，苔白厚腻水滑，脉弦滑长，两尺无力。

既往病史：高血压史4年，月经周期紊乱半年。

西医诊断：应激反应，绝经期伴发失眠。

处方：柴胡40g，法半夏30g，大黄10g，枳实15g，黄芩15g，天花粉40g，白芍20g。7剂。

心理测量：症状自评量表、明尼苏达多项人格测试、婚姻质量问卷。

二诊：药后情绪低落好转，烦躁消失，胸闷消失，食欲改善，惊悸消失，手心烘热汗出减少，阵发性多汗，时哭泣，口干，大便2日一行，较前顺畅，舌淡暗，苔白腻，舌体边缘有齿痕，两脉弦细。

小柴胡汤与温经汤交替服用，共1周。

这位病人的症状和家庭关系有关，因为她腹胀、大便难解，所以我给她用了大柴胡汤。因为她的舌苔白厚腻水滑，且口干欲饮，所以我就按照仲景的方法，加用天花粉。正是因为痰湿比较重，水气不化，所以容易口干。二诊的时候，症状都明显好转。因为病人月经周期紊乱，故以小柴胡汤和温经汤交替服用。这位病人还有家庭关系的问题，所以还要心理咨询配合中药一起用，效果非常好。

3. 半夏类

半夏类方包括半夏泻心汤、甘草泻心汤、麦门冬汤、半夏厚朴汤和小陷胸汤。

我特别讲一下小陷胸汤。小陷胸汤由黄连、半夏、天花粉三味药组成，有些睡眠障碍的病人，舌苔黄得发黏，而且有一层薄薄膜罩着，同时还可能有点想呕的症状，这时就可以用小陷胸汤。

[病例]

何某，女，47岁。

初诊：2010年11月15日。

主诉：眠差7年。

197

病史：7年来，无明显原因逐渐眠差，服用阿普唑仑可维持睡眠2～3小时，情绪可，口唇干，胃痛，泛酸，口苦，口腔溃疡，头顶痛，时欲呕，腹胀，大便溏结不调，月经尚正常，量少，舌淡暗苔薄白，脉缓。

西医诊断：原发性失眠。

处方：生半夏20g，黄连10g，黄芩30g，干姜20g，大枣30g，炙甘草30g，党参20g，吴茱萸10g，川厚朴10g。5剂。

从症状上看，这位病人属于寒热错杂，所以我用了半夏泻心汤。因为泛酸也跟阳明经有关，所以我加了吴茱萸；腹胀，所以加川厚朴。病人吃了5剂药以后，随访发现她的病情缓解不少。

4. 葛根类

葛根类方主要有葛根汤和葛根芩连汤。

有些鼻炎患者总是鼻塞、流鼻涕、头顶不舒服、睡眠障碍，这时用葛根汤的效果很好。

[病例]

霍某，男，35岁。

初诊：2011年12月19日。

主诉：眠差2年。

病史：患者常年鼾声响亮，2年来睡眠质量逐渐下降，早醒，1年前开始入睡困难，易醒，醒后难入睡，多梦，体型适中，无肥胖，长期睡前服用氯硝安定1粒，可维持睡眠时间3～5小时，自觉容易莫名紧张，咽干，夜间起因口干而喝水3～4次，两脉浮弦滑，颈项僵直不舒感。心电图检查：窦性心动过速，早搏。睡眠呼吸监测：整晚每时间段均有睡眠呼吸事件，凌晨5～6点呼吸事件频繁，最低血氧88%，平均血氧94%。睡眠效率下降，睡眠潜伏期正常，慢波睡眠百分比减少，觉醒次数明显增多。

西医诊断：呼吸睡眠暂停综合征。

处理：换用舒乐安定每晚1粒。

处方：葛根60g，桂枝30g，白芍30g，炙甘草20g，大枣60g，麻黄15g（先煎），生姜30g，牛膝30g。7剂。嘱侧卧，控制体重，适饮食，建议佩戴呼吸机，患者拒绝。

二诊：病史同前，药后睡眠改善，可维持睡眠 6 小时，口唇偏暗红，目前维持每晚 1 粒舒乐安定，颈项仍僵直感，容易紧张，纳尚可，未见明显多汗，偶冷热不调，舌红苔白腻，两脉滑。

处方：葛根 75g，桂枝 30g，白芍 30g，炙甘草 20g，大枣 45g，麻黄 30g（先煎），天花粉 40g，茯苓 30g，苦杏仁 10g，山药 45g，生姜 50g。7 剂。

三诊：患者睡眠明显好转，颈部不适感，可维持睡眠 6 小时，服用舒乐安定每晚半粒，时心悸，纳可，二便调，鼾声明显减少。口干基本消失，舌淡红苔薄白，两脉滑略浮。

处方：桂枝 15g，白芍 30g，葛根 30g，炙甘草 30g，大枣 45g，生姜 50g。7 剂。

四诊：病史同前，服用舒乐安定 1/3，可维持睡眠 6 ~ 7 小时，无鼾声，偶心悸，偶胸闷，血压稳定，无其余不适。睡眠呼吸监测：晨 6 点呼吸事件 1 次，最低血氧 92%，平均血氧 96%。睡眠效率 83%，睡眠潜伏期正常，慢波睡眠百分比 24%，长觉醒 1 次。

不必每日服药。每周服用 3 剂。2 周后停药。

处方：茯苓 30g，苦杏仁 10g，甘草 15g。

这位病人的诊断是呼吸睡眠暂停综合征。这类病人晚上睡觉会憋、喘不过气、胸闷，然后就会醒过来。开始只是容易憋醒，醒了以后还可以再次入睡，如果时间久了，醒后就难再入睡了。另外这些病人开始时入睡是没有问题的，时间久了，入睡也会困难。睡眠监测会发现睡觉缺氧。呼吸睡眠暂停综合征分为两种类型，一种是中枢性睡眠暂停，也就是中枢调整睡眠的节律出现异常；另一种是阻塞性睡眠呼吸暂停，是由于呼吸道阻塞，比如肥胖、脖子短、颈部周围脂肪堆积、肚子大等，这类肥胖病人侧卧的时候可能鼾声小一点，平躺的时候鼾声就很大。打鼾还与高血压、高尿酸血症、痛风、心肌缺血有关。一些男性长期打呼噜还会导致弱精，造成生育障碍。这是因为前列腺缺氧、缺血。所以，这样的病人经常会辗转于各大门诊，其实只要晚上睡眠的血氧得到纠正，打鼾就会明显减少，其他症状就会逐步改善。这类病人千万不可以服安定。一旦服安定，呼吸中枢受到抑制，晚上的缺氧会加重，打鼾也会加重，甚至可能因为半夜缺氧而死亡。所以，这个病非常危险，识别率又非常低。有些人会认为，晚上睡觉打鼾打得那么响，睡眠质量还会不好？只有打鼾的患者才知道，整晚都是梦，根本不能进入深睡眠。西医治疗这个病，除了使用呼吸机，就没有别的办法了，有些病人可能要用一辈子。病人用了呼吸机以后，很容易产生呼吸机依赖，而且一旦停止使用，他就不能自主呼吸了。这样的病人的生活质量非常差。很多病人听说中医有办法，就来治疗。霍某就是其中一个。这位病人经过 7 诊的治疗后，西药药量明显减少，从服用氯硝安定 1 粒改为服用舒乐安定 1/3，呼吸睡眠暂停次数也明显减少，血氧由 88% 升到 92%，平均血氧由 94% 升到 96%。别看血氧变化不大，其实升血氧是需要很长时间的，有些病人用呼吸机血氧也无法升两个值。

从这个案例以后，我对中药治疗呼吸睡眠暂停综合征，特别是中枢性的呼吸睡眠暂停综合征的信心大增。病人睡眠得到改善以后，全身的缺氧都会改善，痰湿代谢也加快了。对于呼吸睡眠暂停综合征的病人，生活方式一定要改变，一定要多锻炼，控制体重，早上要运动，每天快步走 30 分钟以上，消耗一定的能量，体重减轻对改善呼吸会有帮助，可以加快恢复的过程。

5. 栀子类

栀子类方包括栀子豉汤、栀子甘草豉汤、栀子大黄汤和茵陈蒿汤。由于时间关系，我就不详细说了，这里有两个案例，大家可以看一下。

[病例 1]

邱某，女，59 岁。

初诊：2012 年 2 月 8 日。

主诉：眠差 8 年。

病史：患者 2004 年开始莫名出现入睡困难，多梦，整晚不眠，胸闷甚，烦躁，乏力，睡前思虑多，难以控制，兴趣下降，容易哭泣，面色偏黄，多汗，经常牙痛，容易饥饿，多食，口干欲饮，二便调，左侧耳鸣，纳一般，舌偏红苔厚腻而干。

既往病史：1998 年行子宫肌瘤全切术。

西医诊断：原发性失眠。

处方：先服：栀子15g，淡豆豉30g，甘草15g，熟地黄30g。4剂。烦躁减轻后，餐后服用：熟地黄30g，生地黄30g，五味子30g，肉桂3g（泡服），巴戟15g，麦冬30g，石膏30g，知母15g，大米1把。3剂。

二诊：病史同前，药后情绪明显稳定，烦躁明显减轻，睡眠好转，可维持睡眠2～3小时，大便稀黏滞，眼屎多，食欲可，小便可，胃时不适，上半身容易自觉颤抖，舌偏红苔少而干，脉沉细。

处方：熟地黄30g，生地黄30g，五味子30g，肉桂3g（泡服），巴戟15g，麦冬30g，山茱萸30g，干姜15g，石膏15g，知母10g，大米1把，麻黄5g。2周。

另备处方：川厚朴10g，陈皮15g。4剂。

另嘱患者，若用药后出现腹胀或胸闷，则加入川厚朴10g，陈皮15g。

三诊：病史同前，药后睡眠可，可维持睡眠5～6小时，手指时有麻木感，关节时感乏力，上楼时明显，情绪稳定，食欲可，口干，偶多汗，食欲可，二便可，舌淡暗，苔白略腻而干，舌体边缘轻度齿痕，两尺不足。希望继续调整体质。

处方：吴茱萸10g，当归10g，川芎10g，白芍30g，党参10g，桂枝15g，阿胶10g（烊服），牡丹皮10g，炙甘草10g，法半夏30g，麦冬60g，生姜15g，大枣30g，熟地黄30g，麻黄5g。

共服近15剂，后7剂隔日服用。睡眠理想，情绪稳定，诸症可。

[病例2]

许某，女，29岁。

初诊：2011年11月19日。

主诉：眠差半年。

病史：患者平素习惯12点入睡，半年来丈夫外出工作，自觉情绪紧张，入睡困难，时烦躁，面色偏黄，面部多油，口唇偏暗，口干，大便难解，时欲呕，小便偏黄，每日不定时间自觉背部突然发热而微汗出，月经提前，量少，色可，舌红，苔白腻而厚。

处方：栀子15g，淡豆豉30g，茵陈30g，大黄10g，枳实10g。4剂。

二诊：患者药后3天睡眠开始改善，自行续服用7剂，后因出差而停服，可维持睡眠5～6小时。其近来自觉鼻塞，胸闷，多痰，纳欠佳，出现自觉背部突然发热而微汗出 3～4 天。睡前小便频，小便黄，舌淡暗，苔薄腻偏厚。

处方：柴胡 30g，半夏 20g，黄芩 20g，党参 20g，甘草 15g，大枣 30g，生姜 30g，桂枝 15g，茯苓 45g，白术 15g，泽泻 15g，猪苓 15g，枳实 10g，陈皮 15g。6 剂。

6. 石膏类

石膏类方包括白虎汤、竹叶石膏汤、玉女煎和白虎加人参汤。

玉女煎是一个时方，但我觉得时方用得好也是经方。我们科旁边是口腔科。有位口腔科的病人来找我看病，说自己因为牙痛睡不着。他一张嘴，我看他已经有七颗牙被拔掉了。我问他："你为什么要拔这么多牙？"他说："医生看我的牙没有问题，说我是神经性牙痛，就让我把它拔掉，把神经杀死以后就不疼了。结果拔了一颗牙把神经杀死后，别的牙就开始疼了，再这样下去，我满嘴的牙都要被拔光了。"他才 40 多岁，很可怜。我建议他吃点中药。他舌很红，有一层白腻苔，尺脉偏浮，略数。我认为他是一位肾虚、胃火盛的病人，就用了玉女煎。他吃了药以后很快症状就好转了。他很懊悔把 7 颗牙齿拔掉。

竹叶石膏汤是针对热病以后出现呕吐、焦虑、烦躁、睡不着觉的病人。有种病叫神经性呕吐，每天要呕吐七八次，什么也吃不下，吃了又吐，吐了又吃，很痛苦，用了竹叶石膏汤以后，效果很不错。

[病例1]

陈某，女，66 岁。

初诊：2012 年 3 月 6 日。

主诉：眠差 30 年。

病史：30 年来睡眠质量逐渐下降，不敢食用煎炸食品，口干，入睡困难，可维持睡眠 2～3 小时，血压容易波动，46 岁左右牙齿脱落过半，其余牙齿松动，牙龈偏浮肿，无口干。

既往病史：患者于 2011 年 4 月行甲状腺囊肿切除术。餐后血糖偏高、尿糖偏高，腰椎间盘突出症、子宫肌瘤、脑血管硬化；曾有白内障术史。49 岁停经。

处方：熟地黄30g，生地黄30g，石膏30g，知母10g，牛膝30g，麦冬45g，山药60g，天花粉30g。4剂。餐后服用。

药后当晚睡眠可维持时间近5小时，牙龈肿痛消失，口干明显减轻。

这位病人用了熟地黄30g，生地黄30g。我以前是不敢用这么大量的，因为地黄生湿。后来，我到马鞍山跟蔡长福老师学习以后，发现他熟地黄都用得量很大，他认为白腻苔是因为胃火盛，影响痰湿代谢，要化痰湿，就要用熟地黄来补，只有这样痰湿才能化掉。我回来试试看，发现用药的病人也没有出现胸闷、舌苔加厚的现象。另外，我在有些处方里加了麻黄，这也是蔡老师的经验，他说如果担心用了太多熟地黄病人会胸闷，那就加麻黄5g，升提一下。他认为用了麻黄以后，就不会腻了。麻黄与地黄，一个向上开散，一个补肾阴。对于失眠的病人，用麻黄一定要谨慎，如果用不准，即使只用了3g麻黄，病人也会睡不着；如果用得准，就算麻黄用15g，病人也会睡得很香，所以一定要辨证。

[病例2]

肖某，男，62岁。

初诊：2011年11月28日。

主诉：眠差5年。

病史：5年前，患者胆囊结石手术之后眠差，手心少量汗出，容易牙痛，口腔溃疡，睡前无烦躁，两脉弦细，二便调，舌暗红，苔薄腻。其从事行政工作，目前已退休。

既往病史：患者血糖偏高、尿酸偏高。

处方：生地黄15g，熟地黄15g，石膏15g，知母15g，麦冬30g，牛膝20g，大黄10g。7剂。

二诊：药后睡眠明显改善，自觉病情好转而未再服药。近来无明显诱因再次出现入睡困难，牙痛，小便黄，口干，多梦，鼾声，烦躁，咽痒，小便频，畏寒，动辄汗出，苔薄白而润，二便调，舌偏红，两脉沉缓。

处方：生地黄30g，熟地黄30g，石膏30g，知母15g，麦冬30g，牛膝20g，黄连5g。5剂。

三诊：除口干咽燥、手足发热、纳差外，其余诸症消失。

处方：桂枝15g，白芍30g，炙甘草20g，大枣30g，生姜20g。3剂。

这位病人是糖尿病前期，从这个病案来看，血糖偏高的病人确实与虚热有关。这位病人服用了玉女煎之后，症状明显好转。但后来因为还有口干咽燥、手足发热等阴虚症状，我又开了3剂小建中汤。《金匮要略》原文载小建中汤云："咽干口燥者，小建中汤主之。"

7. 附子类

附子类方包括四逆汤、附子理中汤、温氏奔豚汤、真武汤和薏苡附子败酱散。

我认为附子类方里，最好用的是温氏奔豚汤，如果病人伴有一些妇科炎症，或是一些莫名的脓痒、痤疮，我们就可以用薏苡附子败酱散。

[病例1]

邹某，男，43。

初诊：2011年9月27日。

主诉：间断性眠差2年。

病史：平素胃肠遇冷容易腹泻，2年来间断眠差，入睡困难。近3个月来，外出返回加之应酬较多，睡眠质量明显下降，睡前莫名思虑纷纭，可维持睡眠2小时，上臂皮肤多汗，心悸，畏寒，腰痛，夜间小便4~5次，纳可，小便可，大便每日3次，偏稀溏，舌淡红苔薄腻，脉沉细缓。患者从事科研工作，弱精，脱发。

处方：熟附子20g，党参20g，炙甘草20g，白术20g，干姜20g，乌梅30g，肉桂5g（焗服），桂枝15g，龙骨15g（先煎），牡蛎30g（先煎），菟丝子30g。7剂。

二诊：药后睡眠较前改善，可维持睡眠4~5小时，夜间仍醒，醒后可以入睡。出国后，患者难以连续服用中药，近来睡眠质量再次下降，每逢用脑而睡眠质量下降明显，手心冷汗，时阵发性心悸并伴冷汗，纳差，仍腰痛，两脉沉细，夜间小便频，大便每日3~4次，偏稀溏，舌淡暗，舌体偏大，舌体边缘齿痕，苔白厚腻。

处方：熟附子20g（先煎），肉桂5g（焗服），沉香5g（后下），砂仁10g（后下），山药60g，茯苓30g，泽泻30g，牛膝30g，炙甘草30g，生山茱萸45g，桂枝30g，龙骨30g（先煎），牡蛎30g（先煎），菟丝子30g。

6 剂。

患者服药后睡眠明显改善，食欲恢复，上方继续服用，2 日 1 剂。

这个病例的处方是在温氏奔豚汤的原方基础上加味而成。为什么我要加上桂枝？因为桂枝和茯苓这两味药对心悸的治疗效果非常确切。

[病例 2]

刘某，男，37 岁。

初诊：2011 年 10 月 8 日。

主诉：眠差 1 个月。

病史：患者 1 个月来自觉情绪紧张，焦虑不安，面色偏黄，偶然在电梯中受到惊吓，出现胸闷、惊恐、入睡困难，二便调，舌偏红，苔薄腻略干，两脉沉细。其平素夜间鼾声响亮。

处方：熟附子 20g（先煎），肉桂 5g（焗服），沉香 5g（后下），砂仁 10g（后下），山药 60g，茯苓 45g，泽泻 30g，炙甘草 30g，生山茱萸 30g，桂枝 20g，龙骨 30g（先煎），牡蛎 30g（先煎）。7 剂。

二诊：患者药后诸症较前改善，睡眠质量较前改善，情绪较前改善，仍稍紧张，时有恐惧，手心少量汗出，二便调，舌淡红，苔薄少略干。睡眠呼吸监测：睡眠效率正常，睡眠潜伏期正常，慢波睡眠减少，觉醒次数增多，主观感觉可维持睡眠 6 小时。

处方：继续服用上方，隔日服用 1 剂。

六、药味

在药量上，我认为需要用大量的时候就一定要用大量。但从 2007 年到现在，我用经方才 5 年时间，我的经验还不丰富，处方还比较粗糙，所以用药首先要注意安全。安全第一，疗效第二。像芍药、薏苡仁、茯苓、白术，这些药没有太大问题，我就按原方的剂量使用。遇到高大的病人，就按一两等于 15g 换算；中等身材不胖不瘦的病人，按一两等于 10g 换算；小孩、体质偏弱的病人，按一两等于 5g 换算。药量根据体型来变化，但比例最好不变。当归芍药散里，芍药用十六两，我一般不会用到十六两，但也会用到 90g 左右，该出手时真的要出手。

但也要注意安全问题。譬如温经汤我已经用了 5 年了，一直没有出现过问题，但最近我就碰到问题了。一位女病人失眠 2 个月，月经紊乱半年，B 超提示子宫有一个小肌瘤。同时，她伴有咽干口燥、手心发烫等症状。我按以前的思维给她开了温经汤。用了以后，她睡眠好了，结果阴道流血不止。我想可能是阿胶用量少了，原方阿胶二两，我觉得太贵，就没用那么多。后来我想，要止血还是得把阿胶加上，就开了阿胶 20g，吃了药以后，病人当天血就止住了，但是第二天又开始流血了，在妇科经过很多治疗也没有改善。我想肯定是方子有问题，因为我用了吴茱萸 10g，后来我查了药典，才知道吴茱萸具有抗血小板凝集的作用。

用苦参的时候也必须注意安全。以前，遇到病人皮肤瘙痒，痰湿比较重，脸有痤疮，我就给她用苦参 15～30g，效果都挺好。上个月来了一位病人，她睡不着，脸色乍赤乍白，痤疮很多。用了半夏泻心汤以后，症状改善很多，但是皮肤瘙痒加重，大腿也痒，脖子也痒，上半身也痒，下半身也痒，晚上也痒，白天也痒。我就用当归贝母苦参丸，合上赤小豆当归散，苦参用到 30g。这位病人拿药回去以后，第二天，她姐姐就打电话给我，说妹妹吃了药以后出现头晕，送急诊室抢救，血压才 60/40mmHg，医生说这是苦参中毒，我当时很吃惊。后来赶紧查苦参的药理，才知道如果有些人比较敏感，服用苦参后会出现很典型的神经毒性现象。当归贝母苦参丸里，原方苦参有四两，做成丸剂，如梧子大，先服 3 丸至 7 丸，那 3 丸至 7 丸就差不多 30g，所以我用 30g 苦参应该也不算多，没想到这位病人会出现苦参中毒。

所以药量一定要反复斟酌，如果这个药没有用过，一定要很谨慎、小心。如很多人说生半夏没毒，但我认为第一次使用的时候还是要把它当作是有毒的，安全第一。如果麻黄用得准，确实用 45g 也没事，但是一定要给病人讲清楚怎么熬药。如果病人是单独就诊，而且比较糊涂，就千万不要给他用那么大量，否则出现了问题就不好了。比如柴胡加桂枝龙骨牡蛎汤里的大黄，原方用二两，但我们一般不会用那么大量，用 10g 左右就够了。如果用了 10g 大便还是不解，就用 20g，还是没效就改为后下。

以上是我今天和大家探讨的内容。现在我用经方的经验还比较浅薄，还存在很多的不足，如果有讲得不对的地方，还希望大家多多包涵。

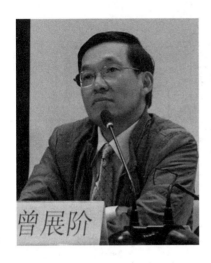

【名师介绍】

曾展阶，现任新加坡中医师公会会员、新加坡卫生部中医管理委员会委任医师认证与考试组会员、新加坡中医学院临床导师。2008 年于第七期全国经方班第一次公开发表"《伤寒杂病论》数据库软件"，擅长经方临床运用及利用信息化技术进行经典文献整理。

陈修园《伤寒医诀串解》太阳篇框架

——汗与水引思

新加坡中医学院　曾展阶

首先，很感谢李赛美教授把我请到这里来，2008 年我第一次参加经方班，并介绍了一个"《伤寒杂病论》数据库软件"。从那年开始，我每年都来参加经方班。今天我给大家演讲的题目是"陈修园《伤寒医诀串解》太阳篇框架——附汗与水引思"。

我为什么选择《伤寒医诀串解》这本书呢？因为《伤寒论》的各家注解，一般是按条文或者是按某一些属性把几个条文串起来讲，但是陈修园的《伤寒医诀串解》这本书，是对《伤寒论》综合贯通阐述六经病变，让学者对《伤寒论》有更好的认识。

我以图表的形式的来表达、综合太阳篇相关条文，让大家通过流程图来更好地理解《伤寒医诀串解》太阳篇的纵横框架，理解太阳篇的思路（图2）。

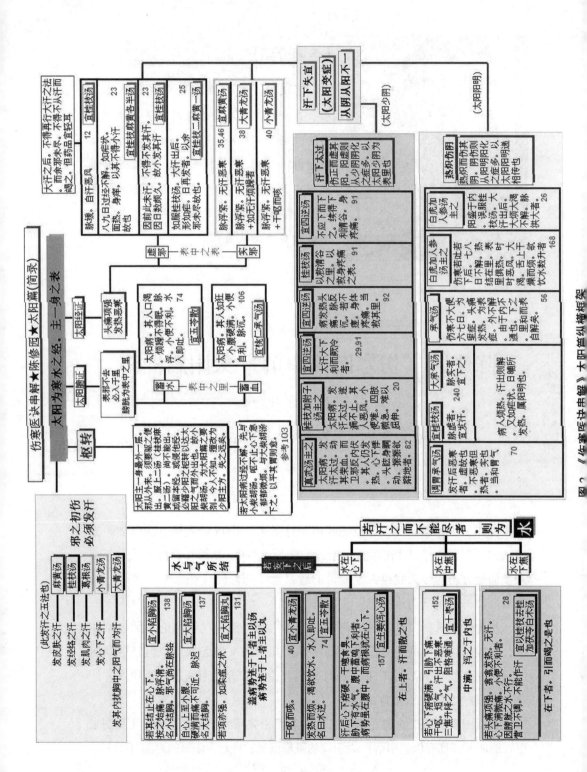

图2 《伤寒医诀串解》太阳篇纵横框架

清代陈修园是一位著名的医学家。有许多普及类中医著作：《医学三字经》《医学实在易》《医学从众录》等。《伤寒医诀串解》是对《伤寒论》综合贯通阐述六经病变的著作。此书可使我们对《伤寒论》有更好的认识。

我为什么选择介绍这本书呢？因为我觉得这本书相当好。以前我在学习《伤寒论》的时候，考试也及格，我也知道桂枝汤里面有桂枝，麻黄汤里面有麻黄。可是面对每一个六经病证，如太阳病、阳明病、少阳病等，我的脑海中就没有整体的框架了。这让我感到很纳闷。自己去翻看一些《伤寒论》的注解，也只是针对某个条文做注解，还是看不到整体框架。后来，我看到了这本书，感觉很喜欢。我把它的原文慢慢地拆开，慢慢地就做成了这个框架图。

所以，我做《伤寒医诀串解》简图的目的是将《伤寒论》思维以简图框架的方式进行表达。因为我感觉看流程图会比较容易理解。

《伤寒论》太阳篇条文众多，我们从流程图可清晰看出陈修园的阐述纵横贯穿所有条文，让学者能对病邪、病位、病变、误治形成一个框架思路。我们在学习过程中，如果有了该理论的框架思路，就等于掌握了这个理论的整体思想。因此，了解这一框架对学习和认识《伤寒论》有一定的作用。陈修园作为一位普及中医的学者，他在《伤寒医诀串解》中体现的精神是非常有价值的。今天我们先讲太阳病篇。

从简图上怎么看太阳病篇呢？我分成三方面。第一，是临床治疗的连贯性。第二是认识机体差异在治疗后的变化。第三是临床应变思路。

从整体来看，陈修园把太阳病分为经证、腑证，经证又有虚邪、实邪的分类。并且论述了什么是表中之表，什么是表中之里。针对不同的情况怎么治疗，陈修园都有详细的说明。从简图中我们可以看到，虚邪有四个治疗方向，涉及条文 12 条、23 条、25 条，涉及桂枝汤、桂枝麻黄各半汤、桂枝二麻黄一汤。如果治疗错误，书上说"汗下失宜"，就会出现太阳变证，但"从阴从阳不一"，所以就有太阳少阴、太阳阳明的两大类辨证。我的图比较简单，具体的内容大家要详细看原文的阐述。

接着，我们看到陈修园把《伤寒论》太阳病篇发汗的方法分为 5 种，发皮肤之汗，用麻黄汤；发经络之汗，用桂枝汤；发肌肉之汗，用葛根汤；发心下之汗，用小青龙汤；发其内扰胸中之阳气而为汗，用大青龙汤，"此发汗之五法也"。如果发汗发得不彻底，陈修园说："若汗之而不能尽者，则为水"。如果水在心下，在上者汗而散之也。涉及条文40条："干呕而咳，宜小青龙汤。"74条："发热而烦，渴欲饮水，水入即吐，名曰水逆，宜五苓散。"157条："汗后心下痞硬，干噫食臭，胁下有水气。腹中雷鸣下利者，病势虽在腹中，而病根犹在心下，宜升降泻心汤。如果水在中焦，中满泻之于内。"涉及条文152条："若心下痞硬满，引胁下痛，干呕，短气，汗出不恶寒。三焦升降之气，阻隔难通，宜十枣汤。如果水在下焦，在下者引而竭之是也"。涉及条文28条："若头痛项痛，翕翕发热，无汗，心下满微痛，小便不利者，因膀胱之水不行，营卫不调，不能作汗，宜以桂枝去桂加茯苓白术汤"。

水在心下，如果误下了之后，就会"水与气所结"，这又有相应的变化思路。如138条："若其结止在心下，按之始痛，脉浮滑，名小结胸，邪气尚在脉络，宜小陷胸汤。"137条："自心上至小腹，硬满而痛不可近，脉迟，名大结胸，宜大陷胸汤。"131条："若项亦强，如柔痉之状，宜大陷胸丸。"

当陈修园讲到转枢的时候，他对小柴胡汤有一个特别的见解。他认为小柴胡汤其实是太阳篇的主方，这点可以参看原文103条及其他的一些相关条文。

通过这个流程图，我们可以清楚地知道陈修园是怎样理解太阳病篇的，也可以让我们清楚地知道，当遇到某种情况应该怎么治疗。西医说中医没有程序，其实不是。从陈修园的《伤寒医诀串解》一书就可以发现中医的整个思路是很清晰的。譬如若病人服用了桂枝汤以后，如果还不能好，那会出现什么变证？我们应该怎么治疗？是否需要先刺风池、风府，再服桂枝汤呢？还是会出现其他情况呢？因为每个人的体质都是有差异的，或者用药不当的时候就会发生各种变化。姚梅龄教授在讲课的时候也提到世界上不可能有两个一模一样的病。所以，我觉得通过这个流程图，我们可以很清晰地看到整个太阳病篇的辨证思路。

我特别欣赏陈修园"若汗之而不能尽者，则为水"这句话。我们用汗法解表，如果"汗之而不能尽，则为水"。如果水不解，就可能产生痰饮。产生痰饮后会发生什么事呢？根据每个人体质的差异，痰饮久聚之后，会导致血瘀、气虚、阳虚、经络阻滞等一系列情况。任何疾病都可能是从这个基础上发展而来的。所以，我们要重视外感病后的治疗，减少对五脏阳气的损伤。

我觉得临床医生都会深有体会。很多病人可能一开始只是感冒，当感冒过后，身体就出现很多不适，出现疲倦、失眠、纳差、腹胀等症状。所以临床中，我一般都会问病人："你1个月之前有没有感冒？吃了什么药？"我认为我们应当非常重视这个问题。在新加坡，感冒发热的病人一般都不来看中医，而是去看西医。特别是高热的病人，他们一般都认为先吃西药，退热了再找中医。尤其是小孩子发热，家长都怕会"烧坏脑"，一般是先用西药退热，然后再来看中医。病人吃了西药、吃了抗生素，就会产生很多的变化。所以，在新加坡做中医医生很辛苦。

为什么我会特别欣赏陈修园"若汗之而不能尽者，则为水"这句话？因为一般来说，服退热药常会见汗出。那我们就可以联系到"若汗之而不能尽者，则为水"这句话。这些病人服药后，产生很多不适症状，即"则为水"。我们要根据病人的体质和病情，判断邪留"心下""中焦"或是"下焦"，再来进行治疗。

我刚才讲到"若汗之而不能尽者，则为水"，水会影响人的脏腑，从而产生痰饮，接着由于气血不通，就会出现血瘀、气虚、阳虚、经络阻滞等各种情况。已故经方大家陈瑞春教授曾经写了一本书叫《普及中医的陈修园》，他总结了陈修园关于痰饮的一些理论。"痰饮之源本于水"。"痰饮证乃水气上犯，得阳煎熬，稠而为痰；得阴凝，稀而为饮"。因此，陈修园在治疗痰饮之标的时候善用二陈汤，然后用温药和之治其本。陈瑞春教授还总结了陈修园用二陈汤的加减变化。

其实，我们可以看见陈修园并不会执着于经方，他也有时方的运用。久咳气短者，加桂枝、白术，以温脾化气行水，同时加肾气丸，以温肾化气行水；饮停胁痛者，加白芥子、前胡，以宣肺逐饮；身体疼痛者，加生黄芪、防己，以益气行脾以制水饮；咳逆倚息、气短不得卧者，加泽泻、白术，以益气行脾、制水饮；咳嗽不已者，加干姜、细辛、五味子。如为火痰，加海粉、瓜蒌仁、黄芩、海石；寒痰，加干姜、附子；风痰，加制南星、天麻、竹沥、生姜汁；燥痰，加天冬、玉竹、瓜蒌仁；湿痰，加白术、苍术；郁痰，加川芎、贝母、香附、连翘；虚痰，加人参、白术；实痰，加旋覆花、枳实；食痰，加莱菔子；实热老痰、怪痰，不可名状，加滚痰丸；中脘留伏痰饮，臂动难举，手足不转动，加指迷茯苓丸。

刚才我们一直在讲水，那么我在《圣济总录》中摘录了一些相关的论述："人之有形，借水饮以滋养。水之所化，凭气脉以宣流"。"盖三焦者，水谷之道路。气之所终始也"。"三焦调适，气脉平匀，则能宣通水液，行入于经。化而为血，溉灌周身"。"三焦气涩，脉道闭塞。则水饮停滞，不得宣行，聚成痰饮，为病多端"。"气滞即水滞，故知饮之为病"。"在人最多，善疗此者，要以宣通气脉为先，则水饮无所凝滞"。"所以治痰饮者，当以温药和之"。"以人之气血得温则宣流也。及其结而成坚癖，则兼以消痰破饮之剂攻之"。最后一句是不是就提示了患者从感冒发展到疑难杂症的演变过程呢？我在这里摘录出来，是为了和大家分享。

最后我再给大家讲一下在新加坡，发热的病人自己去买退热药之后出现的情形。对于身体比较健壮的病人，服退热药（西药）后热退汗出，就可以继续工作生活了。若病情不解，就会出现倦怠、身痛、四肢凉、热退复返、纳差、纳呆或纳常但食后腹胀、痰多或咳之不爽、腹胀等症状。那么，我是怎么治疗的呢？因为新加坡没有饮片，都是科学中药。所以对于倦怠、身痛、热退复返、纳差的病人，我一般用小柴胡汤加神曲，如果病人湿热比较重，还伴随出现胸闷、苔黄腻，我就用小柴胡汤加甘露消毒丹。有时候我也会用小柴胡汤加甘露消毒丹再加神曲。如果遇到以咳嗽为主的病人，就要根据他咳嗽的特点来判断用药。对于痰多或咳之不爽，或咽痒而咳，具体表现为可几个小时不咳，若咳则持续咽痒咳嗽，入睡初躺时咳甚不已，后缓而眠，针对这些情况，我经常用小柴胡汤加温胆汤或麻杏石甘汤加温胆汤治疗。而对于半夜咳甚或微喘、难眠、舌淡苔白润湿的患者，我常用小青龙汤。在新加坡，有些医师不赞成用小青龙汤，因为里面有麻黄、桂枝、干姜，所以他们不大喜欢用。他们一般喜欢用银翘散、桑菊饮之类的治疗风热感冒的处方。其实对于这种半夜咳嗽很严重，一直咳不停的病人，用小青龙汤效果都很好。我在这里要说明的是，以上情况都是病人发热后自己服用解热药所出现的常见症状。如果他完全没有服退热药，那么出现的咳嗽可能会是另一种情况，就不能按照上面说的来治疗了。

另外，我要说到的一点是，对于发热已退或反复不退、症状不解的病人，就不要再清热了。如果再进行清热，正气肯定受损。如果一位病人在我门诊用一两剂药后，或者用几个疗程的解热药后，仍然热退复来，那么我一定要用温药，或者化湿的药。因为如果继续清热，损伤正气，患者即使热退了也会因为正气虚而再次发热的。这是我临床中的一点经验。

我今天的介绍就到这里，谢谢大家。

【名师答疑】

问：尊敬的曾医师，您好！您刚刚针对病人发热后自己服用解热药而出现的情况介绍了您的治疗经验。我看您开的药都是以温药为主。对于倦怠、身痛、热退复返、纳差的病人，您说用小柴胡汤加神曲治疗，并且考虑到新加坡的天气，还会与甘露消毒丹合用。对于您介绍的这些经验，我感觉受益匪浅。所以，希望您进一步谈谈为什么您要以这样的组合来治疗这些症状呢？

答：在新加坡看病，病人服药方法与国内患者不大一样，现在都是用科学中药，并且都是以复方为主。所以我不可能像饮片一样，把很多单味药加起来。我只能用一个复方加上一味药，或者一两个复方合在一起用。其实，看其他医案也经常会发现合方运用，如小柴胡汤合四物汤等。那我们把伤寒派的方和温病派的方组合在一起用有没有效呢？这必须要从临床去观察。我发现，在新加坡，如果遇见发热服用解热药后出现身倦等症状的病人，就把这两个方组合在一起治疗，效果是相当好的。

徐汝奇医师：我觉得这个思路非常好。但是每一份科学中药里面，药物配伍的比例都已经固定好了，剂量也已经固定好了。如果我们希望增加剂量，是否可以按一定的比例增加，譬如1次喝3份或5份？

答：是的，很多医生都是这样用的。我们临床应该变就变，而不是死板的。《伤寒论》里讲什么症状可以用什么方。那如果《伤寒论》没讲到的，我们可以用吗？可以用啊。我们临床时要知道变通。我治疗过我的一位女同事，她的嘴唇上有两块白斑，医了一两年都医不好，我给她开了3次药，也没有效果。后来我发现，其实不用药她也会好。为什么呢？因为我发现，她喝水有个习惯，她每次喝水都喜欢抱着1L的大水壶，压在嘴唇上喝，我说："你改变你的喝水方式，3个月就会好。"1L的大水壶，压在嘴唇上，不正好有两个印子吗？我发现了这一点，没再给她用药，结果她 3 个月后她就好了！所以临床中，我们要灵活处理。我临床工作 21 年了，发现临床中疾病的症状都很复杂多变，与《伤寒论》条文中描写的几乎一样的典型症状非常罕见，所以我们要学会变通。就如五苓散证的条文吧，74 条说"水入则吐"，可是我临床那么多年了，只看见一个典型病例是水吞下去马上吐出来的。这样典型的病例不是没有，但是很少很少。

徐汝奇医师：因为我们医院也有推行中药颗粒剂，可是因为颗粒剂是提纯过的，失去了我们中药饮片煎煮而产生化学变化的过程。我以前使用过，感觉对于简单的疾病，用中药颗粒剂的效果比较好；而对于大病难病，用颗粒剂的效果不明显，您是否也有这种体会？

答：我碰到疑难杂症时，都要开饮片。最近我治疗了一位牛皮癣的病人，特别难医，我也没把握。我就问他："你真的要找我看吗？"他说："是。"我说："要吃草药，你愿意吗？"他说："愿意。"我还问他："治这个病的过程会很痛苦，你每天要脱皮，你愿意吗？"他说："可以！"于是我就给他治疗，治疗了 4 个月。开始 3 个月很痛苦，每天都在脱皮、都在流血，整个身体的皮肤差不多都溃烂了，他老婆也非常害怕。后来，治疗4 个月后，他完全好了。我看病是看病机、看他的体质，然后按照自己的思路去处方。如果认为牛皮癣需有什么专方专药才能治疗，那么治疗就不会有效。疑难杂症的病人往往已经看了很多医师都没看好，又找到我。那么，我的治疗思路就必须有一个很大的改变，所以我都用饮片。对于普通病，颗粒剂的效果还可以，但杂症就不行了。现在，我有个病人，咳喘 10 年了，他之前花了十万新币去看西医，到最后西医都投降了，说没有办法医了。这位病人是阴证，我给他用大剂量的温药，其中细辛五钱，附子一两，干姜一两，桂枝一两，效果都不是很好。不过比起看西医时稍微好一点，起码患者能吃一点东西、能睡觉了。这类病人用颗粒剂是根本没有效果的。

问：新加坡禁用黄连，而经方里面，很多方子都有黄连，那您怎么去运用这些方子呢？

答：我觉得临床治疗中关键是要调动人体的正气。人体的正气恢复了，病情就会改变。我比较注重《脾胃论》，所以我在临床中用的脾胃药比较多，从而调动脾胃的正气。从内科的角度讲，"该补的就补""该泄的就泄"，灵活处理就可以了。只要我们能把人体的正气调动起来，很多疾病就迎刃而解了。

【名师介绍】

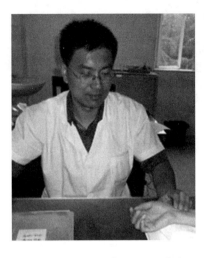

　　姜宗瑞，师承郭灿勋、吉建华、张大昌、沈刚、黄煌等多位名师，为黄煌经方沙龙网站"经方实验录"版块版主，参编《黄煌经方沙龙》《张大昌医论医案集》《辅行诀五藏用药法要传承集》等著作。2009 年 4 月，学苑出版社出版了其个人学术专著《经方杂谈》。现工作于珠海瑞桦戒毒康复医院，以中药、针灸治疗为主，主攻吸毒人员的康复及防止复吸的相关研究。

《辅行诀》与经方

珠海瑞桦戒毒康复医院　姜宗瑞

　　各位前辈，各位老师，各位同道，晚上好。我感觉自己一无所有，但我自豪的是，我有很多老师。我的师爷张大昌先生有十几个弟子，我都分别跟他们学习过。还有徐汝奇医生，我们是 2009 年在黄煌老师的经方年会上认识的，一见如故。第二年春天，我就跑到他诊所进修学习了 7 天。我今天演讲的题目是"《辅行诀》与经方"。

　　《辅行诀》是《辅行诀五藏用药法要传承集》的简称。它最早公开出版于 1988 年中国中医研究院（现中国中医科学院）中国医史文献研究所马继兴教授主编的《敦煌古医籍考释》中。1994 年甘肃中医学院（现甘肃中医药大学）丛春雨先生主编的《敦煌中医药全书》也收录了《辅行诀》。2008 年，张大昌、钱超尘先生主编的《辅行诀五脏用药法要传承集》由学苑出版社出版发行，这是首次将《辅行诀》单独出版，这也将《辅行诀》的学习研究推向了一个新的高潮。

《辅行诀》从一问世，就得到有关专家、中医学者的高度重视，但是近来我发现网上有一些网友武断地认为《辅行诀》这本书是伪书，甚至说这是我师爷的伪作。我觉得针对这个问题，我有必要澄清一下。

我国古籍保存到现在者不足 10%，仅据现存文献，断定出于何时，可信度有限。下面，我将对《辅行诀》的内容进行两个方面的阐述，看看是否支持此书为近代作伪的观点。

一、《辅行诀》与《内经》

药物五味对应五脏，这是《内经》的重要理论。但《内经》的五味说体用不分，很混乱。比如《素问·脏气法时论》云"肝苦急，急食甘以缓之……肝欲散，急食辛以散之，用辛补之，酸泻之"。"心欲软，急食咸以软之，用咸补之，甘泻之"。"脾苦湿，急食苦以燥之……脾欲缓，急食甘以缓之，用苦泻之，甘补之"。"肺苦气上逆，急食苦以泻之……肺欲收，急食酸以收之，用酸补之，辛泻之"。"肾欲坚，急食苦以坚之……肾苦燥，急食辛以润之"。还有《素问·宣明五气》云："五味所入，酸入肝，辛入肺，苦入心，咸入肾，甘入脾，是谓五入。"

我们从《辅行诀》的汤液经法图中可以看到《辅行诀》的体用是很规范的（图3）。

我们把《内经》和《辅行诀》对比着看。《内经》的五欲即《辅行诀》的五德，非常相似。至于五脏苦急以某味与之，《内经》心、肝、脾三条与《辅行诀》一致，而肺肾二条则与《辅行诀》有异。五脏补泻也与《辅行诀》不同。在《辅行诀》中的五脏各具体、用、化，以用为补，以体为泻，每脏的体味和用味化生的第三味，正是本脏所苦时须急食之者，是非常规范的。所以我就想起了黄煌老师经常说的一句话："经方自有规范在！"与《内经》相比，我们完全可以说"经方的规范在《辅行诀》"。

《辅行诀》除了规范了五脏的体、用、化外，还有一个巨大贡献，就是规范了大方小方的格式。

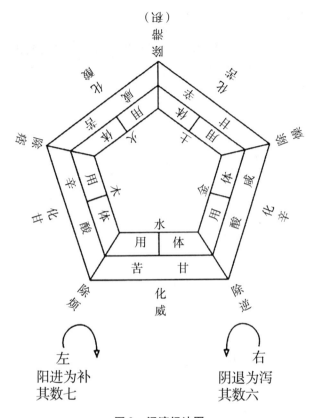

图3　汤液经法图

七方十剂在《内经》里提到过，但其具体的格式《内经》并未有具体的论述。而《辅行诀》小方三四味，大方六七味，非常规范，明确地展示了方剂的格式。这个格式，应该是《汤液经法》固有的格式。所以，如此看来，《伤寒论》中张仲景对方剂的命名，确实与《汤液经法》不一样。《辅行诀》说"经方皆非正名"。《伤寒论》的小柴胡汤是七味药，如果从《辅行诀》的角度讲，那就是大方，不是小方；小青龙汤八味药，从《辅行诀》来看，就是大方了，而张仲景却以小命名。所以，我师爷在整理《辅行诀》的时候，把现在的麻黄汤叫小青龙汤，而把现在的小青龙汤，叫大青龙汤。

从命名大方小方的格式来看，《辅行诀》还是有传承的。虽然陶弘景所处的时代比张仲景晚，但他所见到的资料，有时候可能比张仲景见到的资料更传统、更古老一些。

下面我把《辅行诀》的五脏证候条文和《内经》的五脏证候条文做个

对比（见表6）。

表6 《辅行诀》和《内经》的五脏证候条文对比

《辅行诀》文	《内经》文
肝病者，必两胁下痛，痛引少腹。虚则目瞑瞑无所见耳有所闻，心澹澹然如人将捕之	肝病者，两胁下痛引少腹，令人善怒；虚则目瞑瞑无所见，耳无所闻，善恐如人将捕之
心病者，心胸内痛，胁下支满，膺背肩胛间痛，两臂内痛，虚则胸腹大，胁下与腰相引而痛	心病者，胸中痛，胁支满，胁下痛，膺背肩胛间痛，两臂内痛；虚则胸腹大，胁下与腰相引痛
脾病者，必腹满肠鸣，溏泻，食不化。虚则身重，苦饥，肉痛，足痿不收，行善瘈，脚下痛	脾病者，身重，善饥肉痿，足不收，行善瘈，脚下痛；虚则腹满肠鸣，飧泄食不。
肺病者，必咳喘逆气，肩息背痛，汗出憎风。虚则胸中痛，少气，不能报息，耳聋，咽干	肺病者，喘咳逆气，肩背痛，汗出，尻阴股膝髀腨胻足皆痛；虚则少气不能报息耳聋嗌干
肾病者，必腹大胫肿，身重嗜寝。虚则腰中痛，大腹小腹痛，尻阴股膝挛，髀腨足皆痛	肾病者，腹大胫肿，喘咳身重，寝汗出，憎风；虚则胸中痛，大腹小腹痛，清厥，意不乐

　　我最早接触《辅行诀》应该是1992年左右。当时，我没有仔细看，以为《辅行诀》的五脏证候条文就是从《内经》抄过来的。现在我仔细对比，发现它跟《内经》的条文还是有很大区别的。

　　我们先看肝病条。《辅行诀》是"虚则目瞑瞑无所见，耳有所闻"，《内经》是"虚则目瞑瞑无所见，耳无所闻"。这里"所闻"，是指幻听幻视。我师爷说，从医理讲虚实是这么分的："实则滞，虚则灵（幻）。"从这个来看，实证会聋，而幻听幻视是精气亏虚的表现。《辅行诀》说虚则耳有所闻，这应该更符合临床。

　　尤其肺、肾这两条，在两本书里的区别非常大。从《辅行诀》来看，《内经》误将"尻阴股膝髀腨胻足皆痛"错简成肺病，而将"汗出憎风"错简成肾病。因为"尻阴股膝髀腨胻足"这些部位都是肾经脉所行部位。肾病如果出现这些问题，是很有道理的，但若肺病出现下肢的疼痛，这就不好解释了。而肺主皮毛，肺病则"汗出憎风"，这个从医理上是可解释的。

根据以上几点，我们基本可以得出一个结论：《辅行诀》所据的版本，不是我们现在所见到的唐·王冰整理后的《内经》版本，应该是唐之前的一个更古的版本。

二、《辅行诀》与《神农本草经》《名医别录》

下面我对《辅行诀》中所用的药物与《神农本草经》《名医别录》做个对比（见表 7）。

表 7 《辅行诀》中所用药物与《神农本草经》《名医别录》对比

药物名称	《神农本草经》所载药味	《名医别录》所载药味	《辅行诀》所载药味
芍药	苦	酸	酸
干地黄	甘	苦	苦
泽泻	甘	咸	咸
枳实	苦	酸	酸
戎盐	无	咸	咸
升麻	甘	苦	苦
瓜蒌	苦辛	甘	甘
薤白	辛	苦	苦
大黄	苦	无	咸
旋覆花	咸	甘	咸
豉	无	苦	酸
附子	辛	甘	辛
葶苈子	辛	苦	咸
牡丹皮	辛	苦	咸
通草	辛	甘	苦
麦冬	甘	无	酸

在这里我有个说明，《神农本草经》《名医别录》的药味，我是从邹澍的《本经疏证》摘过来的。《本经疏证》中，哪些药味是《神农本草经》里的、哪些是《名医别录》里的分得比较清楚。《辅行诀》在虚劳五补汤后记载有阴阳 25 味药。我认为这是对前面五脏补泻的总结，但这 25 味药是有明显差错的。我现在用的 25 味药是我重新整理后的 25 味药。我当时写有一篇相关文章《＜辅行诀五藏用药法要＞点滴》，附到《辅行诀五脏用药法要传承集》的后面了。

从表中看，芍药、干地黄、泽泻、枳实、戎盐、升麻、瓜蒌、薤白、大黄这9味药，除大黄在《名医别录》里没有注明性味外，其他的药《名医别录》与《辅行诀》两书中所记载的药味完全相同，但与《神农本草经》药味不同。从这点上看，《辅行诀》与《名医别录》更为接近，可以从一个侧面证明，这两本书出自同一个作者。

以上与《内经》《神农本草经》《名医别录》的对比均不支持《辅行诀》是后人作伪的观点。我给大家看一下专家的鉴定，我觉得专家的鉴定还是很慎重的，也很有权威性。

我国著名医史家及中医文献学奠基人马继兴教授的鉴定如下：1974年初，张氏用"赤脚医生"之名将抄本寄送中国中医研究院（中国中医科学院）。开初未引起重视。后此件转交我手。经我反复考察验证抄件中保留与引用的古俗讳字、药名、药量、人名、方名、书名、篇名、病证名称、方剂配伍特征、文章结构与风格等多方面内容，确定绝非今人仿造赝品。其成书下限决不晚于宋初，因而由我写出了对该卷子年代的初步鉴定材料。为了进一步征求有关文史专家的意见，1975年我曾将此卷子释文及其有关情况，请教了中国社会科学院张政烺和李学勤两位教授，经他们鉴定，指出："此书不是近代的伪作，但也不可能早到南北朝、梁代。作为古籍的传抄本，还是有保存必要的。"

三、《辅行诀》的实用价值

《辅行诀》最关键的不是它的文献价值，而是它的实用价值。就像《伤寒论》一样，它不是古董，不是只有欣赏价值，它是有临床指导意义的，是有实用价值的。

关于《辅行诀》的实用价值，我总结了五个字，叫体、用、化、除、合。下面我对这五个字分别做一说明。大家看汤液经法图。

以肝脏为例：酸味是肝的体味，辛味是肝的用味，以体为泻，以用为补。

古人说的补和泻，是以体为泻，以用为补。作者在《辅行诀》前面谈到五德，说"顺其性为补，逆其性为泻"，这是古经方的命名原则。以肝为例，"肝德在散"，辛是散的，顺其性，叫补；酸是收的，逆其性，叫泻。这个"泻"不是我们理解的，泻就是使其虚。如《辅行诀》的小泻脾汤，就是《伤寒论》的四逆汤，如果从功效讲，小泻脾汤是温补肾阳的，怎么却叫"小泻脾汤"呢？当初这个问题就困惑了我很多年。后来我发现，古人的"泻"，与我们理解的"泻下"不是一回事。我们说"顺其性为补，逆其性为泻"。我举一个通俗的例子，如果你太太喜欢逛街购物，这是她的性，你带她去逛街，让她满意，"顺其性为补"。但是你没有增加，反而钞票是减少了，是损失了，对你来说是有损耗的。反过来讲，小孩在玩危险的物品，当你发现了马上夺过来制止他。这是逆着它的性，是泻，"逆其性为泻"。但你的目的恰恰是保护他。所以补和泻是对立统一的，这点古人早有研究定论。我们把体用混淆了，很多问题就变得比较乱了。我认为，之所以中医有很多问题存在争论，就是因为我们没有分清楚体用，如果体用分清楚，就没有争论了，也就没有对错之分。只是以谁为体，以谁为用的问题。如果我们把《辅行诀》和《金匮要略》的相关条文对比，就会发现《金匮要略》上说补肝用酸，而《辅行诀》却说酸味是泻的。其实这里没有矛盾，这是以体为补，还是以用为补的问题。如果我们简单地理解泻就是让它虚、补就是让它强壮，恐怕是有问题的。

举一个例子，我经常会用小补肺汤，由麦门冬、五味子、旋覆花、细辛组成。以前，我认为小补肺汤是个补方，但我用了以后病人大泻不止。那病人有很严重的过敏性哮喘，很多医院都拒收。过去因为他有腹胀、黄疸，我一直给他用大柴胡汤、桂枝茯苓丸治疗，但是用的过程中他都不泻。后来，我认为应该给他补一补，就用了小补肺汤，结果用了以后他却大泻不止……到现在都20多年了，他还找我给他治疗，可见一直以来效果还不错。

所以有的时候，我们后世的理解会有偏差。学习古人的东西，还是应该弄明白古人的本意，我们可以发挥，但是要明白本意是什么。以上我说得是五脏的体用。

五脏之中，每脏都有它的体味和用味，如果把体味和用味配合到一起，就会产生化味。以肝脏为例，辛、酸同用可变化出甘味。化是经方疗效为什么不可思议的原因。为什么经方简单的几味药，效果会这么好呢？体用的结合不是简单的 1+1=2，而是化生第三味，是 1+1>2。按我的理解，化以扶正补虚为主，是"王道"。除了化之外，还有不化的，叫做"除"。除以祛邪攻坚为主，是"霸道"。以肝脏为例，在汤液经法图中位于夹角的位置，分别组成辛、苦除痞和酸、苦除烦的格式。在《伤寒论》里面，以除为主的例子很多，辛、苦除痞如半夏泻心汤，酸、苦除烦如酸仁枣汤，辛、咸除滞如大黄附子细辛汤等。

关于体、用、化、除，我的师爷在给我讲课的时候，举了两个生活上的例子，使我的印象比较深刻。一个是辛酸化甘的实例：北方人都喜欢吃大蒜，吃大蒜的时候，如果不放醋会很辣，如果大蒜里放了醋，虽然不一定有甜味，但就不怎么辣了。还有一个甜咸除燥的例子：我师爷讲西医输液用的糖盐水就是甜咸除燥之意。

关于除和化，我还要举一个《伤寒杂病论》中的例子。桂枝汤里面桂枝与芍药相配伍，辛酸化甘。而《金匮要略》里面的桂枝去芍药加皂荚汤，皂荚味咸，与桂枝配伍就是辛咸除滞了，成了涤痰峻剂。因为一味药的变化、增减，两个方子的功用、方向就不一样了。以上是我对五脏化、除的解释。

最后一个是合。这个合，大概是指两个小方合在一起应用，相当于我们现在讲的合方和复方，大方基本上是五味俱全。而关于合方的奥妙，因为我本人的水平有限，还有待进一步研究。

四、广论体用

体用除了从药物方面讲，还可以从其他方面讲、可以从多角度讲。体用是中国古代文化中一个很重要的概念。《易经》讲：先天是体，后天是用。中医学讲：经方为体，医经为用；也可以说以经方为体，时方为用。脉诊分体用，望诊也分体用，甚至心也分体用。

体是根本，用是外用；体是基础，用是理论；体是江湖上的流传、师徒间的传授，用是把它文字化，使它走进庙堂，形成经典。所以，我们学中医为什么要讲究师承？因为有些东西不是文字能讲清楚的。道家很讲究保密，徐灵胎提到过"禁方"，道家保密的东西我想应该属于禁方的范畴。所以张仲景的伟大，就是把禁方变成平常方。《伤寒论》里的很多方是古代的禁方，而张仲景则把他们变成了平常方，这是他伟大的地方。我认为，张仲景对古代的东西应该是很熟悉的，掌握得很好的。在张仲景的时代，很流行局方，而张仲景则突出方证对应，使得水平一般的临床医生都可以使用经方，这是张仲景的一大贡献。而在张仲景以前，可能都是理法、脉诊结合的比较简单的辨证，或者说是术数的运用。

1. 针刺的体用

我再说一说针刺的体用。针刺的体是简单实用的技术。在《灵枢·九针十二原》里有句话，说"终而不灭，久而不绝，易用难忘，为之经纪"。这里"易用难忘"就是体。《素问·缪刺论》中提到的"以左取右，以右取左"的针刺疗法就非常符合"易用难忘"的原则。它不用讲理论，不用讲十四经的循行，不用讲时间。像近代的平衡针、八字疗法，就是从这里发展变化来的。因为这些技术容易掌握，没有高深繁琐的理论，而且疗效很好，特别是短期疗效确切。

现在我说几个我用针灸的医案，这个对基层的工作者是很实用的。这些东西不用理论，谁都可以掌握。

我治疗的一位患者，49岁，他海洛因依赖20年，是我去珠海工作后的一个医案。他是2011年在我们医院住院，这位患者曾经参加过反击战，是一位军官。他在参加反击战的时候，要蹲山洞，受了潮湿，所以导致脚踝关节疼痛。当时他被推荐使用海洛因止痛，最后就成瘾了。他脚踝关节的疼痛，我们医院用美沙酮给他止痛，但最多只能缓解3个小时。我建议他服中药止痛，对他说中药是免费的，但是他不愿意服。他当时告诉我，他不信中医。他是贵州人，他说他认识贵州的好多名医。他以前有肾结石，被当地的名医治了5年，最后还是做了手术，所以他对针灸、中药都不怎么信任。后来，我说："你不是疼痛吗？你可以试一下我的针灸。"他问我针灸要扎多少针？我说我只扎2个穴位，他不让我扎，我心想那就算了。第二天一早，我还没上班，他就来找我。这人也挺怪、挺有意思的，他为了试验我针灸有没有效果，就故意一晚上都没有吃止痛药，痛了一晚上，第二天找我行针灸治疗。当时，他是双脚踝关节疼痛，我就给他扎了双手的阳池穴。据他自己形容，扎了不到10分钟，踝关节就完全不痛了。起针以后，持续了七八个小时没痛。上下对应取穴，踝关节的病可取腕关节行针。后来他就不吃止痛药了，一直缠着我，让我给他扎针灸。《内经》讲"左中取右，右中取左"，怎么就不能上症取下，下症取上呢？。

另一位患者，他是戒毒之后，出现了右侧上磨牙疼痛，并且患处红肿，发病时已经是傍晚了，住院医师答应第二天给他打点抗生素。因为医院的人都叫我"神针"，这位患者听说后就找我给他扎针。他是右侧上方牙疼痛红肿，我给他针了 2 针，一是右侧的陷谷，一是左侧的风池。因为我也快要下班了，只给他留针 15 分钟就起针了。第二天，他不但牙不疼了，而且肿全部消了。如果这不是我亲身经历的事情，我也不相信"左中取右，右中取左"这么有效。

还有一位患者，他也是海洛因依赖。他入院介绍症状时，说腰痛很厉害。当时我诊他的脉，双尺脉没有把到。我说那是肾虚腰痛，就给他针了双侧的束骨和太溪，这不是平衡针法，因为他肾虚，我就给他补肾，留针 30 分钟，起针以后，他说腰痛没有缓解。我又按照平衡针法给他扎了一针，扎了左侧的尺泽。扎了这个以后，起针以后他的腰就不痛了。而且在住院的 15 天期间，再没有痛过。以前我认为平衡针法只可以起到即刻的效果，仅是短期的疗效比较好。而这位病人，只扎了 1 次针，就半个月没有痛。

另外，风池穴可以治足跟痛，大家可以试一下。这是我的师爷跟我说的，当时我问他为什么？他并没有告诉我。后来，我重读《灵枢》的时候发现，足跟和风池是阳跷脉的起止点，一个是起点，一个是止点。关于经络的起止点，我还有一个案例。患者是论坛里的一位网友，她在迎香穴处长了一个粉刺，很大，很红肿。我当时就在她的对侧商阳穴给她放了点血，第二天，那个粉刺就小了很多。迎香穴和商阳穴分别是手阳明大肠经的起止点。

上面说的这些都是体用在针灸治疗上的应用。

2. 脉诊的体用

关于脉诊的体用，我自己的体会是，以定位为主的是体脉，以定性为主的是用脉。或者说以诊断为主的是体脉，以辨证治疗为主的是用脉。我们教材上从未涉及体脉，只讲用脉。学脉诊，如果一开始就从用脉入手，就会出现"在心易了，指下难明"的情况。体脉是不需要用动脑子的，只需要去感受。体脉多在江湖上，在师徒间传授。最近网上有人提出"微观脉"的观点，在我看来即为体脉，像金伟先生、王光宇先生、许跃远先生，他们的诊脉就是以体为主的。我们许多科班出身的中医，因为对体脉不了解，多是以脉诊病、诊断精准但疗效不佳者。其实，这是因为他没有明白体用相应的道理，有体而没有用。体脉是技术，用脉是理论；体脉是纯凭直觉的，用脉则重逻辑；体以诊断为主，用以治疗为主。如果没有用，而只讲体，那么就会出现诊断虽然准确，但效果不好的情况。如果没有体，直接讲用，心就会不定，会很乱。所以，学脉应该是先学体脉，后学用脉，把体脉和用脉分开来学，这样就更容易上手了。怎么就知道自己学会了体脉呢？有一个很简单的方法，如果病人不开口，你能说出他主诉，这基本上证明你的体脉学得差不多了。这时候再返回来学《内经》、学辨证，我们再把到的脉才可靠。

《内经》中的脉诊，大部分篇幅都在讨论四季脉，四季脉属于用脉。而《素问·脉要精微论》说："尺内两傍则季胁也，尺外以候肾，尺里以候腹。中附上，左外以候肝，内以候膈，右外以候胃，内以候脾。上附上，右外以候肺，内以候胸中，左外以候心，内以候膻中。前以候前，后以候后，上竟上者，胸喉中事也，下竟下者，少腹腰股膝胫足中事也。"这就属于体脉。所以，理解体脉和理解用脉是不一样的，它的指法、指力是不一样的。当然，熟悉了以后，可以不分这么细，但初学还是应该分清楚体脉和用脉。体会体脉的时候，要把自己当傻瓜，不用脑子，不要去考虑辨证，不要一边摸脉一边想别的，仅体会它，这才是体脉。

《伤寒论》也有体脉和用脉的描述。《伤寒论·平脉法》"春弦，秋浮，冬沉，夏洪"是用脉。在《金匮要略·五脏风寒积聚病脉证治》"寸口，积在胸中；微出寸口，积在喉中；关上，积在脐旁，上关上，积在心下，微下关，积在少腹。尺中，积在气冲。脉出左，积在左；脉出右，积在右，脉两出，积在中央，各以其部处之"属于体脉。所以，当我们分清了体脉和用脉后，临床就不会这么迷惑了。

我鼓励大家熟读《脉经》，因为《脉经》里面除了载有用脉的内容，还载有对体脉的认识，只是大家都忽略了。

后世的脉书有很多，我比较推崇《四海同春》和《治病法轨》。《四海同春》是明代医家朱栋隆所著。这本书在《四库全书》里没有收录，所以它的流行也不广。但是朱栋隆对不同的脉进行了规范化和定量化的描述，用了《内经》的术数理论。如果我们平时把脉，没有量化的话，浮和沉就很难确定，不同的人有不同的说法。《四海同春》这本书还有一个更大的优势，就是脉药相应，什么部位出现什么脉、用什么药。当然，也不必完全按脉组方，但是至少可以把这本书当字典，在平常辨证基础上，拟定一个主方，然后出现什么脉，再查查用什么药，根据脉来进行加减，这是比较实用的。而《治病法轨》对脉也有很独到的见解。

脉是难以描述的，古人善用比喻，但是后人对古人比喻的理解有偏差。我举几个例子。一是涩脉。古人的比喻是如轻刀刮竹。有人解释，因为竹子有结，刮到节的时候会有阻力。这种解释是把刮竹理解成削竹，刮和削一字之差。削竹子的时候，竹子和刀之见是有倾斜角度的；而刮竹子时，刀子和竹子是垂直的。刮的时候，刀不需要过节，就在其中短短的一节刮，所以，我们就能体会到涩脉的感觉。二是紧脉。《脉经》说："紧脉，数如切绳状。"《伤寒论·辨脉法》说："紧者如转索无常也。""转索"与"切绳"意思是一样的，但多了一个"无常"。"无常"要怎么理解呢？在我所看的书中，没有看见医家对"无常"进行解释，只是对"转索"有描述。"转索"就是搓绳子，把绳子搓得很紧。"无常"是把绳子搓得很紧后，突然松手，绳子屈曲毫无规律，这个屈曲的没有规律的状态，就叫"转索无常"。这样的脉在临床是很容易见到的，尤其是用轻举的方法来把脉的时候，很容易见到这种脉象。所以我很佩服张仲景，他是真正的临床家，他对脉的描述，蕴含了他的临床经验。

还有《金匮要略·痉湿暍病脉证》里有判断痉病预后的脉象，"暴腹胀大者，为欲解。脉如故，反伏弦者，痉"。关于"暴腹胀大"的解释，我在钱超尘老师的《张仲景研究集成》一书里看到了一篇文章，是河南的一为医家写的，他认为"暴腹胀大"应该与前一条连读，"发其汗已，其脉如蛇，暴腹胀大"。其中，"暴腹胀大"说的是脉，不是说患者的肚子突然胀大。我对这位作者的解释很认同。"暴腹胀大"的脉象就像蛇吞了老鼠、吞了青蛙、吞了鸡蛋，其他部位都是细的，只有一个部位突然鼓起来。如果患者的脉整体都很粗大，那就已经痊愈了，不是"欲解"了。

在1990年我跟着我师父学习的时候，对破伤风观察、治疗得不少，我一直没有发现暴腹胀大的脉象，原因是早年的时候我对脉有点不太重视。最近，我又碰到了一位破伤风的患者。我对他的脉观察得比较细。这位病人发病的时候，他的脉是沉紧的，他痊愈后，脉是浮缓的，但却没有出现暴腹胀大的脉象。所以我自己有一个想法，这个暴腹胀大，不单是只有一个部位出现，而且也不是从始至终地出现，它是瞬间的。我们把脉的时候，对这个瞬间出现的变动特别不容易把握。把脉的时候，如果脉突然哪个部位有异样，就不要放过，可以只按这个部位来辨证，其他都可以不看。这样更准，这就是我的体会。

3. 望诊的体用

望诊也分体用。关于望诊的体用我就不详细讲了。《内经·灵枢》关于五脏分部，和我师爷张大昌在他的医案集中记载的五脏的分部有很大差异。在《内经》的望诊中，五脏是在一条直线上排列的，这个显然不是解剖的位置；而我师爷在书里对五脏的定位是按解剖位置的。我过去困惑了很多年，最终我从体用说中找到了答案。如果从体用来分，我觉得这不是谁对谁错的问题，而是以体为主，还是以用为主的问题。《灵枢》上论述的是望诊的用，功能的五脏；我师爷论述的是望诊的体，解剖的五脏。

4. 心的体用

心也分体用。心是我们中国人用得最多的一个字。这里的心显然不是解剖学上的拳头大小的心。《易经》中"百姓日用而不知"说的是心的体。朱熹作了一首诗，也是描述心体的，"问渠哪得清如许，为有源头活水来"，还有"向来枉费推移力，此日中流自在行"。朱熹在诗中所描述的是他体验到的心体。"道可道，非常道"的"道"也是指心的体。道家把心的体称为元神，对心的用称为识神。《内经》说的"所以任物者谓之心"是心的用。而"神乎神，耳不闻，目明心开而志先，慧然独悟，口弗能言，俱视独见，适若昏，昭然独明，若风吹云，故曰神"这里说的神，就是心的体。

五、医案

[病例1]

患者，女40岁。

1995年秋，其在县医院诊断为梅尼埃病，服西药3天，不见好转，天旋地转，甚则呕吐，不敢翻身，心悸，自汗，血压80/40mmHg，舌淡苔薄，脉细欲无。

处理：针双侧太阳、内关，灸百会，煎大补肝汤。

处方：肉桂20g，干姜10g，五味子20g，山药20g，旋覆花10g（布包），牡丹皮10g，竹叶10g，生姜6片，加水1500mL，煎取500mL，分温3服。

服2剂后，头眩呕吐停止；服5剂后，汗出心悸痊愈。小其制，续服10天，血压100/80mmHg，脉象沉缓较前有力。

这个医案里，我用的是大补肝汤，用量比较大。这个医案强调方证对应，有这个证就用这个方。

[病例2]

吾妻王某，48岁。

素有神经衰弱、抑郁症、睡眠障碍，曾服阿米替林、舒乐安定等数年。经多方调治，已于2008年将西药全部停掉。2010年冬，因堂祖父去世时，她曾单独在停尸房停留一段时间，并目睹堂祖父遗容，自此旧病复发，失眠，烦躁，食少便秘，心情抑郁。用平胃散则日泻数次，用保元汤则大便秘结，脉两手弦细紧。时某网友到访，处八味解郁汤，初服有效，继则出现不进不退的僵持状态。2011年我去珠海工作，将其一人留家中，症状加重，其自作主张重新服用舒乐安定、氯氮平等西药。睡眠稍安，但心境不佳，面色乌黑。我于2011年4月南阳经方会议时，曾请众网友会诊，当时的情况是，体瘦，苔白厚，脉弦。建议停服氯氮平，予柴胡桂枝干姜汤加味，同样是初服效，继则效不显。2011年5月22日，我决定重新思考治疗方案。刻诊：体瘦，面暗，舌淡暗，苔白厚，食少，便秘。其对睡眠过度关心和担心。弦细紧，左尺弱，苔白厚。处大补肝汤加味。

处方：肉桂10g，干姜10g，五味子10g，山药10g，远志6g，牡丹皮

6g，竹叶 6g，山茱萸 6g，葶苈子 6g（布包），大黄 6g，炮附子 6g，龙骨 20g，煅牡蛎 10g。

服药 10 天，心情改善，大便通畅，脉仍弦，但紧细已去。上方去牡丹皮、山茱萸，加苍术 10g。

间断服药 20 剂，舒乐安定减至每晚半片，精神、气色如常人。间断服药至 2011 年 9 月，病情无反复，饮食、睡眠、二便正常，体重增加 20 斤（10kg）。

我爱人当时是脉弦，我为什么用大补肝汤，没有用柴胡？一方面，因为当时我给她治疗的时候，已经是春天，5 月份了。在珠海，5 月已经很热了，入夏了。而弦脉是春天的常脉，她到夏天了没有见到洪脉，却见到了弦脉，从气候上讲这是落后了。落后的病人容易体虚；如果说病人冬天出现弦脉，即提前了，那他就容易体实，这是我对脉诊虚实的一个体会。另外一方面，《内经》说"肝虚则恐，肝实则怒"，抑郁、担心，显然是虚的表现。所以我用的是大补肝汤。

凡是有临床经验的医生都知道，神经性的疾病多有这样一个规律，初诊用疏肝的药往往有效，继续用则效果差，或愈后易复发。所以，我们临床医生在总结临床经验的时候，不能单看暂时的疗效，而是要看远期的疗效、总体的疗效。有的时候我们用的方子不是特别准确也会见效，这和心理作用等各方面的因素有关。如果真正用对了方子，病人的变化是很大的。

六、经方七经

下面我提一个观点，就是经方医学流派很像佛教中的禅宗。

我的皈依师父净慧老和尚，曾经整理汇总过一部书，取名《禅宗七经》。我据现有的医学文献，也提出一个"经方七经"的观点。包括：第一，《神农本草经》；第二，《黄帝内经》；第三，《伤寒杂病论》（包括《伤寒论》和《金匮要略》）；第四，《脉经》；第五，《辅行诀》；第六，《备急千金要方》；第七，《外台秘要》。

最后我模仿医圣的一句话："若能寻余所集，则思过半矣。"

【名师答疑】

徐汝奇医师：《辅行诀》是民国早期在甘肃敦煌莫高窟发现的一本古代医学秘籍。姜宗瑞医师的师爷张大昌先生从一个道士的手中获得此书，立即钻研，成就了高超的医术。姜宗瑞医师从少年时就跟张大昌先生学医，并把《辅行诀》的内容与《伤寒论》的内容相互对比研究，故对经方的感悟与普通伤寒学者有所不同。刚刚我们从姜宗瑞医师的演讲中可以看出，姜医师有丰富的临床经验，他不但善用《辅行诀》的验方，也善用经方，更善于针灸，而《伤寒论》中恰恰有许多针灸的内容，如"刺期门"等。由此可见，学习经方，也要学习针灸。针灸对于中医来说非常重要，也是一个不可偏废的重要部分。姜医师对针灸有非常丰富的经验，会后大家可以找他亲身体验一下。另外，姜医师对脉诊也提出了体用的观点，我认为，这是一个新的观点，值得思考。体用学说在清朝晚期至民国早期出现了众多的争议，以何为体，以何为用。如以中医为体，西医为用等说法很多，有兴趣的朋友可以看看那个时期的文献。

问：《素问·脉要精微论》云："尺内两傍则季胁也，尺外以候肾，尺里以候腹。中附上，左外以候肝，内以候膈，右外以候胃，内以候脾。上附上，右外以候肺，内以候胸中，左外以候心，内以候膻中。前以候前，后以候后，上竟上者，胸喉中事也，下竟下者，少腹腰股膝胫足中事也。"能否解释一下这段话的意思？

答：我在这里只解释"上竟上""下竟下"的意思，而关于"左外""右外"，我也不是很清楚。"上竟上"，是指在超过了正常的寸口的位置还有脉。"下竟下"也很简单，就是在正常的尺部之下，还能摸到脉。

徐汝奇医师：我补充一下，关于《内经》中的这段话，我们可以结合《伤寒杂病论》的相关内容去理解。如《金匮要略·五脏风寒积聚病脉证并治》说："诸积大法，脉来细而附骨者，乃积也，寸口，积在胸中；微出寸口，积在喉中；关上，积在脐旁，上关上，积在心下；微下关，积在少腹；尺中，积在气冲。脉出左，积在左；脉出右，积在右。脉两出，积在中央。各以其部处之。"这里描述的脉象与病变部位相关。如果是上关上的脉，那病位肯定在胸膈。如果脉微出寸口，就一定是鼻咽的问题。我今天下午就遇到一个这样的脉，在患者的右寸，微出寸口的部位，诊到一个像豆一样的脉象。这说明什么问题呢？这种叫结聚脉，说明他的鼻咽部出了问题了，一定是有结聚的，可能与息肉、肿瘤相关。

问：姜老师您好，您刚讲到的化、除、合，我听得不是很清楚，希望您再讲一下，谢谢。另外，老师您提到补和泻的关系，说"以体为泻，以用为补"，这跟我们一般理解的好像不一样，您能否再解释一下？

答：体和用配合到一起，就可以化合出第三味，叫化味。以桂枝汤为例，桂枝是辛味，芍药是酸味，即使不加甘草，也能化合出甘味。但仲景因为担心化的甘味不足，就再加甘草。其实不用甘草，同样是可以制造出甘味来的，这就是化。除，在汤液经法图的夹角位置，与体用没有关系的另外两味药是不化合的，而是以除为主，如辛咸除滞。除是以治病为主的，而化是养生为主的。对于合，我还需要继续学习。

补泻是根据五脏的德性来论的。肝德在散，顺其性辛散，就是补，逆其性酸收，就是泻。其他四脏也都是这样。所以这里说的补、泻和我们后世的补、泻概念不完全一样。

问：姜老师，为什么在您的处方中很少见到桂枝，而多见肉桂呢？

答：我认为，仲景所说的桂枝，就是肉桂。在我的《经方杂谈》一书里阐述了详细的考证。在《神农本草经》牡桂条下，郭璞注云："一名肉桂，一名桂枝，一名桂心。"可知，在古代桂枝、桂心、肉桂，是一物三名。日本学者对这个问题也有很详细的考证。所以在我的处方中，凡是用桂枝的地方我都用肉桂。我已经用了将近20年了。

问：姜老师你好，我有一个关于《辅行诀》的问题想向您请教。在《辅行诀》中有小阳旦汤和小阴旦汤。小阳旦汤是桂枝汤；而小阴旦汤实际上是《伤寒论》中的黄芩汤加生姜。实际上，这两个方子只有桂枝和黄芩一味之差。小阳旦汤和小阴旦汤是一阴一阳，这两个方做对比，这是不是说明桂枝和黄芩也是一阴一阳呢？

答：是的。就是一阴一阳，你说的是对的。其实这个问题你自己已经基本解答了。

徐汝奇医师：我来补充一下。关于桂枝和黄芩的问题，他们是水火共济的关系。一个属水，一个属火，与阴阳相关。在经方中就是把阴和阳合起来，组成一个方子，所以经方的用药都是寒热夹杂的，这是水火的问题。

问：姜老师，您好！您处方的剂量是参考汉代的《伤寒论》的剂量，还是《辅行诀》中的剂量？

答：《辅行诀》的剂量和《伤寒论》的剂量是一样的。我现在临床用药的剂量，与早年的医案相比有所变化。我早年的医案里药量都比较大。而现在的医案量都比较小。我们考证一两相当于现在的多少克。但考证归考证，我们还要注意一个问题，就是在临床中怎么用更合适。另外，张仲景当时大多治的是急性病，所以他的用量都比较大，但中病即止。我们现在治疗慢性病更多，所以剂量有时候会适当小一些。

问：姜老师您好，您刚刚讲到脉的体和用，许跃远提了一个问题，我觉得不可思议。古书上说，左关和右关一个代表肝、一个代表脾胃，而他说古书上是错的，从微观脉来讲，左关代表脾、胃，右关代表肝、胆。从用上来说，确实左关代表肝，右关代表脾。我感觉，这比较矛盾，请您说一下。

答：这里说的就是体脉和用脉。按照解剖的位置是一个定法；按照临床辨证又是另外一个定法。这不矛盾，这是两套系统。

徐汝奇医师：我还有个补充。我们传统上认为，左脉候心、肝、肾，右脉候肺、脾、肾。我觉得这个说法是对的。而许跃远老师说左脉是心、脾、肾，右脉是肺、肝、肾，这个说法也是对的。为什么呢？从脏器相对应来说，脉和脏器是相对应的。从我们中医五行关系来理解，土和木之间是相克的关系。我们可以在临床中验证这样一个事实，很多肝癌病人，在肝癌初发期，就是还没有任何征兆之前，甚至在 CT 都查不出来之前，他的左关脉是几乎摸不到的。这个现象在《素问》里叫"脾气绝"。也就是说，尽管这个人还非常能吃，看起来非常健康，但其实他的病已经很危急了，生命垂危了。

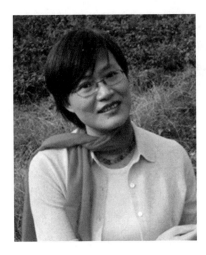

【名师介绍】

杨志敏，主任医师，教授，博士生导师，现任广东省中医院副院长。师承国医大师颜德馨教授、国医大师邓铁涛教授，并得李可老中医等名中医指导，擅长运用颜老的"衡法"理论、邓老的"五脏相关"理论，并受圆运动古中医学的"生命宇宙整体观"的影响，用多种方法进行辨证论治。

综合多维度的辨证论治

——自然之圆运动，人之圆运动，药物之圆运动

广东省中医院 杨志敏

首先，我要向李赛美老师表示敬意，从中国到世界，她真的为推广中医经典、推动经方的发展不遗余力，非常辛苦。

我觉得我现在还处在一个学经典、学经方的阶段，李赛美老师邀请我来这里讲课，我感觉非常有压力，因为坐在前面听课的都是我的老师。我对李赛美老师说，我现在还处在学习的阶段，她说那你就把学到的东西，想到的东西说出来就是了。所以今天我不是授课、不是讲学，而是把我这几年用经方过程中思考到的一些东西拿出来与大家分享。这里面可能有些内容是我自己还解释不清楚的，或者说我暂时没想明白的，但我觉得，讲出来的过程也给自己一个不断学习、整理和提升的机会。这种讲与学是一个相互促进的过程，所以我只是把我目前所思考到的、所理解到的东西与

大家做个交流。或许再过 2 年，我的理解又会不一样了。我在学习的时候，每读一次书，遇到读不懂的问题，就把它留在书本做备注。当我读第二轮的时候，或者是读完后面，再读前面的时候，这个问题就得到了答案。我觉得中医的魅力，或者说它的可爱之处，就在于它有永远未解决的问题，有永远也学不完的知识，让我有兴趣花时间去了解它。

一、引言

去年我在北京参加扶阳论坛时，讲过一些关于扶阳方面的内容。但当我把扶阳方面的内容讲完之后，我觉得单纯讲经方、单纯讲阳气还不够。我在思考，为什么阳气会有如此重要的作用？什么时间、什么方位会引起人体阳气的变化呢？为什么南方人和北方人的体质会不一样？这是因为存在着地域的差异吗？我最近去了泰国。泰国也属于南方，当地人的体质与我们广东地区的人是否相近？泰国也比较热，可是他们每天的生活离不开冰水，离不开辣椒，离不开咖喱。虽然泰国的气温很热，但是他们所吃的东西既有寒又有热，所以泰国人的舌苔都有点黄腻，而且舌体很胖，他们的脉象表现出中气虚弱与不足，所以我感觉他们的体质跟我们广东人不一样。北方人与南方人的体质也不一样。我觉得，病人的体质和状态的不同可导致他们的症状特征不一样，这就决定了南北方医派的诊断思路及用药习惯是不一样的。

还有一个问题，可能大家也会经常遇到，为什么有些病人在春天感觉舒服，有些病人要到夏天才感觉舒服，而有些病人到冬天才感觉舒服呢？这说明自然界与我们人体有一种相互协调的作用。对于我来说，今年春天的感觉相对比较好，肝木在升发的过程中，有少阳相火相助。我感觉我的升发之气就会比较好，因为我的体质偏于虚寒，并常伴有肝气郁结的症状。往年，我在这个季节容易出现明显的血压波动，而今年这样的情况就相对减少了。这可能与我在去年冬天的时候进行调养有关。因此，我觉得节气与我们的身体、与我们的疾病是非常相关的。所以当我们遇到一位病人的时候，我们一方面要关注病人的症状、特征，并且不断想办法去解决它；另一方面，我们一定要把病人放在整个自然里面，去思考自然环境对他这种体质状态、这种病性的影响。有利的条件怎么用药？不利的条件怎么去帮助他调整？所以我觉得，做医生，真的不能见病治病，而是在见病之后要见人，同时把人和自然有机地联系起来。

我在用经方的时候，受《圆运动的古中医学》这本书的影响，基本上是把经方布局在圆运动的不同方位去用。我不知道这样用是否合适，但是我这几年就是这样用的，感觉到在治疗某些疾病的时候，好像能化繁为简。所以我希望把综合多维度的辨证论治方法与大家分享一下。

我在治疗疾病的过程中，感觉用这种方法治疗是有效。我觉得关键是抓住了病人的病机，抓住了病人的特性之后，就调理他的气机。当我们讲"混元一气"的时候就不会患病，也不会见到脏腑相生相克的关系，而是"混元一气"的关系了。

我最近刚好看到一个纪录片，叫《太阳系的奇迹》。我觉得这与中医非常有联系。太阳系里的土星外面有土星环。科学家是怎么解释这个土星环的形成呢？他们认为，这是轨迹的共振现象，就是说由于土星和卫星之间相互吸引，把周围的尘粒物质变成一种有序的状态，所以就吸引在土星的周围了。影片中也提到，不知道多少百亿年以前，太阳系呈混沌状态，后来星球与星球之间互相碰撞结合，形成了星系，星系与星系之间互相碰撞、结合形成了银河系。因此，我觉得当我们有疾病的时候，是不是也是一种气机混乱的状态？当医者把气机调和得有序的时候，患者就重获健康了。虽然患者可能有高血压、可能也有冠心病，但是没有症状，没有不舒服，不会危及生命，就不用总是依赖医生，而以少量的药物去维持。有些时候虽然药物不变，但是由于气候或其他的原因，气机混乱了，这时就需要更多的药物、更多的治疗去改变这种状态。

作为一名中医医师，我们所能做的事情是什么？就是把患者无序、失常的气机，变成有序的。只要把气机的状态变得有序了，那么患者就能发挥自身的力量去解决自己的问题。而只有这种能力才是无穷的、持久的，甚至是巨大的。以上就是我的核心观点，现在我再从以下几个方面与大家一起讨论。

我们要认识疾病，就必须充分考虑到地理环境、气候变化等自然因素对人体的影响，所以我先把我对自然界四时变化、八方变化的理解，与大家一起分享一下。

我们一定要知道，中医学来源于中国传统文化，这是它的根。离开了这个根，很多东西是解释不清楚、弄不明白的。所以我认为，在学习中医学的时候，我们还是要回到传统文化的根上，根是什么？可能来自于易经、八卦，所以我在想能不能把易经、八卦跟我们的学习关联起来，从这个角度出发，去看待自然界的变化。

然后理解一下存在于我们人体的圆运动，也就是五脏之间是怎么样相生相克的，是怎么样互相转化、化生的，然后为我所用，去调节它，达到治病的目的。我们在治病的时候，如果能很好地利用相生相克，就可以用一点点的力量旋转整个气机，所以我们称这种方法为"转中轴运四维"，或者"运四维以转中轴"。这是圆运动最基本的思想。这个"四维"和"中轴"是我们五脏所在的位置，就看怎么去用它。我们把自然、五脏关联起来，使它们达到协调的状态，这就是一种衡态。

我们患病时，是处于一种偏态，是脏腑过胜或不及的问题。我们要追求所谓的阴阳协调之后的平衡，靠的是什么呢？真正有病的时候就要靠药物来解决。药物是禀大自然之气而生的，所以这其实是我们用大自然的药性药气来纠正我们的偏态。

所以我们要了解自然之圆运动、人体之圆运动，以及中药的圆运动，并且把这三者的关系处理好，这是我治病、用方、用药的一个关键。这就是说，大家从不同的角度去看待问题，解决问题的广度、角度自然就会扩大。

二、自然之圆运动

首先，我们从四时变化来看一看我们所认识的自然的圆运动。

《管子·形势解》说："春者，阳气始上，故万物生；夏者，阳气毕上，故万物长，秋者，阴气始下，故万物收；冬者，阴气毕下，故万物藏。"这里讲到是春天阳气、夏天阳气与秋天、冬天阳气的状态不同，而表现出对生物的影响不同，这就是生长化收藏的过程。春天阳气在上，春暖花开，这就是万物生长的过程。而到了夏天阳气毕上，万物到了长得最茂盛的时候。但是没有一个物种会总处于巅峰，它必须经历由长到收的过程，这个转化就是由阳化阴的过程。到了秋天，阴气始下，万物开始处于收的状态。而冬天，阴气毕下，就会藏。接着就又转到了下年的春天。这就是自然界里面很典型的春生、夏长，秋收、冬藏。这在自然界的植物中有很明显的体现，而动物也会有相应的出入、伏藏。我特别留意这几年的节气变化。今年的惊蛰就很典型，到了那天，家里附近的虫、蟾蜍就开始不断地叫了。大自然给了一个信号，惊蛰到了，动物都出来了，人体的阳气在这个时候也开始萌动了，只是我们没有用心去感受。这个时候，生物就有了可利用的力量。可是，阳气升是好还是不好，就需要注意观察它在人身上的表现是太过还是不及，我们用药处方的时候，太过和不及，用药的比例、量是不一样的。

《周易·说卦传》说："帝出乎震，齐乎巽，相见乎离，致役乎坤，说言乎兑，战乎乾，劳乎坎，成言乎艮。"怎么理解这段话？我们可以从卦象中看到大自然的太阳能量在地球的转化，不同时间和季节，气机的变化是不一样的。

震卦，是往年太阳射到地面，藏于地下水中之阳热，到了初春的时候，由水中升腾而发。春天大自然所带来的生机，靠的就是往年大自然阳热的力量。那么我们医生治病的时候，假如遇到的是个体弱，总是肝气升达不舒畅的人，又应该如何思考呢？我们是否应该在上一年的秋天与冬天，把他的相火、肺气、阳气好好地收藏住？这样到了春天，才能让生命有足够的初生的力量。应该建议患者在秋天、冬天的时候去调整、去治疗，以期他到春天的时候能有更好的自然升发之力，这样病人就不会郁闭、不会风动，而是顺木性之升发之势，病就好了。所以我们行医的时候，不能只看患者现在出现的问题去治疗。这不符合中医所说的治未病，只能说我们是在治现在已经混乱的状态。如我们希望真正将病人治好，就应该提前想到他有可能会出现的情况，思考出现问题的原因，在发病之前就进行调整。这才是值得我们思考的。

巽卦，地下水中所藏的阳热，已经出于地面了，生命表现出升发的状态。

离卦，就是地面下往年所藏的阳热升浮到地面上来，与今年直射地面而尚未降入地下的阳热相会而见。

我们在南方很容易感觉到热，所以很容易引起我们的误解，以为热了就要降火，这就是我们南方人喜欢喝凉茶的原因。在农耕的时候，凉茶真的对我们非常有帮助。因为那时候人们每天都在烈日下工作，为了收降这种阳热，人们就喜欢喝凉茶。但是现在呢？我们有多长时间在晒太阳？真的很少。所以一味地降火是一种误解。我最近遇到了一位病人，表现为焦虑、失眠、烦躁，舌红苔黄腻。开始我用了一些开中焦、运中土的办法，效果都不好。后来我用了竹叶石膏汤。1周后，他回来说这个效果不错，比原来那个方子效果明显。我就问他："你是做什么工作的？"他说："我是骑三轮车的，我天天在外面晒太阳，天天在外面日晒雨淋。"这位患者与我平常门诊所见的白领、坐办公室的人相比，他们的病机与体质确实是不一样的。

所以，我们在治病的时候还要考虑到外界对病机的影响。我们广东的凉茶有好的方面，但是它的产生与当时人的劳作背景有关。但是现在的广东人，估计适合喝凉茶的比例是偏少的。我在做体质调查的过程中发现广东人阳虚体质的人数是排第一位，气虚者排第二位，痰湿者排第三位，湿热者第四位。这就是说我们现在的情况已经发生了变化。所以离卦，表现的是一种外热而内寒的状态。

坤卦，指的是往年从水中升浮出来的阳气，与今年直射地面上的阳气升极而降的过程，这个收降的过程是整个圆运动过程中非常重要的，没有这个降就不能完成下面的运动过程。所有的收藏靠的都是这个环节。有了这个降才能把火藏在水中；有了这个藏才有来年春天的升发。所以这个时候，降的力量和作用显得非常重要。

兑卦，其实它就是阳热升而不降的时期。所以在南方，我们容易感到"秋老虎"的状态。假如地面上的阳热得到秋金的收敛而降入地下，晚上就会凉，但是白天还是会热，这就要通过每一场秋雨协助阳热的收藏，从而带来的一分寒意。不断地导到土下、导到水中的热可成为来年春天万物升发之本。

所以，才接着有乾卦，阳热降于阴中，非常充足，阴阳乍合；才有坎卦的封藏不可外泄的状态，才有坎中之火，水中之火。

如今，为什么很多年轻人出现高血压的状态，越来越多的人好像什么指标都在往上升，高血糖、高血脂、高血压等。其实，这跟我们现代人的生活方式和作息时间有很大的关系。首先，现代人有多少能够真的做到子时入睡？越晚睡觉，收降的过程就越没有办法完成。时间久了，相火外泄的机会就多了，封藏就减少了，这是第一个原因。第二个原因，我们现在不管是应酬也好，还是新的生活方式也好，餐桌上的冷饮、运动后的冷饮是非常常见的。这让我们中土的枢转受到阻碍。中土的力量不足，胃降的力量就不足，所以它收降相火的功能就不完善。我觉得，现在很多人是处于相火不能收藏的状态，当相火外泄之后，就很容易凸显出一些外越的征象。

而艮卦与坤卦是一对儿。在整个圆运动里，这是非常关键的力量，是升降的枢机、圆运动的中气，把这一升一降处理好了，就形成了一股自然的力量推动整个圆运动。如果阳热至艮而不能升，圆运动就不协调。所以一年的圆运动是否能够成功，就看艮卦能不能完成降极而升的转化。为什么到了春天很多人都不舒服？其实就是因为他们不能很好地完成降极而升这个自然状态的转化。自然界的变化影响着植物生长的变化，人类也受着它们的影响，只是我们现在越来越少运用自然变化的力量来指导养生、指导我们去关注患者的症状，而是单靠某一些药物去解决患者的问题。

我们看完时间的变化，再来看看地域是怎么定位的。在长沙马王堆出土的地图中，我们得知，北方是在下面的，南方是在上面的。但是现在的地图中，北方是在上方的。现在的地图跟古代地图的南北方向是有差异的。这是因为古代以南为尊，如古代祭天的地方位于城市的南郊。而后来的八卦图是以洛书九宫为基础，以周文王活动的西安为中心而设计的。因此，把坎卦定在了北方。

我们先了解一下如何把地方与卦象关联起来，有些东西我也解释不太清楚，希望有更多的人来分析其中的原理。因为寒冷来自北方，所以属于坎卦，主水；内蒙古高原至长白山山脉这一带属于艮卦；东方属于震卦；东南沿海一带属于巽卦；我们南方属于离卦；西南盆地这一块属于坤卦；而西方则属于兑卦；西北方属于乾卦。不同地域与我们的疾病是不是有关联？我现在只生活在南方，所以我看到的是南方气候对人体的影响。假如有机会我去不同的地方出诊或者居住的话，我就会感觉到那边的风土人情及气候对人体的影响，可能对我理解地域与疾病的关联性会有更大的帮助。为什么有些医家的方子用在某个地域应用就非常有效；而到了另外一个区域，就必须要调整。我觉得这是地域与疾病相关联的一个证据。这是我提出来给大家去思考和关注的一个问题。

四时有变化，我们的方位、所在的区域也会不一样。人与植物共同生长在自然环境之下，因此，除了自身圆运动规律外，我们还受自然之圆运动的影响。我们在诊病的时候，必须要了解这些。

三、人体之圆运动

人处在一种怎么样的运动趋势与状态中呢？

《四圣心源》中讲到，"人之初生，先结祖气，两仪不分，四象未兆，混沌莫名，是曰先天"。它描述先天是一种混沌的状态。纪录片《太阳系的奇迹》中说"轨迹的共振就是把无序的状态变得有序"，所以说宇宙的有序可能对我们整个地球生命的存在有着非常积极的意义。所以《四圣心源》接着说："阴阳未判，一气混茫，气含阴阳，则有清浊，清则浮升，浊则沉降。"这样的状态可对生命起到积极的影响。

《圆运动的古中医学》一书有云："祖气运动，左旋而化己土，右转而化戊土，脾胃生焉。"中土的运动、升降，也就是脾与胃的枢转，是我们生命的关键所在，有了脾和胃的升降之后才可以产生四象——木、火、金、水。《四圣心源》说："四象即阴阳之升降，阴阳即中气之浮沉。"《圆运动的古中医学》说："己土东升则化为乙木，南升则化为丁火，戊土的西降则化辛金，北降则化癸水，于是四象全而五行备。"当我们理解了这样的运动趋势和状态后，我们在治病的过程中就可以用四两拨千斤的力量来解决患者的问题了。

对于很多病人，无论是高血压的病人，或者是眩晕的病人，我都是用附子理中汤加乌梅、山茱萸治疗。我这样用就是在去除"旋转"中土的力量，同时乌梅、山茱萸这一对药可以带动中气左升右降，这样就可以让他的乙肝木升发、甲胆的相火收降变得有序，这种眩晕、冒眩、血压高的状态就消失了。

我跟随李可老先生学习期间，他不断地给我调治身体。我在调治的过程中亲身体会到，这是个循序渐进的过程。我小时候是有哮喘的，这就决定了我的体质是三阴伏寒。所以，我夏天一吹空调，背就痛，背一痛就头痛；每年秋天，一受寒我就咳嗽，一咳就几个月，严重时像哮喘一样。李老给我用麻、附、细，还用过附子理中汤，要把我的三阴寒气托透，那时候附子从小量用到大量，从30g、45g一路用，用到最大量的时候我曾经用过200g。其实，我是想去体验附子用量增加的过程给我带来的变化。当附子用到200g的时候，突然有一天，我开始拉肚子，拉得非常厉害，开始大便里还掺杂着一点点东西，后面则全是水样便，也没有什么恶寒发热的症状，就是不断地排水样便，而且不能喝水，一喝水就想吐。于是，我就请教那些以前吃过附子的人，他们说不要害怕，这是把三阴伏寒打破了，只要没有特别的不舒服，就先观察。于是那天我也没治疗，也没服止泻药，就喝了一点粥。喝粥之后大概1个小时左右，我吐了黏液和水，吐完之后很快拉肚子的问题就解决了。我总共泻了1天，约摸30次左右。经历了这次变化，我感觉我的体质开始发生剧变，我咳喘的次数慢慢减少了，以前我一受寒就头痛，所以我穿裙子的机会很少，而这几年我慢慢敢穿裙子了。我自己在吃药的过程中，体会到了气机的变化和药物对我的影响。

很多时候我跟我的学生说，当你摸不清楚气机当升还是当降、不知道从哪入手的时候，就从中土入手吧，寻找中气，让中气带动四维阴阳的升降。颜德馨老师也经常教导我"脾统四脏"。邓铁涛老师也提出过以脾为核心的五脏相关研究。邓老曾用调脾法来治疗心脏病、用补土生津法来治疗慢性咳嗽。所以，我们一定要重视这个中土"脾升胃降"的力量，以其带动四维阴阳的升降，我觉得这是非常值得我们重视和借鉴的一个内容。

第二个方面，我们经常讲阴阳的问题，但我们在看到阴阳的时候，可能认为这是单一的，阴就阴，阳就阳。我开始也不太理解，但我在不断学习的过程中发现其实阴阳是一体的。

我们从最简单的问题来说，肝体阴而用阳，而肺呢，恶燥而怕凉，这是阴阳的关系。所以，假如心火不降，肺气寒就容易咳嗽，而火太盛又容易成燥火。每一个脏腑内都有阴阳，人体的整个升降运动中也都有阴阳。它可以给我们很多的空间，但是也可以给我们很多困惑。关键就在于我们怎么运用阴阳之间的变化了。

《四圣心源》说："阴阳之理，彼此互根，阴降而化水，而坎水之中，已胎阳气；阳升而化火，而离火之中，已含阴精，水根在离，故丙火下降，而化壬水，火根在坎，故癸水上升，而化丁火。"我们所能看到的离卦，是离火之中蕴含着阴精，水根在离；坎在阴位，而坎水之中蕴含着阳气，它是火根所在。所以这是一个阴阳水火相互交换的过程，我们治疗疾病的时候必须借助水火之间的相互关系。

我看到很多病人喉咙痛、牙龈痛、口腔溃疡，都认为是火，很多病人都跟说："医生，我吃了很多清热药、泻火药，我这火怎么总是泻不下去？"其实这是因为火根不固，火浮越在上，所以越清火中土越虚，火就越收不回来，口腔溃疡就会反复发作。这时候，我们往往用理中的方法，或用引火汤，就能使很多口腔溃疡和慢性咽炎的症状得到改善，而且这种改善是持久的，不容易复发。

我看到一些经常应酬的人，常熬夜，生活不规律，饮食不规律，导致中土的升降负荷太重，而熬夜时间长导致相火总是在外面，所以他们经常会用喉风散、牛黄解毒丸等清热药，可是越吃问题越多。这就是典型的上实下虚的病人。我们知道，火根在坎，坎虚了，火就会往上走。所以，我们必须把坎的封藏问题解决掉才可以解决火上越的问题。

当我们理解了这一点之后，再以此指导临床，会发现它给我们带来的帮助可能不只是一个方的。我们学中医，要先理解人的生理状态，然后再去理解人的病理状态。医生就是要努力恢复患者的生理状态。只有这样，才会比较好地解决问题。前几年，我治病的时候只注重升达肝气，后来经过李可老的点拨，又不断研读圆运动才逐渐理解，相火的下降也是让中土运转的一个重要环节，有升有降才能推动中土的运化。相火下降靠的是什么？靠的是精气收敛之力。然而，收敛下来的相火必须藏在水中，水中有火，水才会暖。封藏在水中之火越充足，水气越暖，木气乃足。我以前总是想解决升的力量，可是总是感觉过升，或者升不起来，什么原因？是因为相火没有收藏，我没有很好地把相火为我所用。后来我开始注重收藏相火。把相火收藏好，木气就足了，木气足自然就可以很好地去完成升发之势。另外我们还要知道，君火乃木生之火，君火只有不足，不见有余。木、火、土、金、水里面，只有火分两类，一是君火，一是相火。君火必须是充足的，相火必须是收藏的、下降的，这才是生理现象。

所以第一个，我们必须要重视脾升胃降，中土的枢转。第二个，当脾胃枢转，中土下降之后，带来心阳下煦，肺金不寒。另外，当肺金收藏之后，就自然会使胃胆之气下降，从而使相火收藏，这样就可以温养中气，温养中土了。所以胃跟相火之间是相互作用的，胃气可以把相火带下来，同时相火也可以温养中土。频繁熬夜的人多中土虚，所以就越来越胖。

我们发现一个现象，一些肥胖的病人、一些糖尿病的病人在做经络测量的时候，往往胆经异常。为什么是胆异常？我不好解释，为什么不是脾、肾经出现异常，而是胆经？后来，当看到圆运动的时候我就想，会不会是胆经的右降不足，所以他们的相火下降不及，从而影响了中土？这是我自己的猜想，不知道对不对。相火的下降，能带来温养中土的力量，同时火降之后必须是封藏在水中，阳入水中之后，成为坎中之火，才能解决肾阳的蒸腾，从而暖土煦木。所以，肾中之火既有对脾胃的温煦作用，同时又可以滋养肝木以升发，肝木升发之后，必然是木生火，肝上升之阴气而养心火，这个火是温润之火。

相火与圆运动的关系主要表现在哪几个方面呢？第一，相火与中气的关系。相火不下降，中气即不能运化；而中气不运化，相火即无力下降。相火与中气相互为用。第二，相火与金气的关系。金气不足，收敛力弱，火气飞腾，反伤金气，金气不收，相火散泄。第三，相火与水气的关系。若水气不能封藏相火，则出现相火外泄燔灼。第四，相火与木气的关系。若相火全泄于外，木气无根，而风动故也。为什么一些老年人到了春天就容易中风？这往往是因为相火外泄，木气无根，所以在春天，木风一动，就容易出现阳气浮越在外而阳亢的中风表现。第五，相火与君火的关系。若相火不能下降，出现发热、喉咙痛等症状，这不是君火之过，而是相火燔灼为殃。

那么当相火不降，会表现出哪些病理现象呢？假如相火不藏，相火外泄之后，就会出现刚才说的火气飞腾、相火外泄燔灼的现象。假如胃气不降或脾胃枢转功能失常，自然会带来水火不交而病热在上，所以很多时候可以看到中土化热的现象。同时很重要的是，我们看到中土有热的时候，还会看到由于它不能把热带下来，导致水火不相交，从而导致病下寒的情况。所以中土的问题既可以导致热在上，也可以导致寒在下。反过来，当我们看到一位病人热在上、寒在下，我们就可以用"运转中土"的办法来解决他的病理现象。这就是为什么可以用这样的办法去治疗口腔溃疡。另外，对于广东人，一定要注意火衰土湿，这是丁火蒸腾在上，癸水泛滥之后，寒湿盛于中所带来的问题。土本来是生津的，假如土病不生津反而生湿就会带来这个问题。我们要注意的另外一个病理现象是，水寒土湿导致木陷，升气不足而抑郁生热。李艳教授昨天讲到很多抑郁症的病人，大部分是水寒导致木郁的问题，很多时候会用到四逆汤、奔豚汤等办法，其实就是在解决水寒土湿木陷，升气不足之后带来的一些问题。我们给病人看病的时候，不能只限于看到病人现在心烦、易怒、睡不着，认为是火气盛的表现，就用清热泻火的办法，其实哪知木陷之后升发不起来也会带来这种烦躁不安的表现。所以我觉得，假如我们能理解产生这种病理现象的原因，那么我们用相应的办法来处理，就会比较容易。

因为我在南方时间比较长，所以结合南方来说，南方处在离卦的位置。当相火升浮于天，就容易出现土薄的现象，阳气也容易外泄。当季节到了巽卦的时候，可能阳气更容易升浮在外。所以在这段时间，我可能会常用柴胡桂枝汤，我只是让病人去顺应季节的升发，从而去解决抑郁、郁闭的问题。我常根据患者不同的状态来看他是升发过度还是收藏不足，然后做相应的处理。

四、中药之圆运动

我们再看看药物，我觉得药物很有意思，但我是今年才开始这方面学习的，所以我只是把我学习的一些东西与大家分享一下。我最近在看《本草经疏》《本草问答》《本草备要》及《本草崇原》这几本书。这几本书用阴阳转化之理、五运六气之理去解释药物，给我很大启发。这几本书把植物也当做一个系统来看。我们会看到一个植物有根、有茎、有花、有果、有叶，同时我们还可以看到，它里面有导管、筛管，形成了一个输送养分和水分供养植物的系统。张志聪在《本草崇原》中谈到"万物各有自然之性，凡病自有当然之理，即物以穷其性，即病以求其理"。假如我们能够明白病的道理，知道物之性，再把他们贯通起来，那我们就可以借用药的偏性去解决疾病的问题了。

张志聪在《本草崇原》里面特别推崇用五运六气之理、阴阳消长之理来阐述药气之理，并且重视格物用药的原则，对药性有很充分的了解。而在《本草问答》里，唐容川提到了："故论药者，或以地论，或以时论，或但以气味论，各就其偏重者以为主，而药之真性自明。"我们要了解药物生长的地理环境、采集的时间、药物的气味。只有了解这些，我们才能明白它的药性，药物的形色、气味、部位、升降，以及药物所生的天地、时间、方位等，以决定药物的功效。

假如我们把植物的多种组织结构分开了解，则根、茎、叶是属于吸收、制造与输送营养物质的，而花、果是繁衍后代、延续种族的。那我们再看植物本身，与人体一样植物也有它的圆运动。一株植物，有导管、有筛管、有树瘤。导管有根，可以将水分输送到上面的枝叶；而筛管则把树叶吸收的水分输送回到根部；树瘤在根、干之交，环扭如瘤。导管、筛管的升降，由树瘤出发，将水分、养分分布到整株植物，从而形成循环。所以植物也存在升降循环的过程。它是养分由下往上走，而水分从上往下走的一个循环过程。植物的部位不同，它的功能就会不同，它的性也会不一样。所以我们在用药的时候，也要考虑药物是哪个部位。我在这里只能举一些目前了解到的例子，其他很多药物我还要再去学习。

《本草备要·药性总义》说："一物之中，有根升梢降……上焦用根。"植物之中根往上升，梢则往下降，所以我们一般认为治上焦的疾病用根部。例如葛根，唐容川认为葛根"其根最深，吸引土中之水气，以上达于藤蔓，故能升津液，又能升散太阳、阳明二经，取其升达藤蔓之义"。其又提到"牛膝、灵仙、茜草同是根也，何以不主升而主降哉"？"所谓根升者，必其气味形色皆具升性，乃能升达。若牛膝等根既坚实，而形不空，则无升达之孔道；味既苦泻而气不发，则无升发之力；且其气味既降，而根又深入，是又引气归根以下达"。

我前段时间有机会同一个节目组去了河南焦作拍《芳草寻源》。这集节目讲述的药物是（怀）牛膝。我有机会看到它生长的非常松软的土沙混合的土壤。这种土壤的水分不多，都是土沙，所以牛膝的根部非常非常深。我们从它往下扎根且根深之性可知道牛膝的药性是往下走的。

关于茎，唐容川说："药之茎身，在根梢之间，居不升不降之界，自主于和。"他又认为:"藿香味甘则和脾胃之气,紫苏味辛则和肝肺之气,可升可降皆以其为草之身茎故也。"

那叶呢?唐容川认为是"叶在四旁,则主四散,故能去周身皮肉内之风寒"。所以,他认为:"竹叶能清肌肉中之热,苏叶能散气分之寒热。"

而花呢?唐容川认为"花之性亦多主散"。如"甘菊花气香味平,散头目之风邪;金银花散阳明头目之风热;辛夷花散脑鼻内之风寒"。所以他说:"花多散头目之邪,头目居上而花居茎梢之上,气更轻扬,故多归头目而散其邪也。"

关于果实,唐容川是这样认为的:"果实仁核之主收降,其大端也,亦有须合形色气味论之,方为确当。"然后,他还认为:"皮肉在外,容有升散之理,仁核在内,则专主收降,断无升散。"他举例子说:"牵牛子、车前子皆兼降利,荔枝核、山楂核皆主降散;豆蔻、西砂仁味虽辛,而究在温中以降气。柏子仁、酸枣仁功虽补,而要在润心以降火。至于杏仁之降气,桃仁之降血,又其显焉者也!"

我觉得我们可以带着浓厚的兴趣来学习这些书。但是不是书本里面的所有东西我们都必须信服呢?我觉得这不一定。以前我们学中医,大部分只是关注中药是什么归经、什么功效,很少从植物本身结构特性去考虑用药。假如大家有兴趣,可以多从这个思路去研究、去应用,那么我们选药物的时候就能选得更加精准一些、更加到位一些,在实践中效果更好一些。

另外,"草木之实,性皆主降",这是什么原因呢?唐容川认为:"物下极则反上,物上极则反下。草木上生果实为已极矣,故返而下行;实核之性在于内敛,故降而兼收。"但是,他也提出了像苍耳子、蔓荆子这些果实为什么会主上升的呢?他说:"苍耳有芒而体轻松,蔓荆味辛而气发散,故皆有升性。"所以,我们不能一概而论。我们除了要了解药物的形之外,还要了解它的气味、颜色,甚至收割的时间,然后才能好好地用物性来纠正人体的偏性。所以我觉得,大家不妨去找些书,多看看,多了解一下,然后可能就会理解得更到位或者启发更多的思路与想法。

五、因时制方——失眠病制方举隅

我以治疗失眠的病人为例,与大家分享一下我在临床中是怎么思考时间、地域、空间的问题的。

1. 艮坤之制方

八卦中坤卦与艮卦是一对，坤卦是圆运动里面升极而降之方，阳热至坤，如不能降，整个圆运动就不能完成；而艮卦是圆运动降极而升的方位，阳热至艮如不能升，也不能完成圆运动。所以，睡眠就好像是太阳日出与日落的过程。日落是收藏的过程，日出就是降极而升的过程，日出、日落是阴阳交替的过程。

当我们看到一些病人总是心烦、失眠，同时还有胃胀，那我认为这种人的神魂在外，火不归根，那么君火飞则心动而神悸、相火飘则胆破而魂惊，所以病人表现出心烦悸动，因此我们可以考虑用小建中汤来治疗。这个时候，因为阳气充盛在外，中气偏于不足，所以中焦枢转力量不足，导致阳气不能升极而降，这种人往往素体中焦脾胃虚弱，可能会便溏。这是由于中焦枢转的力量不足，枢转失司，阳不入阴，导致失眠。所以，我用小建中汤来建中气而降胆木，恢复中焦的枢转，从而治疗失眠。我用经方是把它放在圆运动中考虑其方位的。失眠一方面可能与体质有关，另一方面可能与节气相关。据我往年观察，特别是在夏至到白露之间，小建中汤这个方子用的机会还是比较多的，因为它与时间、空间的方位相符合。

而到了艮卦，这个时候是阳已入水中，降入地下的阳气处于蓄势待发的状态，降极而升。但是如果病人素体下焦沉寒痼冷，他会说："我白天起来没精神，特别累，但是让我睡嘛，又睡不着。"这种人处于既无力升发，也无力收藏的状态。所以我认为他左边的升发不顺，右边也没有很好地收降回来，阳不入阴，导致失眠。

这个时候我们要怎样解决这个问题呢？我常从温化下焦的沉寒痼冷以恢复左路阳气升发的思路出发。因为沉寒不破，木气就不能升发，阳不能化水也不能温养肝木，肝木不升发，白天就会没精神。

对于这种情况，我就用四逆汤去解决，在治疗的时候不是急着改善睡眠，而是先改善他白天的精神状态，当白天精神不济的症状改善后，晚间的睡眠问题就会随着白天精神的改善而被解决。升发秩序改善，收藏秩序就会慢慢地重新建立。患者大概服用两三周药之后，就慢慢地感觉想睡觉了。这个时候，自身的圆运动已经重新建立。所以，我们不需要刻意镇潜，代之是在升发的过程中配上桂枝甘草龙骨牡蛎汤，以重新建立既有升又有降的运动。左升不足，患者常见一脸的晦暗之气、眼圈黑、手脚凉，且容易出现中土虚寒的症状，白天精神不足、晚上睡不着觉。这种情况多见于慢性持久性失眠的病人，或是一些体型很胖，但又不注意生活方式，经常喝冷饮、熬夜的人。所以，我们要使患者的升发秩序恢复，佐以诱导收藏秩序，帮助他再次重新建立圆运动。

2. 巽乾之制方

在巽卦位，巽为地下水中所藏的阳热升出地表，当上升到地面的阳热郁滞而不升，圆运动就不能完成。我觉得产生郁滞的原因有两种。第一，下面的力量不足。只要给它足够的力量，把它托起来，就可以解决这个郁滞的问题。另一个原因，当一些突发的事件发生，人处在应急状态，就会在短时间内让我们的阳气郁滞不升。我觉得这时候就可以从巽卦来考虑。我们只要轻轻地给他一些疏导，他的郁结就解开了，热就散了。"木郁则达之，火郁则散之"就是这个道理。而乾卦位，是地上阳热降入地下，若阳气顺降不行，圆运动就不能完成。这个时候就会出现封藏的问题。这多见于老年人慢性病病久引起相火不足，以致肾气不能固摄封藏。我觉得这两个现象会比较好处理。

所以，在巽卦位，我用柴胡桂枝汤，助木的升发以条达，使阳气顺其升发之势，并佐一些清郁热的药物，恢复升降之势，使阳不再郁滞不升而化火，问题就可以解决了。到了乾卦，阳气已经降入到地下，需要继续下降，封藏于坎卦之水中。封藏得越深，对身体就越好。假若素体肾元不足，肾主封藏力度不够，阳气就不能很好地封藏在水中，可能有一些阳热浮越在外。我觉得，温氏奔豚汤就能非常好地培固下元肾气，我们再加上一些血肉有情之品，恢复肾主封藏的功能，问题就可以解决了。我现在经常用这个方子治疗高血压的病人，一些老年人已经吃降压药很久了，但是这段时间血压总是不好，又不想再增加药量，我觉得这个时候再加药量他血压也容易波动，于是我就用这个方子，持续为他调理一段时间，血压就变得非常平稳。也有些老人家觉得头晕，是因为他动脉供血不足。而我从中医的角度认为他是属于元气下虚,相火奔腾在上的状态,所以用固肾封藏的办法就可以慢慢把相火引导下来,因为封藏得好,自然升发就好,所以那些老人家吃完这些药,都觉得白天的精神状态比较好。因此,我们用药时,药物每作用于一个环节,都一定要知道下一个环节它的作用是什么。这是我们医生在立法处方时候必须要求的。以上的治则治法适用于肾气亏虚的人群。

而另一类病人,中土弱,一年四季总是不断地出现这样、那样的问题,我们就可以用调中土的办法。中土调和,他的圆运动就恢复了,轴转则四维皆转,也就可以恢复人体升降的运动了。

六、三个圆运动的关系——综合多角度的辨证论治

《本草问答》说:"虽草根树皮与人异类,然莫植物之圆运动,人体之圆运动均本天地之一气以生,整体上与自然之圆运动本属一气,故物得一气之偏,人得天地之全耳。人身之气偏胜偏衰则生疾病,又借药物一气之偏,以调身之盛衰,使归于平,则无病矣。"

所以我觉得我们要从多个角度去看待生命。

第一,我们要明确患者所处的地区属性。

第二,我们要明确当年的运气、时令属性。2003 年 SARS 流行期间,大量的 SARS 病人汇集到我们医院。我们跟 SARS 博弈,或者说是抗争了好几个月,在迷惑中前进。当时我对五运六气一点也不关注,后来顾植山老师,以及其他一些老师,不断运用五运六气相关的知识进行治疗,效果显著。今天我们回过头来看,当时 SARS 所表现出来的症状跟当年的运气是相符的。

今年 3 月份,我不知道是不是每个医院都这样,发热病人疯狂而至,导致我们医院的走廊全加满了床。为什么那时期突然间有那么多病人感冒、发热,我觉得一定与今年的运气有关。今年木运太过,刚好一之气又是少阳相火,两者相互作用,就可能使今年感冒、发热、嗓子疼的病人特别增多。

而到了今年二之气,在广东一带,阳明燥金的寒气总是在不断影响着少阳相火之气,所以热不起来。我最近也问了广东省气象局的人,问他们

今年的平均气温和往年的有什么不一样。他说今年的平均气温比往年低0.5℃~1.5℃。阳热不能很好地升发，所以今年很多病人都会表现出寒包火的现象。同时，相火妄动可能还会导致一些木火刑金的表现。

SARS流行那年的时运是火运不及，太阴湿土司天，太阳寒水在泉，而那些发热的病人都表现出一派中土虚寒之象。我记得这些病人发热、恶寒得很厉害，舌淡胖也很明显，舌苔腻。为什么我很快就用了人参，就是因为病人中土的力量太弱了。当这些病人退热后，个个都像泄了气的皮球一样没力气，表现出肌肉松软无力的状态。我基本上都是用补中土的方法给他们治疗。我当时不了解五运六气是什么，如果当时知道是火运不及，我可能会更大胆地用附子，或许效果会更好。

第三，我们也要考虑每个人的个体差异，明确患者圆运动升降失衡的病机。有些人可能是木升不足，有些是降不足，有些是中土不足，我们必须明确患者致病因素作用机体所致的圆运动升降失衡的病机。所以，凡医者看病，就应该综合考虑以上因素影响的升降趋势与平衡状态，然后确立治法，一方面注意借助药性纠偏，另一方面还应借用五脏的相关性和气机升降的理论，以调人体之偏，使归于平。这就是我们所追求的。

七、病案举隅

杨某，男，年过七旬，出生并长期居住在广州，平素怕冷，手足不温，喜热饮。既往曾多次慢性心衰急性发作，有急性脑梗死病史，分别服用破格救心汤、小续命汤治疗。病情稳定后2年来，一直服用温氏奔豚汤后续调养。

2012年1月22日（大寒）无明显诱因，患者出现右侧胸部疼痛，后诊断为带状疱疹。

拟方：当归45g，辽细辛45g，通草45g，桂枝45g，赤芍45g，炙甘草45g，山茱萸45g，乌梅45g，黄芪45g，制首乌30g，炒蒺藜30g，茯苓30g，大枣12个，生姜75g。

患者近年心功能不好，有糖尿病、高血压病史，又出现过2次慢性心衰急性发作，甚至出现过2次急性脑梗死。该患者慢性心衰急性发作之后，一直都在我们医院经典病房用中医中药治疗。这几年我不断地用破格救心汤解决他的心衰问题，或用小续命汤去解决他的中风问题。后来，病情慢慢稳定了，就给他用温氏奔豚汤固本，解决他肾气封藏的问题。以前，即使应用西药，他的血压、血糖也波动得很厉害。后来经过这几年不断的努力，他的血压慢慢稳定，血糖也稳定了。患者气的运化改善了，血压、血糖也就随之稳定了。血糖、血压稳定之后，他现在的主要问题是什么呢？他现在主要觉得脚总是处于拘紧状态。从西医的角度理解，这是锥体束的病变，可导致肌张力升高、运动不协调。但是我检查他的肌张力，发现他的肌张力也不是很高，还能走路，但是为什么他总是觉得脚拘紧呢？2012年的大寒，他突然间出现带状疱疹，联系起来我就知道了，他的病根还是厥阴肝寒。在大寒这个节气，他在胁肋部出现了带状疱疹，我觉得这个带状疱疹对他来说不一定是坏现象，因为他长时间用奔豚汤固本，肾水足了，在他木气升达的过程中，顺势把邪气也往外透发了。很多时候，我们都认为带状疱疹是肝胆郁热，是肝火，就以为要清肝火。但是我感觉患者还是处于厥阴肝寒的状态，不是肝火。最后我就用经方的原量，按一两15g的比例来换算，拟了个方子。另外还给他用了梅花点舌丸外涂患处。1周之后，基本上所有的症状都控制住了。

这个病例给我的思考就是：第一，这种外越外升之象到底是他的本能外透呢？还是一个不好的现象呢？第二，对于这种问题我们是要清热泻火呢？还是要疏达呢？不通则痛，我们帮助他疏达之后，他的疼痛在很短时间内就基本解决了。只有这样才真正做到温水达木，补中去滞，起到通达不痛的作用。

大概过了1个月左右，一位朋友告诉我，她妈妈得了带状疱疹，发病1个多月了，每天晚上疼得睡不了觉。我问她吃过什么药？她说："西药吃了，中药也吃了。"我看她小柴胡汤、柴胡疏肝汤、龙胆泻肝汤都吃过了，就是不好，天天疼得很厉害，不能睡觉，又不能吃饭。后来我去看了这位老人家，我觉得可用当归四逆汤治疗，加上针灸配合。这个病例治疗的时间相对长一点，1个月左右，基本没有加用止痛药她的疼痛就缓解了，睡眠也改善了。

通过这两则案例，我们要思考，这个思路怎么和西医学中的病证相结合？要从哪个角度切入？结合之后，效果会怎么样？是不是所有的带状疱疹都用当归四逆汤呢？这些都是值得我们去思考的。

讲了那么多，我觉得中医临床运用的最高境界就是"天人合一"，而包含在"天人合一"里面的，就是五运六气。五运六气是古人探讨自然变化的周期性规律及其对人体健康和疾病影响的学问，包含天文、历法、气象、物候、医学等多学科的学术内涵。可是我们在学校里面都没学过五运六气，而五运六气推算推演的过程又极其复杂，怎么办？我觉得我们可以暂时不管它的推演推算，我们只要知道今年的气运是什么、特性是怎么样就可以。先运用起来再说。我们可以结合五运六气来研究天时气候的变化，以及气候变化对生物的影响。五运六气以自然界的气候变化，以及生物体（包括人体）对这些变化所产生的相应反映作为基础，把自然气候现象和生物的生命现象统一起来，把自然气候变化和人体发病规律统一起来，然后借用这种力量、借用这种认知方法去解决疾病问题。我们一定要重视它。

2012年是风木之气太过之年，太阳寒水司天，太阴湿土在泉，所以上半年可能寒气会缠绵不断，下半年则可能湿气偏重。因此，这就会引起脾胃与肾气的相对不足。

而客气的变化，初之气是少阳相火，二之气是阳明燥金，三之气是太阳寒水，四之气是厥阴风木，五之气是少阴君火，终之气是太阴湿土。我们现在处在二之气，阳明燥金，很快就是太阳寒水了。

《三因司天方》里面有一段话："故曰岁木太过，风气流行，脾土受邪。民病飧泄。食减体重，烦冤肠鸣。腹肢满，甚则忽忽善怒，眩冒巅疾，反胁痛而吐。其冲阳脉绝者不治，以酸和之……是之年，太阳寒水司天，太阴湿土在泉。太阳寒水司天，寒气下临于地；太阴湿土在泉，湿土之气上应于天；寒湿互结，容易伤及人身阳气，火气必受损，阳虚气虚，脾胃中气不足之人，容易发病。"《三因司天方》里面给出了方子，我不知道大家最近用过没有，我这段时间都在用。

一个是壬年的方子，叫苓术汤。壬年，中土易受邪，表现为腹泻、肠鸣、头痛、头晕、两胁痛。苓术汤：茯苓10g，白术10g，厚朴10g，青皮5g，炮干姜10g，法半夏10g，草果10g，甘草10g，大枣2个。符合上面所提到的这些症状的病人，既有风邪的扰动，也有中土不足的问题，这时用这个方子，效果还是不错的。我给几位腹泻的病人用过，他们说服后问题就马上解决了。我也用这个方子治疗了一些中土湿重，咳嗽的病人，效果也不错。只要病机相符，同一张方子就可以用在很多不同疾病的治疗中。大家不妨去试一下，假如有腹泻、肠鸣、头晕、头痛、两胁胀痛的病人都可以考虑用这个方子。

另外一个是辰年的方子，叫静顺汤。辰年表现为身热、头痛、呕吐、中满、皮肤疮痒、膝关节酸痛、足痿。静顺汤：茯苓 10g，木瓜 10g，熟附子 5～10g，牛膝 10g，防风 10g，诃子 10g，干姜 10g，甘草 10g。只要是身痛、皮肤痒、膝关节痛、足不舒服的病人，就可以用这个方子。

那么在壬辰年，如果有些病人治疗效果不好，我们是不是就可以考虑把这两个方子合用，根据病人的情况去进行加减呢？关于这个问题，我希望大家去实践一下，因为我觉得虽然书上有这样的记录，但是实践效果怎么样还需要我们在临床中验证。而且这个方子是不是适合全国各个地方使用呢？是不是适合每一气用？我也不知道，我们只能勤观察。在初之气、二之气我用了苓术汤，感觉效果还是不错的。

今天，我向大家介绍了一个新的切入点、一种新的治疗的思路，我希望大家能真正将这种思路运用到临床中去，使五运六气理论能够更好地为我们服务，为医学服务。

这是我的一些体会，不当之处请各位老师批评指正。谢谢大家！

【名师答疑】

问：杨院长您好，您在讲课中提到了黄元御的《四圣心源》，与彭子益的《圆运动的古中医学》。我们在学习过程中，应该先看哪本书好？

答：这两本书我是对照着看，我开始先看《圆运动的古中医学》上部，而如果真的要明白其中的理，就要看《四圣心源》。但是《四圣心源》对于临床方药没有太多的解释。而《圆运动的古中医学》上部的下篇，还有其续集，会用《四圣心源》之理或圆运动之理去解释方子。这对我们理解经方、拓展经方的运用思路比较有帮助。所以我觉得这些书应该对照来看，轮番看。我觉得《圆运动的古中医学》上部很重要，别急着看下部。有不懂之处，把问题留下先往下看，最后再回过头来看，慢慢前面的问题就懂了。就如我开始的时候，不知道怎么样才能降相火、降相火到底有多大的作用、怎么样才能将肾水封藏的情况一样。我觉得，我们可以带着这些问题在临床应用的过程中慢慢地理解它，这样会更好。我甚至觉得，我们学一点就可以先用一点，对于不懂的问题再不断地翻书看，也能进步。

问： 为什么在用四逆汤的时候要加乌梅、山茱萸？

答： 因为脾土的升带动了木性的升，所以我觉得，加入乌梅、山茱萸可以加强升降的协调作用。因为单纯的中土力量经常是不够的，如果我们加上外围的一升一降，就增强了降极而升的力量与升极而降的力量，之后整个圆运动就变得快速而平稳了。这是我的感觉。

我在运用经方与圆运动的过程中，我的学生经常说："老师，好像看上去您给很多病人开的方子都差不多，而且这些方子组方好像都很平淡，为什么病人用了一段时间之后症状会慢慢发生改变呢？而且很多潜伏很久的症状也都可以发生改变呢？"我自己的理解是，当病人自身的圆运动恢复之后，协调之后，其他的症状就化于无形了。这就是一气周流的玄妙之处。

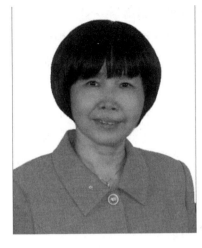

【名师介绍】

李赛美,现为广州中医药大学教授,博士生导师,伤寒论教研室主任,经典临床研究所所长;中华中医药学会仲景学说专业委员会副主任委员,方药量效关系学会副主任委员;广东省中医药学会仲景学说专业委员会主任委员,糖尿病专业委员会常务委员。国家级重点学科——中医临床基础学术带头人,国家中医药管理局重点学科——伤寒论学科带头人,国家精品课程《伤寒论》负责人,国家级教学团队——中医临床基础核心成员,广东省研究生示范课程《伤寒论》负责人,全国优秀中医临床人才,全国首届杰出女中医师,获全国模范教师,全国教育系统巾帼建功标兵,广东省教学名师,羊城十大杰出女性,并享受国务院特殊津贴。主编《伤寒学》《伤寒论理论与实践》等教材、著作26部,发表论文190余篇,获国家科技进步奖二等奖。主要研究方向为伤寒论教学与文献研究、经方治疗糖尿病及其并发症研究。

《伤寒论》临床辨治思路探略

广州中医药大学 李赛美

经方班办到今年,已经是第十一期了,我深有感触。经方班能走到今天,这是大家的功劳。我除了在去年的经方班没有授课之外,其余每一期经方班我都参加授课。其实,说句心里话,参加授课,我是很有压力的。因为每次经方班,我都能够拿出新的东西来与大家分享吗?能够不辜负大家的期盼吗？所以，其实我很诚惶诚恐。经方班办到第十一期，我看到了很多后起之秀，他们默默地积累，不断锤炼。我深深地感觉到，中医植根在基层、植根在民间，我们仲景学说的传承，有很大的希望。非常感谢大家！

其实现在要找到纯中医，很难。我记得前年，我在上海参加培训。颜老（颜德馨）在给我们做讲座时说，台湾的李敖带了一个团队来上海参加世博会，他希望在中国大陆看看中医，而台湾的同行跟他说，不要在大陆看中医，因为大陆已经没有中医了。所谓没有中医，就是说没有纯中医了。颜老说他听了这番话感到很痛心，虽然他们讲得有点片面，但是却让我们深省，值得我们好好反思。尤其对于我们负责经典教学的老师，这样的话的确冲击很大。

这几天，与同行交流时，大家都在讨论，高校里面培养中医的方式对不对？甚至有些人认为，高校里面培养出来的都是中医的"掘墓人"，认为学生学历越高，越"反动"。现在的研究生，都是科学学位，大部分是做实验的，一部分是做纯文献研究的，很少与临床沾边。研究生通过动物实验做出来的结果，和他们想象的不一样，于是他们就开始怀疑中医。而且，在我们教师队伍里，有些老师，尤其是年轻教师，没有经过临床的磨炼，没有尝到中医的甜头，有时也会对中医信心不足，这确实是一个问题。

我们在经典教学的过程中，也遇到了同样的困境。以前，伤寒论、金匮要略、温病学是二级学科，而现在教育部门将伤寒论、金匮要略、温病学合在一起，叫做中医临床基础学科。高校将三个教研室合并成一个教研室，课时数大大减少，教研室老师也减少。所以，这是一个很严峻的问题。

这几年，国家中医药管理局重视中医经典，也办了一些经典课程的师资培训班，使得经典教学的状况不断改善。我们应该有自信，要相信中医的火种一定不会灭。邓铁涛老师也讲："中医不会灭亡，中医的根一直保留。"

我今年为什么要请杨志敏院长来经方班讲课？因为她学识很渊博，也拜了很多名师，尤其值得一提的是，她在广东省中医院的芳村分院创立了经典病房，这是一个用纯中药来治疗疾病的病房，这非常不简单。所以我非常感谢杨院长今天能来这里给我们讲课，我代表组委会感谢杨院长。

广东省中医院是我们学校的第二附属医院，而我来自第一附属医院。我也给大家介绍一下广州中医药大学伤寒、金匮、温病教研室的现状。20世纪80年代起，我们就倡导经典走向临床，并创建了自己的病区。最开始的时候，伤寒论、金匮要略两学科合管一个病区，叫综合病区，温病则有一个独立病区。2000年以后，我们医院扩建，伤寒论、金匮要略两学科各有一个独立病区。现在，我们三个病区的床位数，都从原来的40余张，增加到60余张。师资队伍也扩大了，我们伤寒教研室每年要承担1400多个学时的授课任务。伤寒论也一直是我们学校的主干课程。我们的教师数量一直保持在14位以上，我们的队伍不会萎缩。

下面，我就与大家分享一下临床查房的视频案例。我们从2005年开始，就一直把临床随机查房的案例拍摄下来，并加以整理。目前，已经积累了200多个案例。我们还将部分案例收录在《伤寒论》教材的配套光碟里。

下面，我特别介绍一下我们摄录的临床案例，也很欢迎大家有机会到我们病房看看。

[病例1] 肢疽案

周某，男，60岁。入院日期：2010年7月28日。

主诉：反复口干多饮5年，伴胸痛、右前臂溃烂1个月。

现病史：患者2005年5月因小便泡沫多到当地医院就诊，诊断为"2型糖尿病"，服降糖灵血糖控制不理想。2005年6月22日因"口干、多饮、多尿1个月"在外院就诊，诊断为"1型糖尿病"，给予饮食控制及强化胰岛素治疗后，血糖控制较理想（空腹血糖波动于4.9～5.1mmol/L）而出院。其后，患者曾皮下注射诺和灵30R、口服二甲双胍等控制血糖，血糖波动较大，控制不理想。2010年6月16日，患者突发双下肢疼痛后水肿，于他院治疗，疗效不理想。2010年7月7日至11日患者因"糖尿病继发口腔真菌感染"于某卫校附院住院治疗，予控制血糖、抗感染等处理后好转出院。2010年7月16日，患者因"糖尿病继发右上肢肿痛10

天，溃烂4天"再次住院治疗，诊断为"2型糖尿病，糖尿病肾病，右前臂肌肉坏死并脓肿形成，败血症"。检查提示有胸腔积液，左上肺结节性质待定，予控制血糖、抗感染、消肿、右前臂清创脓肿切开引流术、右侧胸腔闭式引流术、静滴人血白蛋白等处理后伤口感染控制一般，下肢轻度浮肿。今患者为求进一步治疗来我院就诊，门诊以"2型糖尿病，糖尿病肾病，胸腔积液穿刺引流术后，败血症"收入院。入院症见：神清，精神疲惫，口干，胸痛，视物模糊，无四肢麻木，无发热，无咳嗽咳痰，无胸闷心悸，无头痛头晕，无腹痛腹泻，小便稍多，大便干，纳可，眠差。最近20余天体重减轻约10kg。

既往史：否认高血压病、冠心病病史，否认肝炎、结核病史。

过敏史：有青霉素过敏史，无食物过敏史。

其他情况：出生并生活于茂名，生活居住条件可，否认疫水疫区涉足史，否认毒物及放射性物质接触史，否认烟酒等不良嗜好，否认家族性疾病史及精神疾病史。

体格检查：T 36.8℃，P 24次/分，R 88次/分，BP 105/70mmHg。神志清，精神疲惫，营养较差，形体消瘦，言语清晰，查体合作。全身皮肤、黏膜及巩膜未见黄染，浅表淋巴结未扪及肿大。头颅五官端正，颜面及双目轻度水肿，双侧瞳孔等大等圆，直径约2.5mm，对光反射灵敏。咽部无充血，双扁桃体不大。颈软，气管居中，甲状腺无肿大。桶状胸，右侧胸部留置闭式引流管，轻压痛，无叩击痛，右肺叩诊呈实音，左肺叩诊呈过清音，右肺呼吸音减弱，左肺呼吸音稍粗，左肺可闻及轻微细湿啰音。腹平软，无明显压痛及反跳痛，无腹胀，肝、脾肋下未触及，墨菲征、麦氏征均阴性，肝、脾、双肾区无明显叩击痛。肠鸣音稍亢进。二阴未查。脊柱无畸形，右前臂见一长约30cm×5cm创面，深及肌肉肌腱，皮肤肌肉大面积坏死，肌腱及骨未损及，渗液多。右手背见一约3cm×4cm创面，渗液多，深及肌肉筋腱，右手无名指背部有一深约5cm窦道；右手第5掌指关节见一约2cm×3cm创面，渗液多，深及肌肉肌腱；右手第5指背部有一长约4cm窦道，右桡动脉搏动存，右手远端指动血运尚可。双足背动脉搏动正常，未见皮肤破损及溃疡。四肢肌张力正常，右上肢肌力Ⅴˉ级，生理反射存在，病理反射未引出。舌暗红苔白，脉沉细。

实验室检查：2010 年 7 月 16 日茂名市人民医院糖化血红蛋白 16%，C 肽 0.18nmol/L，BUN 2.17mmol/L，CREA 35.37μmol/L，入院随机血糖 14.4mmol/L。

查房实录：

家属：患者一开始是脚疼，然后双脚水肿。今年 7 月份，双手也开始肿，脸也肿了。病人手背部有三处破溃，其中一处挤破了，流水，水是黄色的，没有脓。病人经常发热，胸有积水，7 月 20 日做了引流手术。

患者：之前手肿得很厉害，现在已经消退很多了。

李赛美教授：我们平时看脚看得多，因为都说"糖尿病足"，但看手还是第一次、我也是第一次看到手是这样子的。他手臂的问题是痈脓引起的，后来又切开排脓，但没有及时做后续处理。你看，他皮肤颜色都比较暗，面色还有点苍黄。而且皮肤很粗糙，干燥、脱皮很厉害。

朱章志主任：他眼睛显得有点突，甲状腺功能有没有检查？

家属：做了。T3 高，T4 低。

朱章志主任：吃东西怎么样？

患者：吃得下，很能吃。

李赛美教授：伸舌头看一下。

舌象示：舌质淡嫩，有瘀斑，舌苔少。

李赛美教授：肚子痛不痛？

患者：不痛。

李赛美教授：你抽烟吗？

患者：不抽。

李赛美教授：有点像桶状胸。你看他的胸，前后径很宽。

病案讨论：

李赛美教授：我刚才拿棉签按了一下，创面已经深及骨头了，他的肌肉、肌腱都看得很清晰。可是他不是很痛，这可能与糖尿病神经损伤有关系。

这位病人给我们的印象一个是虚，一个是重，一个是杂。从这位病人的化验指标看，他的很多指标都是偏低的，如白蛋白、红细胞、电解质，一直都是低的。但是心酶有点高，肝功能的一些酶的指标也有点高。从目前情况来看，这位病人的特点是正虚邪实，但正虚是主要的矛盾。这位病人虚在哪里呢？气血阴阳俱虚。按《伤寒论》的理论分析，这位病人属于疮家。疮家不可发汗，为什么不可发汗呢？流脓流水时间长了，就会气血虚，所以这位病人肯定是气血俱虚。

另外，从内分泌的角度看，通过他的甲状腺功能我们还不能确定是甲亢还是甲减。这个特点，也符合《伤寒论》讲的寒热错杂。因为一般甲亢热象比较常见，但是甲减寒象比较常见。实际上，临床在治疗甲亢的过程中，确实会遇到从甲亢到甲减的转换，在转换过程中，就有可能出现矛盾的指标。这可以看成是一种寒热错杂。

总的来看，患者目前病情稳定，入院后给予抗感染、控制血糖、营养支持等相关治疗，症情得到控制。目前证属本虚标实。标实已为次要矛盾，当前应以本虚为主，治疗上应加强扶正固本。我考虑使用麻黄升麻汤加减。

当归15g，麻黄10g，升麻10g，黄芩10g，石膏5g，知母10g，天冬5g，桂枝5g，茯苓15g，白术10g，白芍5g，干姜5g，玉竹10g，黄芪60g，炙甘草6g。

回访：患者精神好转，诸症缓解。

[病例2] 厥证案

陈某，女，86岁。入院日期：2009年5月20日。

主诉：反复腹痛伴全身乏力半月，再发4天，加重1天。

现病史：家属代诉。患者半月前因"反复发热伴全身乏力5天"入住我院一内科，当时测体温37.5℃，伴有腹部胀痛、全身乏力等不适，时有心悸头晕，无胸闷胸痛，无气促，无恶寒汗出，无咳嗽咳痰，无鼻塞流涕，无咽痒咽痛，无头痛，住院期间予抗感染、降压、抗凝、降糖、通便等对症处理后上述症状好转出院。出院后患者一直维持服用出院所带药物，但全身乏力缓解不明显，自主活动较少。4天前，患者再次出现腹部隐痛不适，少许腹胀，无恶寒发热，无恶心呕吐，无大汗淋漓，自服麻仁软胶囊后自解少量大便，但腹痛未有明显缓解。昨日开始，患者腹痛明显，并伴有恶心欲呕，当时无恶寒发热、腹泻等不适，未予重视，今日中午患者进食后呕吐胃内容物数次，非咖啡样物，伴有痰涎等，无发热腹泻等，故来我院门诊就诊。门诊查腹透考虑小肠郁张，建议必要时复查。为求进一步系统诊治，由门诊拟"腹痛查因"收入我科。入院症见：患者神清，精神疲倦，家属代诉腹部痛，隐痛不适，少许腹胀，伴有全身乏力，时有心悸胸闷，头晕，无头痛，无恶寒发热，无咳嗽咳痰，无气促等，纳呆，眠可，小便失禁，大便2~3日一行。

既往史：高血压病史10年余，最高达190/90mmHg，已停用降压药近3年，住院后再次服用坎地沙坦、非洛地平缓释片、倍他乐克等降压药，血压控制在130/80mmHg。有糖尿病史4年余，一直口服格列齐特缓释片、二甲双胍降糖，半月前开始使用诺和灵30R皮下注射控制血糖，血糖一般控制在6~8mmol/L。有冠心病病史，曾服用单硝酸异山梨酯、地高辛、雅施达、氯吡格雷等药物治疗，现已停服。反复尿路感染史，小便失禁4年余，具体诊治不详。2007年有"右肱骨外科颈骨折及大结节撕脱骨折、右肩关节半脱位"史，具体诊治不详。否认有肝炎、肺结核等传染病病史，否认有手术及输血史。

过敏史：否认食物及药物过敏史。

经带胎产史：已绝经，育有5名子女，均体健，丧偶。

其他情况：出生生长于本地，生活环境尚可，无疫水疫区接触史；平素无不良嗜好；否认家族遗传病史。

体格检查：T 36.3℃，P 86次/分，R 26次/分，BP 157/88mmHg。神志清，精神疲倦，发育正常，形体偏胖，营养中等，言语清晰，对答尚可，查体合作。全身皮肤、黏膜及巩膜无黄染，未见皮下出血点及瘀斑，浅表淋巴结未触及肿大。头颅五官无畸形，睑结膜无苍白，眼球活动可，双瞳孔等大等圆，直径约2.5mm，对光反射灵敏。口鼻未见异常分泌物，双侧鼻唇沟对称，唇色稍暗，口角无㖞斜，伸舌居中，双侧扁桃体不大，咽部无充血。颈软，无抵抗，颈静脉无怒张，气管居中，甲状腺无肿大。胸廓对称无畸形，肋间隙正常，双肺呼吸音正常，未闻及干湿啰音。心前区无隆起，心尖部可触及震颤，范围大约为2.5cm×2.5cm，心界叩诊不理想，心率86次/分，心律不齐，第一心音强弱不等，各瓣膜听诊区未闻及杂音。腹部平软，压痛广泛，无明显反跳痛，肝脾肋下未及，墨菲征阴性，肝、脾、双肾区无叩击痛，移动性浊音阴性，肠鸣音正常，约4次/分。前后二阴未查，脊柱四肢无畸形，双下肢无浮肿。舌暗红苔黄腻，脉沉结。

实验室检查：门诊腹透考虑小肠郁张，建议必要时复查。本科心电图：房颤。超声心动图：主动脉硬化，左房、右房增大，主动脉钙化并关闭不全（轻微），二尖瓣关闭不全（中度），三尖瓣关闭不全（中度），肺动脉关闭不全（轻度），肺动脉压力增高（轻度），左室收缩功能正常。胸片：双肺感染未排，左心室增大，主动脉结钙化，左侧胸膜增厚粘连。腹部超声：肝胆脾未见明显异常；双肾积液（轻度），双输尿管上段扩张，考虑中下段梗阻，建议进一步检查，膀胱炎声像。

诊断：西医诊断：①腹痛查因：肠梗阻？急性胃肠炎？②2型糖尿病。③冠心病。④心律失常。⑤心房扑动。⑥高血压3级，极高危组。中医诊断：腹痛病，脾阳虚弱湿热内结证。

查房实录：

李赛美教授：白天睡觉，晚上吵，这种情况有几天了？

家属：这种情况在家里已经有3天了。

李赛美教授：以前没病的时候，身体都蛮好吗？

家属：80岁之前都蛮好，这几年差一些。

李赛美教授：糖尿病有多少年了？

家属：糖尿病有好多年了。最早出现的是心脏的问题。她乱吃东西，老人家以为心脏要补一下，就吃了很多广告上卖的东西。

李赛美教授：老人家都吃了什么东西？

家属：我们也不是很清楚，反正她觉得好的就买来吃。

李赛美教授：她平时饮食有什么特别吗？是不是喜欢吃甜的？

家属：以前年轻的时候是很喜欢吃甜的，现在没有什么特别。

李赛美教授：你有什么不舒服吗？烦躁吗？

患者：烦躁，非常烦躁。

李赛美教授与患者交流，获取信息如下：烦躁，夜间为甚，口干口苦，口渴欲冰饮，心中热，手足厥逆过肘膝关节，但不喜衣被，自觉热甚，去衣而不自知。周身莫名不适感，欲坐，欲走，欲眠，周而复始。纳差，微汗，发质油腻感。大便两日一行，质干。

李赛美教授又查看了舌脉，并进行了腹诊：寸口脉伏，推筋着骨方得。左侧跌阳脉弦而有力，右侧跌阳脉弱。舌质红，苔白腻兼黄，中部黑，苔质干。腹热，少腹压痛，拒按，脐周触及硬块。

李赛美教授分析到：患者手足厥逆过肘膝关节，这让我们想到《伤寒论》的337条："凡厥者，阴阳气不相顺接，便为厥。厥者，手足逆冷者是也。"《伤寒论》论述了十厥：蛔厥、脏厥、气郁致厥、痰厥、水厥、冷结膀胱关元之厥、邪陷阳郁之厥、血虚寒凝之厥、寒厥、热厥。

刘敏主任：毫无疑问，我觉得这位病人是寒热错杂，虚实夹杂之证。无论从她的年龄，还是从她的脉象来说，都支持她有虚的一面，但是腹痛、大便干结及晚上的烦躁，这些我们都不能视而不见。这位病人总的来看有虚，虚在哪里？主要在脾、肾，尤其是脾，何以见得是脾呢？手足四肢的厥逆、腹部的疼痛，这都是脾所主，脾主大腹，脾主四肢；她的面色不好，这是脾阳不能上荣于面。所以，病情肯定跟脾虚有关系。当然，脾为何虚呢？一方面是肾阳不能够温煦，另一方面就是气机郁滞，肝胆不利，可以克犯脾土，他的脾虚可能与这两方面都有关系。另外，他也有实，实在哪个地方呢？从现在来看，主要在胃肠，在腹部。他的腹部是偏温的，甚至还有些硬块。她左侧跌阳脉比较弦大有力，右侧跌阳脉非常非常弱。因为左属血，右属气，撇开虚证不谈，她应该还有血分的实邪。这个邪应该是虚处留邪，由于虚所导致的。

万晓刚教授：她年高体弱是肯定的。患者长期卧床，加上年龄等因素，本虚是确定的。关于病情，我感觉有两个方面值得注意：第一，关于神志方面的改变。晚上的烦躁，是一种狂躁。第二，手足厥逆的寒热真假问题。患者一会儿要起来走，过一会儿又想睡，睡一会儿又要起来，这是个典型的烦躁不安。《伤寒论》原文11条提出了"热在皮肤，寒在骨髓"和"寒在皮肤，热在骨髓"。她手足有明显的厥逆，却又喜欢掀衣被，这应该是"寒在皮肤，热在骨髓"的一种表现。如果按程应旄《伤寒论后条辨》的理解，这就是病人的喜恶。

李赛美教授：听了刘敏教授、万教授的剖析，相信大家都有收获，尤其是讲到鉴别诊断。很多时候，书本上的理论知识与临床实际运用还是有差距的，还要具体分析。譬如讲到鉴别诊断，病人的喜恶本来是患者内在的真实反映，而实际上，有时候患者神志若不正常，喜恶的病史采集就没意义了。两位教授讲得都非常好，谈到了寒热错杂、虚实夹杂等。我们来开方吧！综合患者年龄、病程等情况，我们要注意此处攻邪不能像对青年小伙子那样太猛。基于这种情况，我赞成两种方案：第一种方案是攻补兼施；第二种方案是分步骤，先攻再补，或者是中药来攻，吊针来补。反正都要结合起来，不能偏于哪一方面。用方的话我提个建议然后大家一起讨论。一方是茯苓四逆汤，阴阳两虚的烦躁证就是用茯苓四逆汤；二方是四逆散，四逆散有通阳的作用，我觉得补阳还要先通阳，这位病人有热有实是肯定的，但是不能忘记她有虚、有寒的一面；第三方就是祛邪，选桃核承气汤。茯苓四逆汤，温阳为主，阴阳双补，也有宁神的作用；四逆散，在补阳通阳作用下，加用桃核承气汤，泄热通腑活血。三个经方合起来。那么，还要不要用薏苡附子败酱散呢？我觉得应该一起用，因为她的舌苔比较厚腻，《伤寒论》381 条："伤寒，哕而腹满，视其前后，知何部不利，利之则愈。"

熟附子15g（先煎），干姜10g，炙甘草6g，柴胡10g，白芍15g，枳壳15g，桃仁10g，桂枝10g，大黄10g（后下），薏苡仁30g，败酱草15g，边条参15g（先煎）。

回访实录：

患者精神明显好转，夜间烦躁症状消失，胃纳好转，腹痛消失，大便通畅，二便自知，可唤家属帮助排便。

从上面两个案例，大家可以看到我们团队的具体工作方式。这两个案例都比较复杂，所以我用的合方药味比较多。

这次经方班上，有很多教授都介绍了柴胡剂的运用，接下来我也谈谈我运用柴胡剂的心得。

我先介绍一则小柴胡汤案。这位病人是我先生朋友的孩子，病例资料保存得很完整。他从 3 岁开始得乙肝，转氨酶一直没有正常过。后来因为要高考，担心肝功能不正常会影响考大学，所以 16 岁那年来找我看。

贺某，男，16 岁，中学生。2005 年 3 月 27 日初诊。

患者乙肝病毒标志物阳性 13 年。近 3 年转氨酶反复增高，一直坚持服药，病情不稳定。近日疲倦，大便烂，嘈杂似饥，尿黄，睡眠欠佳，口不干苦，无胁痛，舌稍红苔薄黄，脉细滑。实验室检查：HBsAg（ + ）、HBeAg（ + ）、HBcAb（ + ），HBsAb（ - ）、HBeAb（ - ）。HBV - DNA 2.3 × 10^8 cps/mL，AST 126U/L，ALT 232U/L，GLB 24.8g/L。B 超肝胆脾无异常。

方药：柴胡、黄芩、生姜、法半夏、太子参、大枣各 10g，生甘草、防风、五味子各 6g，半枝莲 30g，白花蛇舌草、夏枯草、赤芍、土茯苓各 15g。每 10 天服 7 剂，连服 2 个月。

辨证为肝郁脾虚，湿热瘀阻。法当疏肝健脾、清热化湿、活血解毒。方用小柴胡汤加味。

《伤寒论》里论述的发黄，分为湿热发黄和寒湿发黄。湿热发黄主要集中在有关阳明病的篇章里，而寒湿发黄主要在有关太阴病的篇章里。后世对黄疸的理解为，黄疸是由于胆汁不循常道而影响肝胆。实际上，黄是土色，黄疸的病位应该在中焦。所以《伤寒论》所言黄疸主要涉及阳明和太阴。《伤寒论》记载了退黄的三个方：茵陈蒿汤、栀子柏皮汤和麻黄连翘赤小豆汤。而我们的教材中，小柴胡汤也被列入治疗黄疸的方剂。这也是有一定道理的。如 231 条："阳明中风，脉弦浮大而短气，腹都满，胁下及心痛，久按之气不通，鼻干，不得汗，嗜卧，一身及目悉黄，小便难，有潮热，时时哕，耳前后肿，刺之小差。外不解，病过十日，脉续浮者，与小柴胡汤。"所以，我就先用小柴胡汤加味，并加了一些清热解毒、利湿的药。

2005 年 6 月 25 日复诊：复查肝功能：AST 60U/L，ALT 129U/L，GLB 32g/L，GGT 155U/L。HBV - DNA 4.86 × 10^7 cps/mL。病证稍改善，大便烂，精神尚可，进餐后稍腹胀。舌尖边红苔薄黄，脉细弦。

辨证分析：肝郁脾虚，湿热内停。仍守前法，原方去土茯苓、防风、五味子，加赤芍、丹参、虎杖各 15g。每 10 天服 7 剂，连服 2 个月。

2005 年 8 月 10 日三诊：AST 57U/L，ALT 45U/L，HBV - DNA 2.58 × 10^6 cps/mL。暂停药一个月观察。

2005 年 10 月 23 日四诊：患者诉停药后精神稍差，思卧，进食后腹胀，小便黄，口稍干，目稍干涩，胁不痛，舌边尖红苔根稍浊，脉细弦。AST 124U/L，ALT 104U/L。肝郁脾虚，湿热未尽，兼有阴伤。治宜前法，佐用益阴之品，予柴芍六君汤与一贯煎加味。

党参、茯苓、生地黄、沙参、谷芽各15g，白芍、黄芩、田七片（先煎）、当归、白术各10g，柴胡、炙甘草、陈皮各6g，麦冬12g，半枝莲30g。每周服5剂停2天，连服1个月。

2006年2月9日查AST 35U/L，ALT 46U/L，HBV－DNA 7.67×10^3cps/mL。中药停服。2006年4月10日查肝功能正常，AST 27U/L，ALT 29U/L；HBeAg（－），HBeAb（＋）。停药随访至今已8年，肝功能及HBV－DNA每年检查，均在正常范围。

这个孩子看病看了13年，他以前主要是看西医，用干扰素治疗，但效果不好。而我主要用中药调理，而且我的方法与别的中医生也有点不同，我不会让他天天服药，而是吃一段时间，又停一段时间。这个孩子每年都会到我家拜年，现在他已经大学毕业，并且工作了，非常优秀，身体没有任何的不适，相关的检查都是全部正常的。

下面我介绍一下自己的心得。患者病程长，病情缠绵不愈，这与正虚邪恋，尤其湿热重浊黏滞有关。守仲景治阳黄之小柴胡汤法，疏利肝胆，通畅三焦，清利湿热。《伤寒论》231条言："阳明中风，脉弦浮大而短气，腹都满，胁下及心痛，久按之气不通，鼻干不得汗，嗜卧，一身及目悉黄，小便难，有潮热，时时哕，耳前后肿，刺之小差，外不解，病过十日，脉续浮者，与小柴胡汤。"《金匮要略·黄疸病脉证并治》载："诸黄，腹痛而呕者，宜柴胡汤。"小柴胡汤攻补兼施，寒温并用，斡旋枢机，达邪外出，较之茵陈蒿汤、栀子柏皮汤纯苦寒之类更切病机。佐用清热解毒活血之品，以加强抗毒祛邪作用。

我守方治疗，旨在遵叶氏治湿热"祛邪务尽""恐炉烟虽息，灰中有火"之论，慎早补、妄补，以免恋邪留寇，致病迁延。我从临床中体会到，乙肝患者治疗后，即使他的转氨酶都正常了，也不能马上进补，一旦进补，就会死灰复燃。所以治疗肝病，一定要慎补。病毒性疾病西医认为是毒，在中医也认为是毒啊！所以我们一定不能太早进补，以防恋邪留寇，导致病情迁延不愈。

其次,《金匮要略》有"见肝之病,知肝传脾,当先实脾"之训。从五脏相关来讲,重视调理脾胃在肝病治疗中的作用尤其为后人所推崇。以前,慢性肝炎分为肝郁气滞、肝郁脾虚、肝肾阴虚、瘀血内阻、脾肾阳虚五个证型。后来发现脾肾阳虚的病例太少了,只占总病例的不到5%,所以就把脾肾阳虚这一证型去掉了,现在只有四个证型。这四个证型中,最常见的就是肝郁脾虚型。所以在治疗上,我们也信守仲景的教导,"见肝之病,知肝传脾,当先实脾",重视固护脾胃。

患者在治疗后期,湿热渐退,正虚显露,如脾虚、肝阴不足等,及时予柴芍六君汤合一贯煎,疏肝健脾,养阴柔肝,使疗效进一步得到巩固。球蛋白由低水平恢复正常,病毒滴度持续下降,直至阴转。

从临床观察,转氨酶升高多表现为湿热壅盛,正邪交争剧烈。从慢性迁延到慢性活动型,多表示正气来复。这往往是病毒清除的好时机。中医所谓"阴证转阳,其病向愈"。西医学也认为,乙肝病毒迟迟不能清除与免疫低下、耐受有关。转氨酶反弹,是机体免疫反应的结果。一般而言,转氨酶在100U/L以上时,干扰素才能发挥抗病毒作用。此观点与中医理论不谋而合。因而调整机体,使"阴证转阳"可能是中医治疗慢性乙肝病毒携带者的关键所在。

接着,我再给大家介绍一个柴胡桂枝汤的案例。这个案例讲的是我的小孩。当时她只有14岁,现在已经上大学了。我将其中一次给她治疗发热的经过,原原本本地记录下来了。我比较晚才生小孩,所以我和我先生对孩子的健康都非常重视,很怕她生病。她穿的衣服从来都比别人多一件,所以小孩一天到晚都在出汗。我认为她的腠理比较疏松。越怕她生病,可是她就越生病。她每年都会发热,一发热体温就高达40℃。虽然我和我先生都是医生,可是我先生倾向于先用西药处理,而我坚持用中药。孩子发热,我们就不知道开什么药了。一个人说这种药好,一个人说那种药好,发热经常会反反复复。有一天,我先生出差,我小孩就刚好在那天发热了。她是怎么发病的呢?

徐某,女,14岁,学生,广州市人。因发热恶寒1天于2005年11月15日6pm初诊。患者于游泳后受凉,继之饱食。次日发热,恶寒甚,汗出,头痛,以后项明显,口不渴,不思饮食,大便不通,小便正常。患者平时体质一般，易汗出，几乎每年必发高热（体温40℃以上）2~3次，近日考试将近，学习较为辛苦。查：通身灼热，体温39.6℃。双肺无异常，舌质淡，边有齿痕，苔薄白稍腻，脉浮滑数。

中医诊断：发热（太阳病）。

辨证：桂枝汤证。《伤寒论》13条"太阳病，发热，汗出，恶风，脉缓者，桂枝汤主之"。其脉不缓而数，发热使然。

疏方：桂枝10g，白芍10g，生姜10g，大枣3枚，炙甘草6g，藿香10g，茯苓15g。1剂。嘱其热服，随之啜热粥，温覆其被以发汗。服药5分钟，患者始头汗出，但未手足俱周；约15分钟，遍身汗出；体温降至38.4℃，诉渴欲饮水。

次日1时许，患者又述前额及侧头痛，耳闭，目灼痛，手足烦热，仍恶风，汗出，舌脉如前。思其太阳之邪太甚，内迫少阳，太阳与少阳并病，同时有直指太阴之势。《伤寒论》276条"太阴病，脉浮者，可发汗，宜桂枝汤"。278条"伤寒脉浮而缓，手足自温者，系在太阴"。疏柴胡桂枝汤以解肌祛风、和解少阳。

处方：柴胡10g，黄芩10g，生姜10g，大枣3枚，炙甘草6g，法半夏10g，太子参30g，桂枝10g，白芍10g，青蒿10g，茯苓15g，藿香10g。不需啜粥，但温覆其被。予祛风油搽风池、风府、大椎、太阳等穴。服药30分钟后，体温降至37.8℃，头痛除，耳聪，精神立爽，脉见平软。问之："思白粥否？"答："不思有水之物，想吃干饭。"此胃气渐苏，但湿邪仍存。原方再进1剂，汗出绵绵，稍咳，有痰漱，为邪有出路。

晨起体温37.2℃，排出大便。诉疲乏、阴中痛。急忙纠正："是否尿道痛？""否，是阴中抽痛。"《伤寒论》88条"汗家，重发汗，必恍惚心乱，小便已阴疼，与禹余粮丸"。此发汗太过，伤阴故耳。以米汤加蜂蜜调养之。中餐进食后，精神大增，语音响亮，笑问："可吃麦当劳？"

孩子病好后，就如常去上学了，等爸爸出差回来之后，孩子告诉爸爸自己发热了，妈妈开中药治好了，他爸爸听着就非常着急，批评我说："一个大教授，孩子发热也不带去拍个胸片，抽个血看看。"我听后非常生气，说："若是在基层，哪有随便就去拍胸片的？而且，胸片辐射对孩子多不好。"但后来还是带孩子去抽了血，查血象：白细胞总数 3.7×10^9/L，考虑为病毒感染所致。

从我孩子发热的这个案例中，我有两点感悟：一方面，很多人说中医不治疗急症、中医退热很慢，其实不是。另一方面，我们还可以从病历中看见，急症的变化非常快，不是一日太阳、二日阳明，有时候1个小时就变了，这与每个人的体质有关。

孩子发热的那段时间，广州雨水比较多，忽冷忽热，所以也有很多人感冒发热，且不易退热，呈反复发作趋势。我认为这都与湿邪重浊黏滞有关。患者平素汗出多，腠理疏松，卫气不固，又因近期考试劳累，思伤脾、郁伤肝，复感外邪，更加湿阻、食滞，正虚邪实。先以桂枝汤调和营卫、解肌祛风；继以柴胡桂枝汤疏达表里枢机，护脾和胃，佐以化湿；后安心静卧，米粥养之。遵《内经》"大毒治病，十去其六；常毒治病，十去其七；小毒治病，十去其八；无毒治病，十去其九，谷肉果菜，食养尽之，无使过之，伤其正也"之法是也。

桂枝汤虽为调和营卫，取汗之方，但啜粥、覆被，对于腠理疏松者也有大汗之过。所以，要注意不可过剂，中病即止。外感病，因其变化快，需随证调整，故一方不宜数剂或多服，否则，方证不对，难以奏效。中医辨证准确，临床常见效迅速，若谓中医不治急症，此言差矣！

我的孩子真的很幸运，能生活在医生的家庭，尤其是生活在中医的家庭，从小到大受中医的熏陶。有一次孩子全身出水痘，我就给她用中药治疗。一方面是喝中药；另一方面，因为全身都是水疱，非常痒，我还用中药给她外敷。结果才2天，她就能回校上课了。当时她班上还有好几位同学出水痘后去找西医治疗，结果住院2周才好。所以，我觉得我孩子真的很幸运。她对中医也非常热爱，读初中时就已经用《内经》的原话与同学辩论，说自己的亲身经历。

另外，我觉得能不用药的医生，是最好的医生。平心而论，我们谁会希望自己天天吃药呢？是药三分毒，药吃久了就会有偏性。以我前面介绍的肝病病案来说，我认为治疗肝病越少用药越好。有些时候，可能本来肝没有问题，可是因为医生开了太多的药给病人，而造成病人肝功能的损害，我认为这是我们需要重视的问题。

这次经方班，很多学员都来自基层，大家都想在经方班求一个方，求一个法。我们学《伤寒论》应该怎么学呢？我觉得《伤寒论》理法方药一线贯通，方药方证固然是很重要，但是大家要知道，把方药方证掌握好那也只是入门的初级阶段，将 113 方掌握得再好，却没跳出《伤寒论》、没发展《伤寒论》。我们学习《伤寒论》的目的是希望我们能够跳出《伤寒论》，并且发展《伤寒论》。我觉得这是理念的问题。一个讲的是医术，一个讲的是医道。

有人讲，学医有三个境界，第一个境界是：见山是山，见水是水。我们学习《伤寒论》，把原文读熟，把方证学清楚，把调护方法、药物剂量学准确，这是第一阶段。但是大家参考我们的视频会发现，来住院的患者都不是简单的病，都是在外面找了很多医院、做了很多治疗效果不好才转诊过来的。所以，这些患者多半不会按《伤寒论》描述来得病的。就像刚才视频中的病案，病情复杂，我们需用四个方合方治疗。所以，我觉得第二阶段就是见山不是山，见水不是水的境界。课上，杨志敏院长讲了圆运动、姜宗瑞医师讲了体和用的问题。我认为他们说的是一个境界，一个道，一个法，而且没有脱离《伤寒论》。对于典型的症状，我们可以用《伤寒论》的方解决。那么，对于不典型的症状呢？我们当然可以变通着去运用。我觉得最值得赞赏的是温病学家吴鞠通，他对张仲景特别的崇拜。《温病条辨》的首方，不是银翘散，不是桑菊饮，而是桂枝汤。我认为他是在继承和发展仲景学说的基础上，又创立了一个新的理论，所以说温病源于伤寒，这并不矛盾。张仲景在序中说："余宗族素多，向余二百。建安纪年以来，犹未十稔，其死亡者，三分有二，伤寒十居其七。"意思是说，病人中有 70% 的人得了伤寒，那么还有 30% 的人呢？仲景在原文第六条说："太阳病，发热而渴，不恶寒者，为温病。"张仲景把温病的症状都记载下来了，规律也找到了，但遗憾的是，由于受到很多条件的约束，他并没有给出方药。我觉得温病学就是对它的补充和完善。其实温病源于伤寒，发展于伤寒，羽翼于伤寒。我们学习《伤寒论》，要学字里行间的内容，甚至还要跳出来，学习字里行间没有讲到的东西。作为伤寒论课程的老师，我们教学生，绝对不能教他们死板的东西，不能告诉他一就是一，二就是二，山就是山，水就是水，而是应该教学生一个活法，一个思路，以后的路就让他自己去走。上面我说的是第二个阶段。第三个阶段是见山还是山，见水还是水。有了前两个阶段的基础，第三阶段的层次已经提高很多很多了。

我有一个感慨，《伤寒论》强调方证对应，方随证走，有是证用是方。但是我们不能被动地见到一个证才用一个方。我们要不要掌握疾病的纵向规律呢？我们要不要先其时，知道这个病下一步会怎么发展呢？我认为我们应该要动态地、前瞻地看，而不是孤立地、被动地看。我认为这很重要。我们说方随证走，但是证又随方行。当我们把《伤寒论》的方开得灵活自如的时候，就好像自己在创作一件艺术品一样，很享受，甚至我们可以让病人的病跟着我的方来走。如黄煌教授治疗胆石症时就让病人先吃猪脚、吃煎荷包蛋，使病人腹痛，造一个大柴胡汤证，然后用大柴胡汤来泻下，以治疗胆石症。这就是"人造证"。我刚才讲到乙肝的治疗，其实现在有很多无症状乙肝病毒携带者，这些病人没有症状，可是乙肝病毒 DNA 检查值很高。这就像一个定时炸弹，随时会爆炸。所以，这些病人很希望医生给予治疗。对于这些病人，我们可以做些什么呢？我会适当地运用温肾阳的方法，让病人呈现一种湿热的状态。在门诊遇到这样的病人，我就会先和他好好沟通，告诉他吃了我的药，转氨酶会升高，把转氨酶升到100U/L 以上，这是我的目标，这样我就有了治疗的机会。如果病人愿意配合，我就会给他用温阳的药，有些病人甚至转氨酶一下子跳到了1000U/L以上。我认为这时候非常好治，这是一个阳证、热证，三五下就能把转氨酶降下来，乙肝病毒 DNA 定量的数值也就会很快降下来了。所以，我们应该有更高的境界，不但要做到方随证走，还要让证随方行，人为地对机体进行调整。

这就是我特别要谈的《伤寒论》临床辨治的思路。大家不要仅停留于学一方、学一法就很好了，更重要的是要学会把握临证的思维方法。

非常感谢大家，谢谢！

【名师答疑】

问：李教授您好！您在演讲中说，方随证走，证随方行，真是巧夺天工，非大将不可为也。我有个建议，您能否将这些思路融会到您主编的教材中，让更多的人受益呢？谢谢！

答：这是我第一次做本科教材的主编。我在主编教材的过程中，很多人问我能不能对这一版教材做一些改良。其实，这也一直是我的想法。教材有60多万字，而仲景的《伤寒论》才五六万字的内容。从《伤寒论》诞生以来，我们对《伤寒论》的理论、临床等多方面进行了研究，这些都是后人的研究成果。所以，《伤寒论》不仅属于张仲景，也属于我们大家，《伤寒论》一直与时俱进，没有脱节。我们把教材改为《伤寒学》，这样更能体现《伤寒论》的内涵和价值。

这次在我主编的教材里为什么要附上案例视频呢？因为我觉得现在的教材都是同一个方、同一个证，然后再附上一些典型案例。但是，同学们到了临床，真的很少有机会见到如此典型的案例。于是，有人就会觉得《伤寒论》没有用。所以，我们不能教给学生死板的东西。通过视频案例，我要告诉大家，《伤寒论》的方是可以合方用的，像桂枝麻黄各半汤、柴胡桂枝汤不也是方与方的组合么？另外，《伤寒论》的方是可以加减的。《伤寒论》中就有7首方在方后提到了药物加减的运用，如小柴胡汤、真武汤等。所以，我们学习仲景的辨证思路更重要。附上这些视频，就是要告诉同学们，《伤寒论》距离现今有1800多年，我们今天在临床中该如何运用，要点点滴滴地将《伤寒论》的辨证思维渗透给同学们。

问：李教授您好，我想请问一下您对中医治疗糖尿病的认识。谢谢！

答：关于糖尿病的中医治疗，我觉得仝小林教授讲得非常好。有一个观点，我和他一样，重用黄连可以降糖。以前我说中医降糖不是优势，对糖尿病并发症的治疗才是我们的强项。但是，现在我觉得对于糖尿病早期，纯中药降糖的效果还是非常好的。要注意，我强调的是糖尿病早期。

我给大家讲一个案例。有一个7岁的小朋友，很瘦小，脱水得厉害，看上去就像三四岁的孩子。他患糖尿病1个月，曾经在乡村医生那里治疗，症状有改善，但血糖仍然很高。来我门诊看病的时候，他倒在爸爸的怀里，不停地喝粥，我说他肯定有糖尿病酮症酸中毒，而且这肯定是1型糖尿病。他家属说，坚决不用西药，只用纯中医治疗。我和他家属说，这样风险很大。我不断地给他家属做思想工作，后来他家属同意了，说希望用一段时间胰岛素，好了就马上停掉，我同意了。到了病房，一测血糖30mmol/L以上，是酮症酸中毒，我就立刻给他用胰岛素泵。在治疗过程中，这小朋友出现过低血糖反应，另外还有胸腔积液、阴囊水肿，肺部也有阴影，腹部青筋暴露，还出现过输液反应。甚至我还怀疑过他是否有肿瘤，因为他身上有肿块，又如此消瘦，病情还发展那么快。我们分别请了肿瘤科、泌尿科、外科会诊。他家属坚决要求除了胰岛素外，只能纯中药治疗，小朋友也只能接受中药，因为一输液就出现输液反应。就这样中药治疗了2周，肺部阴影没有了，阴囊水肿也消了，胸腔积液也没有了，血糖也控制得非常稳定，胰岛素量也减少了。治疗过程中，他曾2次高热，也是用中药退热的。病人的家属一定要我每天去看。所以，我每天白天上班，晚上都要去病房看小孩。在整个治疗过程中，这个小孩子的所有方都是我开的。本来在病房，纯中药治疗是很困难的，但是这位病人的家属坚决要求只用中药治疗，不用西药，也给了我一个信心、一个支持。现在小孩子长大了，长得很快，高了，也胖了，胰岛素用量也非常少了，每天最多6U而已。

我要告诉大家，中医是很棒的，要有信心！

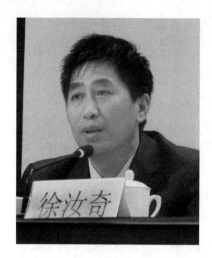

【名师介绍】

徐汝奇，江西省泰和县个体中医师，现为江西省泰和县政协委员，经方班铁杆学员。受教于伤寒大家陈瑞春先生，擅长经方、脉诊。

张仲景是如何运用平脉辨证的

江西省泰和县　徐汝奇

今天能坐在这个位置上给大家讲课，我真的很感慨。我参加广州中医药大学举办的经方班，到现在已经有15年了。这15年来，我在经方班里慢慢成长。我想先介绍一下我学医的缘起。我高中毕业以后因为得了肺结核，一直吐血，找了当地的医生看，效果都不好，我就找了很多与肺结核相关的医书看，了解到这个病很难治疗。后来我找到了一本中医的书，里面讲肺结核可以用桑菊饮治疗，我吃了2剂以后咳嗽就好了，出汗也减轻了，当时感觉很神奇。后来家里人问我打算干什么？我说我要学中医。然后我就拜了我们山下的一位老先生为师，做了3年学徒，切药、练基本功。因为我看了很多老前辈的传记，了解到要学懂《伤寒论》才能当一位好医生。于是，我就向老师提了一个请求，希望学习《伤寒论》，老师说："还没学走路就想飞？"后来，为了学习《伤寒论》，我就报了光明函授中医药大学。在读书期间，江西省有一名老中医演讲团来我们这里讲课，当时陈瑞春老先生在课堂上讲："小柴胡汤但见一证便是。"这让我对《伤寒论》越来越有好感。后来，我有一次在杂志上看到仲景专业委员会的征稿启事，我就写了一篇关于桂枝加龙骨牡蛎汤治疗房劳感冒的小文章，果然被录用了，随后，我就参加了仲景学术会议。在会上，我遇到了李赛美老师、陈瑞春老师，还有很多其他的大家。陈瑞春老师对我很关心，让我以后跟他学习《伤寒论》、学习经方。从此以后，我就跟着陈瑞春老师学习。再过了不久，我又参加了李赛美老师组织的经方班。我之所以有今天，得益于陈瑞春老师，也得益于李赛美老师。我相信在座的很多人都有跟我一样的经历，也像我当年一样彷徨，不知道怎么走，不知道走哪条路。而我认为，学习经方是一条很好的路。今天在这里，我想给大家介绍一下我在学习《伤寒论》中发现的一个规律，这就是我今天演讲的题目"张仲景是如何运用平脉辨证的"。

张仲景介绍他著作的缘由及特点："余宗族素多，向余二百，建安纪年以来，犹未十稔，其死亡者，三分有二，伤寒十居其七。感往昔之沦丧，伤横夭之莫救，乃勤求古训，博采众方，撰用《素问》《九卷》《八十一难》《阴阳大论》《胎胪药录》，并平脉辨证，为《伤寒杂病论》，合十六卷。虽未能尽愈诸病，庶可以见病知源，若能寻余所集，思过半矣。"还原历史，可知作者因目睹疾病，特别是疫病流行及死亡人数众多的惨状而发奋学习医道，勤求古训，博采众方，撰用了《素问》《九卷》《八十一难》《阴阳大论》《胎胪药录》等医学典籍的精华，合在一起推衍为平脉辨证法，总为十六卷，著作名为《伤寒杂病论》。关于"并平脉辨证"中"并"的解释有很多种，我认为，"并"，犹聚也，合并、兼并之义，是上面著作的精华部分。书成完稿，作者非常自信，也非常谦虚，自诩他的著作"虽未能尽愈诸病，庶可以见病知源"，表示"若能寻余所集，思过半矣"。意即只要肯下功夫学习他著作中撰编的那些方与法，相信学习医术就可以达到事半功倍的效果了。

那么历代医家是如何评判张仲景的著作的呢？

晋代医家皇甫谧说："汉张仲景论广《汤液》为数十卷，用之多验。"唐代医家孙思邈也说："至于仲景，特有神功。"宋代医家林亿等整理《伤寒论》时表示:"尝以对方对证者,施之于人,其效若神。"之后随着《伤寒杂病论》的推广,张仲景被奉为"医圣",《伤寒杂病论》也被当作中医临床学科的起源,这是后无来者的,是具有特殊历史意义的。

《伤寒杂病论》是中医临床的本源,张仲景在著作中倡导的学习方法、方药应用的指征等于人类知识发蒙的"1、2、3……""A、B、C……"用以告诉我们认识中医的办法。《伤寒杂病论》自成书之后,学习张仲景的著作就成为中医医生的必修课。张仲景"勤求古训,博采众方",推衍的方药应用程序化思维方法即平脉辨证法,并从平脉辨证法运用经方即经方医学模式。在中医学的临床各科中,有哪一科没有经方医学的元素?自古迄今的流派大家又有哪个可以超越张仲景的思想?如今的火神派、温病派的领军人物实际上都是经方大家。长江后浪推前浪,孔夫子强调人生有"三不朽之事"——立德、立功、立言。所以,超越古人、青史留名一直是有志之士的梦想!《伤寒杂病论》成书 1800 余年以来,它的研究者莫可计数,成名成家的灿如群星,由此催生了我们今天在此探讨的经方医学。可以这样认为,经方医学不仅是中医的历史,更是中医的现在,相信经过我们的努力,经方医学甚至可以成为中医的将来。

经方医学的现代研究硕果累累,创新为经方体质辨证体系、为经方医学的学习提供了便捷之门。医家们在实践中总结六经辨证,确立方证规范,推广经方应用,为经方医学模式的形成奠定了坚实基础。经方医学体系的经方体质学、经方方证学、经方脉证学、经方药证学等研究成果呼之欲出,一定会形成规模。经方医学研究崇尚返璞归真,大道至简,专治特效,只有经方医学体系才能够回归中医科学化本源。所以说经方医学一定是中医的未来,中医的前途在于经方医学。

一、经方医学的历史本源是什么

《伤寒杂病论》的历史是经方医学历史的延伸。推广经方医学,回归《伤寒杂病论》历史本源,破译著作者意图表达的主导内容非常重要。那么张仲景力图主导了什么呢?孙思邈、徐灵胎、吉益东洞等著名医家都认为是"方证对应"。我认为他们的认识有一定的局限性。其实张仲景自己在《伤寒杂病论》序言中就已经公开他的主导思想,即为"平脉辨证",

只有平脉与辨证完美结合，才可能真正做到"方证对应"。《伤寒论》16条总结太阳病"已发汗、若吐、若下、若温针，仍不解者，此为坏病，桂枝不中与之也"的时候，有这样一句话："观其脉证，知犯何逆，随证治之。"仔细鉴别脉与证，就知晓了病情仍然不解的原因，只要针对这个脉与证治疗就可以了。并且举例说："桂枝本为解肌，若其人脉浮紧，发热，汗不出者，不可与也。"因为桂枝汤本是调和荣卫的，脉当缓，证候当有发热、恶风、自汗出，而现在脉象浮紧，提示风寒表实，且对应的证候"发热、汗不出"，即寒邪闭塞，桂枝汤效力不支，不能发汗，自然不能再用。有了这个教训，张仲景便语重心长地告诫："常须识此，勿令误也。"这句话，很多人认为是后人注解的。但是不管是后人注解的，还是原来书中就有的，他提出这个原则对我学习后面的篇章来说应该是一个规则。从该条文中不难理解，张仲景既重视脉法，又重视证候，运用的方法即平脉辨证法。如此应用的条文在《伤寒论》《金匮要略》中比比皆是。

《伤寒杂病论》源自经典，章法严谨，但文字格式活泼，脉法应用探讨、方证辨识的判定等，宛如一个个鲜活的故事，尤其在师徒对话的说教中蕴含着丰富的思想内涵，可以效仿学习，也可以启迪发挥。学习经典，必须从修禅悟道的方式开始。姜宗瑞老师、温兴韬老师就主张用悟道的方式来学习伤寒论，他们两个的道行都非常高。

《伤寒杂病论》的成书一如宋代医家林亿等人整理《伤寒论》的序言中所云："夫《伤寒论》，盖祖述大圣人之意，诸家莫其伦拟。故晋皇甫谧序《甲乙针经》云：'伊尹以元圣之才，撰用《神农本草》以为《汤液》。汉张仲景论广《汤液》，为十数卷，用之多验。近世太医令王叔和，撰次仲景遗论甚精，皆可施用。'是仲景本伊尹之法，伊尹本神农之经，得不谓祖述大圣人之意乎？"可见，经方渊源久远，是历代医家经验之精华。

《伤寒论·伤寒例》载："今搜采仲景旧论，录其证候诊脉声色对病真方有神验者，拟防世急也。"此语必王叔和所言，也足见王叔和的编次之功。

皇甫谧介绍说："王叔和撰次仲景遗论甚精，皆可施用。"据此，我们可以展开想象，对于《伤寒杂病论》的成书或许有如下两种可能：

第一，王叔和作为太医令，有条件从别人手中收集到了张仲景可能完稿但却由于战乱导致篇幅残缺的成书，学习之下赞叹不已，将《伤寒杂病论》重新加工，重新编排，并将他自己的学习心得强加于其中。后世学者如明代方有执、明清时期喻嘉言等医家，因此而怀疑王叔和作伪了《伤寒杂病论》，认为《伤寒杂病论》中的许多内容都托名于张仲景，有假以发挥之嫌。

第二，王叔和在《脉经》中收载了《伤寒杂病论》中的大篇幅内容，特别是写作体例以"问曰""师曰"格式编排的对话式经文，大部载于《伤寒杂病论》，也有些同载于《脉经》，也有部分经文在《脉经》中收载了，而《伤寒杂病论》中却不备。据考据，王叔和极有可能是曹魏名臣王仲宣的族人。我们不妨大胆推测，张仲景望诊王仲宣，断定四十当眉落，医术闻名天下。王叔和得以随张仲景当学徒，师徒授受，口耳相传，所以著作中才有如此多的"问曰""师曰"。王叔和如为张仲景的嫡传弟子，我们今天便可见《伤寒杂病论》中张仲景的"述"、王叔和的"撰"。"述"，遵循、依照之前而记叙的意思，依照当时的文法，《后汉书·顺烈梁皇后纪》云："述遵先世。"《史记·太史公自序》云："述往事。""撰"，即写文章、著书。《后汉书·张衡传》云："著作东观，撰集《汉纪》。"依字义而解，《伤寒杂病论》的确是由王叔和记叙而作。

以此推论，王叔和继承了张仲景的衣钵，编辑了《伤寒杂病论》，针对仲景著作文法简略、内容详略互补的特点，唯恐学者学习出现偏差，所以收集历代典籍及名医脉诊精华，重点演绎仲景脉法应用，再次撰著《脉经》。但王叔和仍然从张仲景意，主张脉证合参。这个观点，从《脉经》占有《伤寒杂病论》的大量篇幅可以佐证。以此想象，王叔和或许凭借张仲景传授的医术做了晋魏两朝的太医令。

所以，林亿等在《校定脉经序》中介绍："《脉经》一部乃王叔和之所撰也。叔和，西晋高平人，性度沉静，尤好著述，博通经方，精意诊处，洞识修养之道。其行事具唐·甘伯宗《名医传》中。臣等观其书，叙阴阳表里，辨三部九候，分人迎、气口、神门，条十二经、二十四气、奇经八脉，以举五脏六腑、三焦、四时之痾。若网在纲，有条而不紊，使人占外以知内，视死而别生，为至详悉，咸可按用。"正因为王叔和"博通经方，精意诊处"，使得林亿等在整理《伤寒论》时大发感叹："自仲景于今八百余年，唯王叔和能学之。其间如葛洪、陶景、胡洽、徐之才、孙思邈辈，非不才也，但各自成家，而不能修明之。"他们认为只有王叔和读懂了《伤寒论》，其他的医家虽然研究《伤寒论》也很有名，但对于如何理解张仲景的学术思想，与王叔和的理解还是不能相提并论的。而王叔和自己是怎么看待的呢？他在《脉经序》中说："脉理精微，其体难辨。弦、紧、浮、芤，辗转相类。在心易了。指下难明。谓沉为伏，则方治永乖；以缓为迟，则危殆立至。况有数候俱见，异病同脉者乎！夫医药为用，性命所系。和、鹊至妙，犹或加思；仲景明审，亦候形证。一毫有疑，则考校以求验。故伤寒有承气之戒，呕哕发下焦之间，而遗文远旨，代寡能用。"

王叔和擅长脉法，崇拜医和、扁鹊。西汉时期司马迁作《史记》记载："至今天下言脉者，由扁鹊也。"迄今所见，《黄帝内经》中虽然有丰富的脉法内容，而涉及脉法应用问题较为全面的确属《难经》。王叔和收集整理历代名医脉法精华，专著《脉经》，但他更崇拜张仲景，所著《脉经卷第三》各篇结尾均注明"右新撰""右四时经""右《素问》《针经》、张仲景"，将仲景脉法并列先贤经典同观。《脉经·卷五》中更把"张仲景论脉第一"排列于"扁鹊脉法、华佗察声色要诀"之前，突显了王叔和的个人崇拜，更证明了仲景的脉法发明及其不可替代性。

"仲景明审，亦候形证。一毫有疑，则考校以求验。故伤寒有承气之戒，呕哕发下焦之间，而遗文远旨，代寡能用"。这段话表明，张仲景倡导确立的诊疗过程规范而讲究，仔细而认真，缜密又慎重，不但精于脉法，并且也注重证候的辨识，与他在《伤寒杂病论》序中的"并平脉辨证"的介绍非常吻合。

林亿等人在整理《伤寒论》《金匮要略》时虽然体会到了张仲景著作的神奇，说"尝以对方证对者，施之于人，其效若神"，可他们仍然认为只有王叔和的学习方法才是第一等高明。他感叹："自仲景于今八百余年，唯王叔和能学之。其间如葛洪、陶景、胡洽、徐之才、孙思邈辈，非不才也，但各自名家，而不能修明之。"这些均证明王叔和从脉法应用解读《伤寒杂病论》，不但方法正确，更为后来学者学习张仲景著作指明了捷径。

王叔和不愧为张仲景学术思想传播的大功臣，因此《脉经》的成书，是为《伤寒杂病论》解读的最佳注释。

今天，我们谁也无法否认这个事实：我们今天读张仲景，其实也读了王叔和。所以我主张把《脉经》与《伤寒杂病论》一起读，这样才会对《伤寒杂病论》有更深的理解。

张仲景的传人当中，唐代医家孙思邈也有千秋之功。他认为："伤寒热病，自古有之。名贤睿哲，多所防御。至于仲景，特有神功，寻思旨趣，莫测其致……以为其方行之以来，未有不验。旧法方证，意义幽隐。乃令近智所迷，览之者造次难悟；中庸之士，绝而不思。故使闾里之中，岁致夭枉之痛，远想令人慨然无已。今以方证同条，比类相附，须有检讨，仓卒易知。"（《千金翼方卷第九》）孙思邈以"药王"之才，尚且认为"旧法方正，意义幽隐"，学习"造次难悟"，因此重新编次张仲景著作，采取"方证同条，比类相附"的方式，令学者"仓卒易知"。由此所见，孙思邈对王叔和《脉经》的内容虽有收载，但对仲景脉法认识尚不足。

我们今天阅读《伤寒杂病论》被注解后的版本，不难发现，这部伟大的著作当由若干部分构成：①六经之所辨，乃远古而来。②伤寒、杂病之运用，是仲景推广。③问曰、师曰，为师徒授受的临证实录。④兼有叔和编次此书的心得。⑤有唐宋人的经验补充等。

自金代医家成无己开始，伤寒学术的注家们各抒己见，甚至断章取义或曲解王叔和编次张仲景的思想。《伤寒论》的许多版本都删除了"平脉法、辨脉法、伤寒例、不可发汗、可发汗、发汗后、不可吐、可吐、不可下、可下、发汗吐下后"等章节，只从类方、类证编次《伤寒论》。如明代医家黄仲理的《伤寒类证》，清代医家徐灵胎的《伤寒论类方》、日本医家吉益东洞的《类聚方》等。

其实《伤寒论》"平脉法、辨脉法、伤寒例"等章节，置列于《伤寒论》诸篇之首，是作为著作的导引绪论，意图显然，是为读者理会其著作精神、为后面篇章的学习提供解读方法。由此，告诉读者如何去理解他的学术特色、学术思想，这恰如一幕大戏的开场白；而"不可发汗、可发汗、发汗后、不可吐、可吐、不可下、可下、发汗吐下后"等章节，恰如这幕大戏的结尾，正如《辨不可发汗病脉证并治》篇开言强调的："夫以为疾病至急，仓卒寻按，要者难得，故重集诸可与不可方治，比之三阴三阳篇中，此易见也。又时有不止是三阳三阴，出在诸可与不可中也。"说明除三阴三阳篇外，作者鉴于三阴三阳篇内容的复杂性，又重新对整部著作的精华作了高度提炼，力图为读者学习、理解著作主要内容，提供便捷的思维方法。

为了写这篇文章，我查阅了历版教材，发现都是短头又断尾的节选本，篇章与篇章之间，条文与条文之间缺少平脉辨证的主线，并且按照统编教材系列的从属要求，注解条文以脏腑辨证为主，基本上撇开了张仲景、王叔和费尽心机确定的三阴三阳六经并平脉辨证思维方法。日本汉方医学的发展模式，对当代中医学者产生了非常大的影响，这直接反映在中医教材的编写及研究应用等诸多方面。由于人为割裂，导致后人对《伤寒论》的学习欠完整，曲解解读，直接导致了经方应用思维的局限性，以至于学者只知道有脏腑辨证，不懂六经辨证，把一个大道至简、返璞归真的经方思维模式变得神秘兮兮，歧义百出，一家一伤寒，一人一仲景。当然，正如仲景所说，"若能寻余所集，思过半矣"，大家可以有不同的理解，得到不同的结论，这个很自然。但是关键在于大家轻视了平脉辨证法这条主线在《伤寒论》里的主导作用，所以导致了大家理解的偏颇。

所以我认为，初学者学习《伤寒杂病论》的最好版本是没有注释的白文本。"一张白纸，没有负担，好写最新最美的文字"。我带过一个小孩，他7岁的时候来我这里跟诊，他妈妈说他是一个经方小粉丝。来了这里以后我就带他去公园，然后我拿出《伤寒杂病论》让他背，真是不可思议啊！只要说出上句，他马上说出下句，他可以一口气把《伤寒论》从头背到尾。他坐在我旁边跟诊，一个上午动都不动，来的病人说头疼、脖子痛，那小孩马上就说："葛根汤。"来的病人说口苦、发热、发冷，那小孩就说："老师，小柴胡汤。"这件事给了我很深的触动。第一，不能有干扰，第二，必须背。所以我主张学习《伤寒论》一定要背，条文一定要熟，这非常重要。所以"一张白字，没有负担，好写最新最美的文字"这句话蕴含的哲理对于当代人学习经方医学，尤其有指导意义。只有对原文熟悉，连篇通读，理解作者著作的意图才不至于偏差太远。

经方医学的本源是什么？我们不妨通过解答"伤寒的实质是什么"这个历史问题来回答。

《伤寒论·辨太阳病脉证并治上第五》开篇即言：

第1条："太阳之为病，脉浮，头项强痛而恶寒。"

第2条："太阳病，发热，汗出，恶风，脉缓者，名为中风。"

第3条："太阳病，或已发热，或未发热，必恶寒，体痛，呕逆，脉阴阳俱紧者，名为伤寒。"

第4条："伤寒一日，太阳受之，脉若静者，为不传；颇欲吐，若躁烦，脉数急者，为传也。"

第5条："伤寒二三日，阳明、少阳证不见者，为不传也。"

第6条："太阳病，发热而渴，不恶寒者为温病。若发汗已，身灼热者，名曰风温。风温为病，脉阴阳俱浮，自汗出，身重，多眠睡，鼻息必鼾，语言难出。若被下者，小便不利，直视，失溲。若被火者，微发黄色，剧则如惊痫，时瘛疭。若火熏之，一逆尚引日，再逆促命期。"

从平脉辨证法分析，第1条是该篇的提纲，也是整个太阳病篇的总纲。脉象的"浮"对应着证候"头项强痛而恶寒"，这是与其余五经病鉴别的法规，目的在于首先界定太阳病范畴。

第2、3条，强调在太阳病的"脉浮，头项强痛而恶寒"的法律框架之下的细则，同时规定"发热，汗出，恶风，脉缓者，名为中风""或已发热，或未发热，必恶寒，体痛，呕逆，脉阴阳俱紧者，名为伤寒"。这是对太阳病"中风"与"伤寒"病在太阳病阶段的鉴别诊断。

第4、5条，是鉴别"伤寒"发生传变与否的证据，强调"伤寒"病程有一个发展趋势，其鉴别诊断在于平脉辨证得出的脉象与证候是否变化，而不拘泥于病程的长短。

第6条，即把"温病"及温病的类型之一"风温"，与"伤寒"加以对比，鉴别的证据强调"伤寒"与"温病"是两个截然不同的疾病类型。

从平脉看，"伤寒"的脉象为"脉阴阳俱紧"，而"风温"的脉象则"脉阴阳俱浮"，差别甚大。从辨证看，"伤寒"的见证为"或已发热，或未发热，必恶寒，体痛，呕逆"，而"温病"的见证为"发热而渴，不恶寒"；而作为温病类型之一的"风温"，其见证为"发汗已，身灼热"，以及"浮，自汗出，身重，多眠睡，鼻息必鼾，语言难出"；如果"风温"被误治了，见证也大有不同："若被下者，小便不利，直视，失溲。若被火者，微发黄色，剧则如惊痫，时瘛疭。若火熏之，一逆尚引日，再逆促命期。"昨天，黄仕沛老师讲课时提到寒用火针治疗是错误的，就是这个道理。

由上所见，疾病过程有一定的规律可循，掌握其规律是规范诊疗的基础。《伤寒杂病论》的编著者们力图确立的诊疗规范即平脉辨证。太阳病篇的开场白即提醒读者当注意：其一，伤寒是一种传变较快、病情变化多的病。其二，病与证是有区别的，病即提纲，是法规，证即证据，是法规中实施的细则，是处方用药的依据，鉴别的方法即脉和证，从脉象与证候两个方面的异同辨识，在对比中印证。其三，理解学习伤寒论治的条文当前后照应，互为勘察。其四，伤寒的论治只是运用六经辨证体系的一个范例。所以，以后各篇条文皆当以上述对比方法领悟。

《伤寒论》侧重于三阴三阳六经病的论治，每一个篇章都可以找到先论六经病，再举例论治伤寒的内容。

《金匮要略》作为《伤寒论》的姊妹篇，侧重杂病而偏于脏腑辨证，尽管有拼凑之嫌，因为他的系统性不是很强，但每个病种的鉴别诊断过程规范而有效，循从"病、脉、证、治"的编著体例，穿插了六经并平脉辨证方法，篇幅安排的条理性非常强，将病因、证候、脉象和治法一一列举，平脉而知证，见脉就知病，辨别证候，精识病机，对病候的鉴别诊断起到执简驭繁的作用，平脉辨证法的运用规则一目了然，也充分显现了编次者的匠心独运，即著作者力图架构一种规范化、程序化、简约化的经方医学诊疗模式。故经方医学的历史本源就是经方应用思维的规范化。我们强调学习经方学什么，学的是规范。昨天黄仕沛老师说，他的学生和他对一个病开出的处方一模一样，其实这就是一种规范化。经方医学的历史本源就是经方应用思维的规范化。

二、《伤寒杂病论》的辨证论治体系的建立

我们学习平脉辨证，首先应当知道《伤寒杂病论》的辨证论治体系是如何建立的。无论翻开《金匮要略》还是《伤寒论》，"辨某病脉证并治"

的篇首赫然在目，编排体例每篇如此，我相信绝非偶然。只有懂得"病、脉、证、治"这四个字的玄机，理解著作全貌，研究张仲景学术思想，拓展经方应用，才不会囿于一家之言，临证水平才有提高。我试作如下分析：

1. 病

"病"的字义，与张仲景同时代的许慎在《说文解字》里释为："疾加也。"《论语》："疾甚曰病。"所以古代的"病"，是包含着病位、病性、病势等内容的疾病的总称。《伤寒杂病论》条文冠名某病者皆以病为纲，各自成章此可见于太阳病、阳明病、少阳病、太阴病、少阴病、厥阴病篇。由此可知此，六病乃六大类病的总称。此六大类病，王叔和从《黄帝内经》相关经络循行机理指为三阴三阳六经病，并与五脏六腑、上中下三焦交叉关联。《伤寒论》中以阴阳表里立论，不仅从经络辨证，也注重三焦辨证，《伤寒论·平脉法》云："邪不空见，终必有奸，审察表里，三焦别焉。"表里的病从三焦分。三焦是什么意思？《难经·三十一难》解释道："三焦者，水谷之道路，气之所终始也。上焦者，在心下，下膈，在胃上口，主内而不出，其治在膻中，玉堂下一寸六分，直两乳间陷者是；中焦者，在胃中脘，不上不下，主腐熟水谷，其治在脐旁；下焦者，当膀胱上口，主分别清浊，主出而不内，以传导也，其治在脐下一寸，故名曰三焦。其府在气街。"

据此可知，三焦是指人的总体。三焦的划分是古人的解剖定位。平脉辨证法从表里三焦立论，人身上下左右内外表里相应，左右关联，内外互见，凡脏腑气血的病机变化，皆可从三焦分定，三阴三阳病的辨证论治不仅从表里认定，也从三焦区别，这在《伤寒论》中可佐证。

原文 230 条："阳明病，胁下硬满，不大便而呕，舌上白苔者，可与小柴胡汤。上焦得通，津液得下，胃气因和，身濈然汗出而解。"小柴胡汤功在和解少阳、调畅中焦，由此可见，《伤寒杂病论》所谓的"三阴三阳病"不仅是六经的病，而且是从古代解剖部位即上、中、下三焦以认识疾病表、里、内、外病位的病证。再如 53 条："病常自汗出者，此为荣气和，荣气和者，外不谐，以卫气不共荣气谐和故尔。以荣行脉中，卫行脉外。复发其汗，荣卫和则愈。宜桂枝汤。"联系到《难经·三十二难》"心者血，肺者气，血为荣，气为卫，相随上下，谓之荣卫，通行经络，荣周于外，故令心肺在膈上也"。《难经·三十二难》"经言心荣肺卫，通行阳气，故居在上"。由此可见，这是以解剖位置定的三焦。故桂枝汤功能调和荣卫，实则调畅上焦心肺、通行阳气，故为太阳病、太阴病首要之方。因此，桂枝汤及其类方被广泛运用，并被后世尊崇为天下第一方，就一点也不奇怪了。所以，桂枝汤不但治疗上焦病，也治中焦病。

2. 脉

脉，顾名思义，即血液流行周身的通道。《伤寒杂病论》的"脉"主要指脉法运用，即平脉辨证法中的脉法，包含脉法原理、脉象规律、脉法应用的常与变等内容。张仲景把《难经》脉从阴阳类分的机理，灵活运用于三阴三阳六经病辨证论治体系，并在《伤寒论·辨脉法》中确立了脉法应用以阴阳为纲的原则。故张仲景采用《素问》三部九候法中的中部天之手太阴肺经脉法，结合《难经》寸口脉法，加以发明，更有创新，独重寸口脉法，且完全继承了《难经》寸、关、尺三部阴阳表里相配的五行推理法，这与木火土金水五行是相连的，虽然以阴阳脉法为主导，但五行脉法也夹杂其中，阴阳五行脉法互为辅佐，成为架构三阴三阳辨证论治体系的筋骨，对于病机判定及疾病预后扼要精确，简便易行。同时，张仲景又将《素问》三部九候脉法的下部人即足太阴动脉，推演为趺阳脉法，专以候与胃气相关的脾胃大肠之病。下部地即足少阴动脉，专以候肾气，推演为少阴脉法。还有一个脉法，叫少阳脉法，只有一句话。兹此，寸口脉法、趺阳脉法和少阴脉法既独立应用，又互为补充，为仲景脉法的三大组成部分。自此，仲景脉法自成体系，三阴三阳贯穿其中，阴阳为纲的脉法应用成就了仲景脉法的灵魂，是仲景脉法的特色标志。仲景脉法的特色就在辨阴阳。

王叔和编次《伤寒杂病论》，撰著《脉经》时，着重注解张仲景学术思想，将寸口脉法重新整理并予补充，以破译仲景著作文法简略、辞义幽显导致的种种疑问。他自诩其著作"百病根源，各以类例相从，声色证候，靡不赅定"。脉法解疑议论精详，去繁从简，重在规范，大开仲景学术之法门。著名学者章太炎先生评价道："故《伤寒论》《脉经》者，犹法律之有名例，使人得准之而为加减者也。"

《伤寒杂病论》中脉法应用主要为寸口脉法与趺阳脉法，更多的是强调了寸口脉法中的左右寸关尺三部"太过与不及"的独脉表现。阴阳脉法对于三阴三阳病的诊断规范化，以及方证、药证的审定灵活化，是一项基本技能，其最大特色在于凭脉知证，见脉知病，通过脉证合参，实现方证对应，甚至脉与方、脉与药的对应。

3. 证

证，即证据、证明之证，未简化之前写作"證"，《说文解字》释解为："告也。"字义演变至今，"告"与"诉"合为"告诉"，即"明白地说"的意思。《伤寒杂病论》以"某病脉证并治"为篇首，此中"证"字含义十分深刻。或由于年湮代革，现代学者往往"证""症"不分，以"症"释"证"非常普遍。实际上，症，即与病同义，是病的复合词；证，即病的证候，二者截然不同。病是证的外延，证是病的内涵，一病可见多证，同病异治，此治即辨证论治，故证必专治，一证一方，方证对应，方从法立，治有专方。所以，"病、脉、证、治"中的"证"，即指与脉象对应的某个病证的系列症状。"证"概念的提出，是法的对应，如31条"余如桂枝法将息及禁忌，诸汤皆仿此"之中的"桂枝法"称谓，意于规范方药的主治范畴。

解读《伤寒杂病论》中"证"的内涵，从病类证、以方类证，类证别病，病以证分，从主治之方归类方证，提炼方规，拓展方用，也是悟道张仲景的一条捷径。如清代医家徐灵胎所编著《伤寒论类方》，日本医家吉益东洞所编著《类聚方》，均为《伤寒杂病论》之"证"研究的典范，但是他们却忽视了"脉"。现代经方医学研究主要继承了他们的思路。他们都强调了方证对应，其实这仅是一个方面而已。可能大家不是很接受，但是我是想回归《伤寒论》的意义本源，为大家学习《伤寒论》提供一个思路。

4. 治

"治"即方治法则。《伤寒杂病论》的方药主治，后世学者一般主张从

汗、吐、下、和、温、清、消、补八法归类。然而，我认为八大治法归类
法，局限了经方的应用思维。其实，经方的价值就在于每个方的主治范畴
是相对固定的，一方有一方之效，合方则有相合方主治功效的累加。张仲
景"博采众方"，集东汉以前历代经方之大成，又在论治"伤寒"与诸杂
病的实践中加以验证，说明经方起源悠久，且皆经千锤百炼。王叔和编撰
时将方药主治分为"某汤主之"和"宜某汤""与某汤""属某汤"两大
类，含义深刻，对照原文发现，其区别应用的关键在于病机确定与否。以
"某汤主之"者，证候表述清楚，病机易辨，主治恰当，是以方定证；"宜
某汤""与某汤""属某汤"者，虽证候已明，但病机复杂，主治当慎，
是以方测证。另外，凡是写"主之"的就是特效治疗。

　　所以，"病、脉、证、治"四字原则作为《伤寒杂病论》编撰的提纲
恰如法律规定的框架，其中所蕴藏的深刻含义实际上也就是这部著作的精
华所在。从《伤寒论》中六经病脉证治规律及其辨识伤寒的经纬，再辨识
《金匮要略》杂病的论治细则来看，我以为《伤寒杂病论》的辨证体系可
以下图演示（图4）。

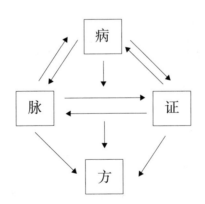

图4 《伤寒杂病论》辨证体系图示

病应于脉，见脉知病。

类证别病，病以证分。

平脉知证，以证测脉。

病可专治，治有专方。

从脉论治，平脉定方。

从证论治，主证主方。

我认为这个图的内容高度概括了《伤寒杂病论》的基本内涵，以及经方的应用思路。下面我以《金匮要略》中水气病的辨证论治为例，解释一下这个图：

（1）病应于脉，见脉知病

例如："风水，其脉自浮，外证骨节疼痛，恶风；皮水，其脉亦浮，外证胕肿，按之没指，不恶风，其腹如鼓，不渴，当发其汗；正水，其脉沉迟，外证自喘；石水，其脉自沉，外证腹满不喘；黄汗，其脉沉迟，身发热，胸满，四肢头面肿，久不愈，必致痈脓"。

（2）类证别病，病以证分

例如："心水者，其身重而少气，不得卧，烦而躁，其人阴肿；肝水者，其腹大，不能自转侧，胁下腹痛，时时津液微生，小便续通；肺水者，其身肿，小便难，时时鸭溏；脾水者，其腹大，四肢苦重，津液不生，但苦少气，小便难；肾水者，其腹大，脐肿腰痛，不得溺，阴下湿如牛鼻上汗，其足逆冷，面反瘦"。

（3）平脉知证，以证测脉

例如："少阴脉紧而沉，紧则为痛，沉则为水，小便即难。脉得诸沉，当责有水，身体肿重。水病脉出者死"。

（4）病可专治，治有专方

例如："里水，越婢加术汤主之，甘草麻黄汤亦主之"。

（5）从脉论治，平脉定方

例如："水之为病，其脉沉小，属少阴；浮者为风；无水虚胀者为气；水，发其汗即已。脉沉者宜麻黄附子汤；浮者宜杏子汤"。原文载"未见。恐是麻黄杏仁甘草石膏汤"。我认为是麻黄连翘赤小豆汤。麻黄连翘赤小豆汤方中有杏仁，且麻黄、杏仁、桑白皮、赤小豆均可利水消肿。在临床中观察，凡是脉浮伴有水肿的病人用麻黄连翘赤小豆汤是特效。

（6）从证论治，主证主方

例如："厥而皮水者，蒲灰散主之"。

以上仅是举例。实际上，张仲景对于类证、类方的鉴别是不厌其烦，源流细分，从"病、脉、证、治"四字原则反复比对，平脉辨证的章法十分严谨，令读者切实领悟经方运用的规矩方圆。"病、脉、证、治"的内涵实实在在，病以证分，证从脉论，方从证出，方证、药证清清楚楚，明明白白，学以致用，用之必效，这就是经方的魅力。

三、《伤寒杂病论》的精髓

洋洋大观的一部《伤寒杂病论》看似复杂，但实质简单，因为作者只强调了一个内容："方法"。方，即远古以来的经验方，法，即平脉辨证法，方以法显，法从方明。尤其"法"的认识、"法"的运用，是著作的灵魂。从整部著作结构布局分析，编著体例强调的"病、脉、证、治"的诊疗规范，就相当于法律法规，内容详备，纲目并举，规定明确，方法易行。从立法意义而言，三阴三阳的提纲即宪法纲要，方证的辨识即法律条文，每个方证的应用即实施细则，并贯穿于整部法律的灵魂，张仲景强调了法律应用的灵活机动性，但并不主张机械套用，而实现法律应用的机动灵活的手段，即脉法应用。脉法应用即侦查手段，每个脉象的描述，都是解剖错综复杂症状的技术手段，并依此判定适用法律条文的证据，这都是方证应用的依据。所以，甄别证据的脉法应用是《伤寒杂病论》的灵魂。

如果把张仲景学术体系当作一个生命来形容，那么脉法应用相当于筋骨，三阴三阳六经就是内脏，一个个方证的辨识即丰满的肌肉，而一个个经方、一味味药证的应用只是皮毛。生命在筋骨强有力的框架下，内脏才完整；筋骨连着肌肉，肌肉的活力靠筋骨作支撑才能正常发挥；肌肉之外是皮毛，肌肉丰满，皮毛才表现为灵活机动。也由此可见，平脉辨证法架构了三阴三阳六经病辨证论治体系。

望、闻、问、切四诊的综合运用反映了医者的技术水平。独重脉诊，辅助以望、闻、问三诊，为《伤寒杂病论》辨证思维的主要特色，通览全书，明确脉法应用的原文超过1/3，涉及了20多种主脉与50多种兼脉。《伤寒杂病论》独重脉诊的原因，或在于其余三诊存在着干扰因素，有一定的不确定性。如《伤寒论·平脉法》载："问曰：上工望而知之，中工问而知之，下工脉而知之，愿闻其说。师曰：病家人请云，病人苦发热，身体疼，病人自卧。师到诊其脉，沉而迟者，知其差也。何以知之？若表有病者，脉当浮大，今脉反沉迟，故知愈也。假令病人云腹内卒痛，病人自坐，师到脉之，浮而大者，知其差也。何以知之？若里有病者，脉当沉而细，今脉浮大，故知愈也。师曰：病家人来请云，病人发热烦极。明日师到，病人向壁卧，此热已去也。设令脉不和，处言已愈。设令向壁卧，闻师到，不惊起而盼视，若三言三止，脉之咽唾者，此诈病也。设令脉自和，处言汝病大重，当须服吐下药，针灸数十百处乃愈。"

很遗憾，这两个条文从成无己的《注解伤寒论》开始，包括清代名家黄元御的见解中，都只是就事论事，忽视了这两个故事的意义。张仲景把这两个故事放到这里的意义是什么呢？从《伤寒杂病论》的辨脉体系来说，这两条条文放在这里的意义，实际上是强调了问诊存在着一定的误差，因为有时候病人会说假话，伪装有病，如果用脉去辨，病人说假话也没用，病人装病也没有用。

所以以上两则诊疗故事，一则是患者故意隐瞒事实夸大病情，一则是无病诈病，医者均凭脉法辨伪。张仲景以此诊疗经过告诫读者脉诊的重要性，故在脉法提纲中同时介绍了一些望诊经验，如《伤寒论·平脉法》载："师持脉，病人欠者，无病也。脉之呻者，病也。言迟者，风也。摇头言者，里痛也。行迟者，表强也。坐而伏者，短气也。坐而下一脚者，腰痛也。里实护腹，如怀卵物者，心痛也。"

这里，我可以介绍一个方法给大家：临床当中，看到一些手掌粗糙的女性，这个就是温经汤的体质，手掌为什么粗糙，因为她的激素分泌不好，激素的机关在哪里啊？在丘脑，也就是说上部的供血不好，激素水平导致了皮肤粗糙；尺脉紧，下肢皮肤粗糙，摸起来好像树皮一样，与尺脉对应的，那就是盆腔出血，就是桂枝茯苓丸体质。跟我出诊过的同道都知道这个方法非常简便。

《金匮要略·脏腑经络先后病脉证》篇亦见载："问曰：病人有气色见于面部，愿闻其说。师曰：鼻头色青，腹中痛，苦冷者死（一云腹中冷，苦痛者死）。鼻头色微黑色，有水气；色黄者，胸上有寒；色白者，亡血也。设微赤非时者死。其目正圆者痉，不治。又色青为痛，色黑为劳，色赤为风，色黄者便难，色鲜明者有留饮。"这个条文很有意思。有一天有个鼻头黄的病人来我这里就诊，刚好温兴韬老师的闺女住在我那里，她看见那个病人鼻头黄，小女孩就说："色黄就是胸有寒啊。"因为她背了这个条文，所以她清清楚楚，知道病人是胸有寒，我给那个病人开了麻黄附子细辛汤，现在这位病人鼻头的黄色已经全部褪了。

"师曰：病人语声寂然喜惊呼者，骨节间病；语声喑喑然不彻者，心膈间病；语声啾啾然细而长者，头中病（一作痛）。师曰：息摇肩者，心中坚，息引胸中，上气者，咳息张口，短气者，肺痿唾沫。师曰：吸而微数，其病在中焦，实也，当下之即愈，虚者不治。在上焦者，其吸促，在下焦者，其吸远，此皆难治。呼吸动摇振振者，不治"。这条文没有一个字是多余的，其描述的症状在临床中都可以见到。

由此可见，脉诊是避免误诊的重要方法，其重要性也不言而喻。后世医家对脉法应用经验欠缺，认为有所谓"脉证不符"之病，可弃脉从证或舍脉从证，乃是出于对仲景脉法的无知。我在临床中没有发现一例病案是脉证不符合的。《素问·脉要精微论》说："切脉动静而视精明，察五色，观五脏有余不足，六腑强弱，形之盛衰，以此参伍，决死生之分。"故仲景脉法不可不习，色脉互参更当掌握。

仔细分析，《伤寒杂病论》中，每一条条文、每一个症状都对应着相应的脉象。左右寸关尺六部的脉象与条文的症状一一对应。如66条："发汗后，腹胀满者，厚朴生姜半夏甘草人参汤主之。"方证主证是"腹胀满"，提示病位在中焦，主脉当见关浮弦或濡弦。因为弦主气机不利，"腹胀满"属虚胀气滞，故关浮弦为本方证主脉。又如76条："伤寒下后，心烦腹满，卧起不安者，栀子厚朴汤主之。"方证主证是"心烦腹满，卧起不安"，提示病位在中上焦，主脉当见寸关浮弦稍滑。因为寸浮滑主阳盛、关弦滑主气机化火，"心烦腹满，卧起不安"，说明此病为中焦不利，郁热不解所致，故寸关浮弦稍滑为本方证主脉。

上述分析方法是由张仲景本人提出的，只是我们没有在意而已。如244条："太阳病，寸缓、关浮、尺弱，其人发热汗出，复恶寒，不呕，但心下痞者，此以医下之也。如其不下者，病人不恶寒而渴者，此转属阳明也。小便数者，大便必硬，不更衣十日，无所苦也。渴欲饮水，少少与之，但以法救之。渴者，宜五苓散。"

此中"寸缓、关浮、尺弱"描述清晰，"寸缓"与"发热汗出"对应，因为脉缓为太阳病中风的主脉，太阳病中风主证必"发热汗出"；"关浮"对应"心下痞"，心下居中焦，痞即气滞，故从"关浮"当知痞，"尺弱"即提示下焦虚寒，故知因误下已伤阳，故"复恶寒，不呕"。所以当从"寸缓、关浮、尺弱"的脉候中知其病位仍在太阳，属外证未除、表里不解之证。如果下之未下，"病人不恶寒而渴"提示内热而实，故依此判定病位已从太阳"转属阳明"。如"小便数者，大便必硬，不更衣十日，无所苦也"，则从小便数、大便硬、无所苦的证候知其为"脾约"之证。如运用下法之后，稍有口渴，示伤阴不甚，故可少量饮水，若饮不止渴，则为津液化生障碍，故提出"宜五苓散"治之，以促使津液气化。仲景以五苓散的运用举例，提醒后人"但以法救之"，出现什么脉证就当了解什么病机，从病机原理中知晓发生相关证候的原因，并对证治疗。如外证未除，表里不解之证夹痞者应用桂枝人参汤主之，脾约则用麻子仁丸。

张仲景在《伤寒杂病论序》中提出："虽未能尽愈诸病，庶可以见病知源，若能寻余所集，思过半矣。"这句话给了学者许多启示，其中一定有精髓所在，但究竟深藏了哪些奥妙呢？我们不妨试着分析。

1. 脉从阴阳

"问曰：脉有阴阳，何谓也？答曰：凡脉大、浮、数、动、滑，此名阳也；脉沉、涩、弱、弦、微，此名阴也。凡阴病见阳脉者生，阳病见阴脉者死"。

阴阳类分法将脉象从属性分为阴脉、阳脉两大类，这是脉法应用的提纲。大道至简，方法明了，易学易施，为脉法学习提供了捷径。我们只要掌握这十大脉，阴阳就可以分清楚，不会犯错误了。所以，凡脉大、浮、数、动、滑，是阳脉，凡见阳脉者，为阳病；凡脉沉、涩、弱、弦、微，是阴脉，凡见阴脉者，为阴病。

凡阴病见阳脉者，是阳生阴长，阳乘于阴为顺，阳主阴从者生；凡阳病见阴脉者，是阴盛阳衰，阴乘于阳为逆，孤阳不生故死。阴病、阳病一目了然，生证、死候指下立判。阴阳混淆，何异于杀人？识得此妙，焉惑于阴阳不分？所以，阴阳脉法提纲的成立，为临证思维提供了极为简便的方法，是仲景脉法的灵魂。

凡诊脉，当紧扣脉法提纲，阳脉即以脉象之大、浮、数、动、滑为纲；阴脉即以脉象之沉、涩、弱、弦、微为纲。纲要分明，即可从脉象推测病机。比如，《金匮要略·妇人杂病脉证并治》篇强调："三十六病，千变万端；审脉阴阳，虚实紧弦；行其针药，治危得安。其虽同病，脉各异源。子当辨记，勿谓不然。"三十六病，是指很多的病，也就是说，无论什么病，都应当以阴阳分，这样开药也好，扎针也好，就可以"治危得安"。就算是同一个病，症状不同，"脉各异源"，那么其主治方法也不一样。记住这个道理非常重要，所以"子当辨记，勿谓不然"，就是说一定把这个道理记得清清楚楚，不要说没有这个道理。

《伤寒论·平脉法》载："问曰：脉有残贼，何谓也？师曰：脉有弦、紧、浮、滑、沉、涩，此六脉名曰残贼，能为诸脉作病也。"这个条文是论兼见脉的道理。凡五脏皆有主脉，与四时相应，故主脉皆有旺时，非其时见其脉；与脏气相应，故太过不及即病脉。"弦、紧、浮、滑、沉、涩"之中，弦主气机不利，紧主寒闭不通，浮为在表、主风，滑主阴阳俱实，沉为在里，主实，涩主营气不足，六脉主候均为致病的主要原因，加乘于五脏主脉或其他病候主脉之中，合并为兼脉，兼脉即主病之脉。这六种致病主脉的显现好比致病之流寇，故名残贼。如《伤寒论·辨脉法》所示："脉浮而数，浮为风，数为虚，风为热，虚为寒。风虚相搏，则洒淅恶寒也。脉浮而滑，浮为阳，滑为实。阳实相搏，其脉数疾，卫气失度，浮滑之脉数疾，发热汗出者，此为不治。"

所以，脉象与病候相应，病候复杂，则脉象兼见，往往一部位之中兼见数种脉象。病有主次因素、有内外虚实病机，脉象与之相应，故有主脉、有兼脉。辨脉当辨常与变、分主与从，这是脉法应用的重要原则。

凡后世脉法著作皆祖始于《脉经》，历代皆不乏名著。如明代李时珍《濒湖脉诀》，对脉状之象、诊脉方法皆有一定补充，可作为脉法学习的普及读本。很多网友问我学习脉法看什么书好，我认为还是看李时珍的《濒湖脉学》，因为它比较简单、易学、方便，当你对脉形还有诊脉方法掌握了，再去读《脉经》，研究《伤寒论》的脉法就会有更新的感悟。

2. 证辨阴阳

《伤寒论》7 条："病有发热恶寒者，发于阳也；无热恶寒者，发于阴也。发于阳，七日愈，发于阴，六日愈。以阳数七、阴数六故也。"

此条文寓含了象数哲理，内容只谈辨证，没有涉及脉法，张仲景告诉读者以极其简单的方法辨识证候的阴阳，即"病有发热恶寒者，发于阳也；无热恶寒者，发于阴也"，阴阳病均可见恶寒，但阳证有发热，阴证则无发热。

此阳证、阴证的辨别方法，即辨证的提纲。方法简单，可操作性强，为认识三阴三阳六经病本质指明了方向。

《素问·阴阳应象大论》说："阴阳者，天地之道也，万物之纲纪，变化之父母，生杀之本始，神明之府也，治病必求于本。"喻比万事万物包括疾病的认识皆可简单到极致的根本，唯阴阳而已。"治病必求于本"，即本从阴阳病机。抓住病机的阴阳，无异于提纲挈领，原则性强，就可避免犯方向性错误。

"发于阳，七日愈，发于阴，六日愈。以阳数七、阴数六故也"。这是从象数理论对阴阳辨证提纲的高度概括。《周易》有载："物生而有象，象生而有数。""一阴一阳谓之道，道生一，一生二，二生三，三生万物"，所以叫做"道生象数"。古人以奇数属阳为天，偶数属阴为地。把一、二、三、四、五配水、火、土、金、木五行，叫做"五行的生数"，表示五行的初始；把六、七、八、九、十配五行，叫做"五行的成数"，表示五行的长成。对应起来就是"天一生水，地六成之；地二生火，天七成之"，六为水的成数，亦为地阴之数，故曰"阴数六"；七为火的成数，亦为天阳之数，故曰"阳数七"。六，表示水气足，七，表示火气旺。阴阳旺盛则水火共济，则正气强、邪气弱。因此，病发于阳，待七日阳气旺当愈；病发于阴，待六日水气旺当愈。

《伤寒论》中对于疾病病程的描述有明确的时间界定。时间是辨别或推测疾病阴阳属性的重要方法。从时间日期推理病机转变的条文比比皆是。《伤寒论·伤寒例》中的部分内容以《素问·热病》为基础，从三阴三阳六经病传变规律为解读三阴三阳篇的相关条文提供了方法，如："太阳受病也，当一二日发；阳明受病也，当二三日发；少阳受病也，当三四日发；太阴受病也，当四五日发；少阴受病也，当五六日发；厥阴受病也，当六七日发"。此为"伤于寒"的疾病病程从三阴三阳六经病判断的一般的日期推测。另有病情急剧变化即"若两感于寒者"，则属"直中"的两经合病或多经并病。如："一日太阳受之，即与少阴俱病，则头痛口干，烦满而渴；二日阳明受之，即与太阴俱病，则腹满身热，不欲食，谵语。三日少阳受之，即与厥阴俱病，则耳聋，囊缩而厥，水浆不入，不知人者，六日死。若三阴三阳、五脏六腑皆受病，则荣卫不行，脏腑不通，则死矣。其不两感于寒，更不传经，不加异气者，至七日太阳病衰，头痛少愈也。八日阳明病衰，身热少歇也。九日少阳病衰，耳聋微闻也。十日太阴病衰，腹减如故，则思饮食。十一日少阴病衰，渴止舌干，已而嚏也。十二日厥阴病衰，囊纵，少腹微下，大气皆去，病人精神爽慧也。若过十三日以上不间，寸尺陷者，大危。若更感异气，变为他病者，当依后坏病证而治之"。这些条文，像一日太阳，二日阳明受之……这些数据都是有依据的，不是无缘无故的，他们之间有精确的关系，而且有深刻的含义。

以上从日期上推测病机变化的方法，自古迄今少有医家关注，而其判断阴阳机转的日期恰恰是正确解读经文内涵不可或缺的开门钥匙。

"阳数七，阴数六"中三阴三阳的分类法，对于病机认识至关重要。

《伤寒论》8 条："太阳病，头痛至七日以上自愈者，以行其经尽故也。"风邪上受，仅有"伤于寒"的轻微症状，一日太阳受之，二三日传阳明少阳，循经感传，待七日太阳经气盛，而太阳病衰，邪去正安，所以说"头痛至七日以上自愈者，以行其经尽故也"。

《伤寒论》10 条："风家，表解而不了了者，十二日愈。"风邪属于"其不两感于寒者"，虽然表证仍存，十二日乃三阴三阳六经经气一周循环的终结日期，阴阳自和，故断定"十二日愈"。

《伤寒论》332 条："伤寒始发热六日，厥反九日而利。凡厥利者，当不能食，今反能食者，恐为除中。食以索饼，不发热者，知胃气尚在，必愈。恐暴热来出而复去也。后日脉之，其热续在者，期之旦日夜半愈。所以然者，本发热六日，厥反九日，复发热三日，并前六日，亦为九日，与厥相应，故期之旦日夜半愈。后三日脉之，而脉数，其热不罢者，此为热气有余，必发痈脓也。"此段条文对厥阴病的病机认识非常重要，我对其进行了如下分析：①"伤寒始发热六日"与"厥阴受病，当六七日发"的病程吻合，阴阳辨证提纲云"阳数七，阴数六"，故见发热六日，即当考虑厥阴病。②六日发热之后，即由阴出阳，又发热三日，非病入阳明——即"阳明受病，当二三日发"，就病出少阳——即"少阳受病，当三四日发"。③但"厥反九日而利"，阴阳本已不相顺接，发热伴下利，这是少阴病程的阴阳将竭，当不能食，如果脉象迟，反能食即阳气将竭的回光返照，所以要考虑"除中"。④厥阴病本脉象微浮，不发热，是厥阴出阳之象，故"食以索饼，不发热者，知胃气尚在，必愈"。⑤如果"其热续在者"，即厥阴病转出少阳，故"期之旦日夜半愈"。⑥如果"后三日脉之，而脉数"，是病入阳明，故断定"其热不罢者，此为热气有余，必发痈脓也"。故据此分析，厥阴病程不但可见少阳病证状，同时也见阳明、少阴症状，此病当属阴阳不接，水火不济的阴阳合病，病机呈现了虚实夹杂、寒热并存的复杂性。

《伤寒杂病论》中列举了许多有关疾病发生、加剧、向愈或恶化在时间上的转变或界定的内容，其实质是对疾病的发生、发展与预后变化的病机认识。如《伤寒论·辨脉法》说："问曰：脉有阳结阴结者，何以别之？答曰：其脉浮而数，能食，不大便者，此为实，名曰阳结也，期十七日当剧。其脉沉而迟，不能食，身体重，大便反硬，名曰阴结也，期十四日当剧。"将疾病过程从时间上度量，是三阴三阳六经病辨证论治体系的重要内容。古人这种推理有没有道理呢？大家可以从实践中观察。我个人以为，"阳七阴六"预测疾病绝不可能凭空而来，玄机或许就藏在孕育生命的时间节律中，人体机能代谢功能的恢复与细胞的修复时间，以及细菌或病毒等致病因子的繁殖，在时间节律上可能有直接的因果关系。

我认为学习经方要看中央九套节目，因为常有一些关于地球、宇宙的节目，这些节目把天地的奥妙解释得非常清楚，对我们了解天、地、人、自然、阴阳、宇宙很有意义，而了解这些对我们学习经方非常重要。

2011年8月30日晚我陪客吃饭，喝了些冷啤酒，加之食物辛辣，次日一早即腹泻，继而腹痛，里急后重，肛门灼热无比，十分痛苦。此为

"热利"（见厥阴病篇）。《伤寒论》371 条说："热利下重者，白头翁汤主之。"我当即取白头翁汤原方 1 剂：白头翁 30g，黄柏 45g，黄连 45g，秦皮 45g，煎药机煎成 6 包，每包 200mL。从中午至晚上 9 点，服药 3 包，腹痛减轻，但腹泻仍频，且手足心烦热，异常难受。我爱人要我吃西药或者输液。我说没关系，下半夜一定会好。果然，当夜两点之后，我感觉微微汗出，但汗不湿衣，时间约三四十分钟，随即全身舒适无比，烦热遁去。为什么我有这个把握呢？因为张仲景说过"厥阴病，欲解时，从丑至卯上"，丑至卯，即后半夜至清晨，1~7 点之间。非常灵验。

从"阳七阴六"蕴含的阴阳象数推理，我们还可认识另外一个问题：水、火。生命的常态在于形体与功能的协调，水属阴，与生命形态相关，火为阳，与生命功能相关。阴阳调和意味着水火共济，水火共济则生机旺盛。阳病主表证，多与致病因子引起的机体功能失调相关，火盛，属实，用药多寒凉；阴病主里证，多见器官功能衰竭，与形体损伤相关，水盛，属虚，用药多温热；阴阳有偏颇，水火有多少，故病情有轻重缓急。火性炎上，中上焦多阳病，水性趋下，下焦病多阴病。论治从三阴三阳细分。阳病分太阳、阳明、少阳，阴病分太阴、少阴、厥阴。阳病剧者为阳结，阴病剧者为阴结，阴阳离绝则水火无济。阳化气，阴成形，有形之物必从阴，如肿瘤的证治当从阴。吕英治疗肿瘤就多采取大剂量的温阳药，扶阳药可大行其道。故经方的定义，西汉·司马迁《汉书·艺文志》说："本草木之寒温，量疾病之深浅，假药味之滋，因气感之应，辨五苦六辛，致水火之齐，以通闭解结，反之于平。"此"水火之齐"的"齐"通假"剂"，故调整阴阳即调整水火。经方"以通闭解结，反之于平"，达到阴阳调和，只要方证对应，疗效突出也就不足为奇了，因为调整的是人体的水火。

因此，结合《素问·阴阳应象大论》的认识："善诊者，察色按脉，先别阴阳，审清浊，而知部分；视喘息，听音声，而知所苦；观权衡规矩，而知病所主；按尺寸，观浮沉滑涩，而知病所生。以知无过，以诊则不失矣。"这里强调脉诊很重要，但是如果能结合四诊中其他的望、闻、问，诊断就不会有错误。因此，我将阴阳脉法提纲与阴阳辨证提纲规定为平脉辨证法的阴阳要略。

3. 六经病提纲

《伤寒论·伤寒例》中载："尺寸俱浮者，太阳受病也，当一二日发。以其脉上连风府，故头项痛，腰脊强。尺寸俱长者，阳明受病也，当二三日发。以其脉夹鼻，络于目，故身热，目疼，鼻干，不得卧。尺寸俱弦者，少阳受病也，当三四日发。以其脉循胁，络于耳，故胸胁痛而耳聋。此三经皆受病，未入于腑者，可汗而已。"今天中午，我为一同道把脉。他的右寸脉是浮的，所以他的前额眉心会痛，为什么呢？答案就在这条条文中，胆热上移于鼻。"尺寸俱沉细者，太阴受病也，当四五日发。以其脉布胃中，络于嗌，故腹满而嗌干。尺寸俱沉者，少阴受病也，当五六日发。以其脉贯肾，络于肺，系舌本，故口燥舌干而渴。尺寸俱微缓者，厥阴受病也，当六七日发。以其脉循阴器，络于肝，故烦满而囊缩。此三经皆受病，已入于腑，可下而已"。

从行文体例看，《伤寒论·伤寒例》属王叔和整理，因为他已经表示："今搜采仲景旧论，录其证候、诊脉声色、对病真方有神验者，拟防世急也。"可以设想，王叔和试图以他的学习心得为读者理解张仲景确立规矩，着重解读什么是"伤寒"，但"今搜采仲景旧论，录其证候、诊脉声色、对病真方有神验者"这一句道破天机，提示三阴三阳病辨证论治体系为张仲景所独有的贡献。

从平脉辨证法分析，三阴三阳六经病辨证完全从属于"阴阳要略"规定的范畴。

太阳受病，脉"尺寸俱浮"，与太阳病证候"头项痛，腰脊强"相应。

阳明受病，脉"尺寸俱长"，与阳明病证候"身热，目疼，鼻干，不得卧"相应。

少阳受病，脉"尺寸俱弦"，与少阳病证候"胸胁痛而耳聋"相应。

太阴受病，脉"尺寸俱沉细"，与太阴病证候"腹满而嗌干"相应。

少阴受病，脉"尺寸俱沉"，与少阴病证候"口燥舌干而渴"相应。

厥阴受病，脉"尺寸俱微缓"，与"烦满而囊缩"相应。

可见，六经病的证候都有相应的脉象。从特定的脉象变化，可以测知证候的变化，这是平脉辨证的奥妙。

阳病皆火病，故脉从阳类脉，证候属实、多热证，"未入于腑"，从表证，故"可汗而已"；阴病皆水病，故脉从阴类脉，证候属虚，多寒证，"已入于腑"，从里证，故"可下而已"。

然后我们从三阴三阳病脉证治篇将三阴三阳病提纲条文加以对比：

第1条："太阳之为病，脉浮，头项强痛而恶寒。"

第180条："阳明之为病，胃家实是也。"

第263条："少阳之为病，口苦，咽干，目眩也。"

第273条："太阴之为病，腹满而吐，食不下，自利益甚，时腹自痛。若下之，必胸下结硬。"

第281条："少阴之为病，脉微细，但欲寐也。"

第326条："厥阴之为病，消渴，气上撞心，心中疼热，饥而不欲食，食则吐蛔，下之利不止。"

从以上对比不难看出，三阴三阳六经病的辨识从特定脉象、特定时间、特定证候充分体现了平脉辨证法的灵活运用。

张仲景从平脉辨证的阴阳要略推衍了三阴三阳病的论治，王叔和整理张仲景的学术思想，三阴三阳六经病的辨识，脉证必举，与经络循行相关，从平脉辨证法把三阴三阳病的论治范畴扩充为三阴三阳六经病辨证体系。有鉴于此，民国时期一位名叫杨绍伊的医家从经学考证、医理探讨，自认为辑复了商代伊尹所著的《汤液经法》，将六经辨证内容集中起来撰编了一部名为《伊尹汤液经》的书。杨绍伊认为："仲景书读之，触目即见其有显然不同之处。即一以六经之名作条论之题首，一以'伤寒'二字作条论之题首。再读之，又得其有显然不同之处。即凡以六经名题首者，悉为书中主条；凡以'伤寒'二字题首者，悉属篇中广论，而仲景即自谓其所作为论'伤寒杂病'。于是知以'伤寒'二字题首者，为仲景所广，以六经名题首者为任圣之经。标帜分明，不相混窃。孰经孰传，读者自明。"这主要有两个意思：一个意思是说六经是远古以来的理论，另一个是说伤寒是张仲景推广的，我觉得这是很有道理的。杨绍伊先生的见解与宋本《伤寒论序》所云"夫《伤寒论》，盖祖述大圣人之意，诸家莫可伦拟……是仲景本伊尹之法，伊尹本神农之经"的认识一脉相承。

我主张《伤寒论》要天天翻，多读！我家里到处都是《伤寒论》，我的口袋里、包里也都有《伤寒论》。不单是我一个人读，我的家人，包括我诊所里的员工、我的病人，也天天在翻《伤寒论》，不知道翻了多少遍。其实如果我们能够潜下心来认真通读一遍《伤寒杂病论》，循着我介绍的平脉辨证法的脉络去看，则受益无穷。因为《伤寒杂病论》的精髓，即平脉辨证法，对于指导临证确实大道至简、方法易施。

王叔和从三阴三阳六大类病提纲推演为六经病提纲，辨证"伤寒"、鉴别"杂病"，将论治运用原则规范化，开创了从平脉辨证法通治万病的新纪元。三阴三阳六经病辨证论治体系是经方医学的起源，也可以是经方医学的现在，相信经过经方学子们的努力，一定会成为经方医学的将来。中医可以规范化，疗效更可以高效化。淘尽流沙尽是金，是金子就会闪闪发光，架构经方六经病辨证论治体系的平脉辨证法永远是精华。只要学会把脉，我相信，平脉辨证法无论到哪里都非常有效。三个指头下去，方证、脉证都清清楚楚，何患不效。我建议大家一定要把平脉辨证当做一个非常重要的内容，一定要用心去领悟。所以，我在诊所门口写了这么一副对联：一心济天下，三指定乾坤。大家都说这个很夸张，其实古代的中医师都是这样看病的。

4. 脉法提纲

《伤寒论·平脉法》首言："问曰：脉有三部，阴阳相乘。荣卫血气，在人体躬。呼吸出入，上下于中，因息游布，津液流通。随时动作，效象形容，春弦秋浮，冬沉夏洪。察色观脉，大小不同，一时之间，变无经常。尺寸参差，或短或长，上下乖错，或存或亡。病辄改易，进退低昂，心迷意惑，动失纪纲。愿为具陈，令得分明。"这段话的意思是说脉象是与我们阴阳气血运行相关的。有人问我，把脉是什么道理？我认为脉象好比自然界的大气循环，在人们无法捕捉体内能量流、信息流的情况下，脉象就能将人体脏腑的相关信息体现出来。

"师曰：子之所问，道之根源。脉有三部，尺寸及关，荣卫流行，不失衡铨。肾沉心洪，肺浮肝弦，此自经常，不失铢分。出入升降，漏刻周旋，水下百刻，一周循环。当复寸口，虚实见焉。变化相乘，阴阳相干。风则浮虚，寒则牢坚。沉潜水滀，支饮急弦。动则为痛，数则热烦。设有不应，知变所缘。三部不同，病各异端，太过可怪，不及亦然。邪不空见，终必有奸，审察表里，三焦别焉。知其所舍，消息诊看，料度腑脏，独见若神。为子条记，传与贤人"。这段话前三句是说营卫血气在人体内部循行，随着呼吸出入而贯通全身，这个过程与脉动相应，有一定规律，都可从寸、关、尺三部的脉象变化之中推测度量。像肾脉是沉的、心脉是洪的、肺脉是浮的、肝脉是弦的……这是常态脉。而后，"出入升降，漏刻周旋，水下百刻，一周循环。当复寸口，虚实见焉。变化相乘，阴阳相干"，这是说气机周而复始地运行，左升右降，正如圆运动的道理。营卫之气的运行始于手太阴、终于手太阴，出入升降，贯通五脏，联络六腑，运行周身，阴阳相贯，如环无端。所以，五脏六腑的虚实，皆可从手太阴寸口相关的脉动节律中观察度量。就像农民观察天气就知道什么时候会天晴、什么时候会下雨，这其中的道理是一样的。所以无论是外感中的风、寒、暑、湿、燥、火，还是杂病中的表、里，皆有相应之脉象。如"风则浮虚，寒则牢坚……" "设有不应，知变所缘"。所以，只要脉象稍有改变，我们就可以推理，就可以知晓疾病的病位、病机，以及疾病发生变化的原因。"邪不空见，终必有奸"，人体受邪，在脉象上一定有对应的地方，不可能凭空而来。我们通过脉象辨识阴阳表里、寒热虚实，再结合寸、关、尺三部六位相应五脏六腑的三焦定位，就可以把导致疾病的原因找出来，就可以达到"料度腑脏，独见若神"。

这段文字短短200余字，语句朗朗上口，含义显白深刻，把脉法原理、脉象规律、脉法应用的常与变、脉法应用的最高境界包揽无余，是对阴阳脉法提纲的细化。

钱超尘先生从音韵学考证，认为此段文字成于西汉时期。也就是说，此段文字并非张仲景本人所作，而是"勤求古训"所得。暂且不管此段文字在文献学方面的疑点，单从学习的角度而论，堪称张仲景脉法的纲领。综观《伤寒杂病论》各篇章，循从"病、脉、证、治"的规律，再返回来看这段文字，不难理解张仲景把它安排在此的特殊意义。通过细心领会各种含义，我们自然会对各篇章条文的理解、三阴三阳六经病辨证体系的构建及方证的应用产生全新的感悟。

从这段文字中，我们还可以读到这样一个信息：寸口脉法并不是王叔和的发明。现代评价王叔和的贡献时往往与寸口脉法的应用普及联系在一起。而实际上，《伤寒杂病论》中脉法应用主要为寸口脉法与趺阳脉法。其更多的是强调寸口脉法中的左右寸关尺三部的独脉表现。此独脉具有"设有不应，知变所缘。三部不同，病各异端，大过可怪，不及亦然。邪不空见，终必有奸"的表现。这句话是脉法应用的最高境界。教科书中提到的某病是浮脉、某病是细脉，这只能辨病的大方向，绝对不能像平脉辨证法一样准确。跟我学习过的学员发现，只要能做到"设有不应，知变所缘。三部不同，病各异端，太过可怪，不及亦然。邪不空见，终必有奸"，脉诊就一点都不玄。

我们来分析一下。《伤寒论》128 条："问曰：病有结胸，有脏结，其状何如？答曰：按之痛，寸脉浮，关脉沉，名曰结胸也。"129 条："何谓脏结？答曰：如结胸状，饮食如故，时时下利，寸脉浮，关脉小细沉紧，名曰脏结。舌上白苔滑者，难治。"此两条条文提到寸、关两个独脉表现。对照实例，这两个部位的特殊脉象是符合早中期胃癌患者脉象的。仲景一点都没骗我们，他早就把你的病写得清清楚楚了。

又如 154 条："心下痞，按之濡，其脉关上浮者，大黄黄连泻心汤主之。"此处只提到了一个关脉，关脉属中焦，与"心下"部位对应。痞胀不舒、按之濡软，故对应的脉为"关上浮"。我们把一下脉觉得关脉浮就知道肚子胀，兼滑象，就用大黄黄连泻心汤。

再如 268 条："三阳合病，脉浮大，上关上，但欲眠睡，目合则汗。"此处提到"上关上"的脉象浮大，也是独脉。

诸如以上类似条文在《伤寒杂病论》中并不罕见。但由于互文的缘故，这种独脉的描述常以阴阳来代替。如《金匮要略·胸痹心痛短气病脉证治》篇："师曰：夫脉当取太过不及，阳微阴弦，即胸痹而痛，所以然者，责其极虚也。今阳虚知在上焦，所以胸痹心痛者，以其阴弦故也。"阳微阴弦，即寸脉微尺脉弦，微主阳虚不足，弦属阴寒太过，主痛，故从阳微阴弦，不但可了解胸痹的病机在于阳运不足，并且平脉而知证，从脉象即可知其病位在心肺，当对应有胸闷短气疼痛的症状。

另在《金匮要略·五脏风寒积聚病脉证并治》篇载有独脉法运用对于"积聚"的判断：

"诸积大法：脉来细而附骨者，乃积也。寸口积在胸中；微出寸口，积在喉中；关上积在脐旁；上关上，积在心下；微下关，积在少腹。尺中，积在气冲；脉出左，积在左；脉出右，积在右；脉两出，积在中央；各以其部处之。"这段话是对"仲景脉法提纲"中"邪不空见，终必有奸"的最好写照。熟练掌握这个"诸积大法"的脉诊方法，将其用于疾病的精确定位，这非常有价值的。当然，西医学检查的结果也可以拿来为我所用、我非常主张"拿来主义"。仪器是人类智慧的结晶，如果我们将仪器检测结果与脉诊结合起来，不是可以提高临床的精准度吗？我曾经写过一个帖子。一位年轻的很壮实的小伙子，约 27 岁，请我把脉。我感觉他的左寸脉浮细弦而硬且短，并在其左侧颈部中段扪及一绿豆大的小硬节，问他有无不适，他说无任何不适。我告诉他必须重视，应当尽快去做鼻咽部的检查。约 1 个月后，小伙子来诊所告诉我，他第二天就去医院，检查发现蝶鞍部有一个小肿物，确诊为鼻咽癌早期。小伙子非常感激，并告诉我已做了放疗。

我们读《伤寒杂病论》原文，理解仲景脉法，还有一点必须注意。那就是要仔细鉴别寸口脉法与寸口部位脉象的描述。三阴三阳六病的描述多以阴阳脉提纲类分，脉象当从寸口脉法理解。例如"寸口脉浮数"，多指寸部浮数的独脉表现，"寸口脉浮而数"即指寸关尺三关的总体脉象为浮而数。寸部浮数与三关浮而数记叙了不同的病机。此类条文甚多，我们读经文时必须细加分辨。

仲景脉法运用除了寸口脉法，尚有趺阳脉法、少阴脉法等脉法运用，如趺阳脉的异常是阳明病即胃肠相关疾病诊断与治疗及预后的主要证据。《伤寒论》始终强调"有胃气则生，无胃气则死"的道理，诊趺阳脉可以候知脾胃的气机变化及其证候表现。少阴脉法专以候肾气的虚实，少阴脉法在《金匮要略》中描述最多。各脉法既独立应用，又互为补充，三阴三阳贯穿其中、阴阳为纲的脉法是为仲景脉法的灵魂，也是仲景脉法的特色标志。

"料度腑脏，独见若神"，张仲景认为脉法应用可以达到这种如现代仪器般的神奇境界，学习脉法，不仅辨证候的阴阳、表里、寒热、虚实，辨三阴三阳六经病位，还要能够判断脏腑病位，以及仪器检查不到的病气之先。

脉象在疾病之前，好比看到叶子动，就知道风来了；看见云彩的变化，就知道天气要变了，这道理是一样的。

所以，这段文字是有史以来的脉法经典，王叔和将其收载于《脉经卷第五》，名为"张仲景论脉第一"。还有一本更神奇的脉法书叫《太素脉秘诀》，将这段话尊称为："太上玄灵至玄至妙秘要脉诀。"

太素脉法能从人体的脉象变化中推测命运，还能推测人直系亲属的相关变化，非常的玄妙。因为脉象是与人的气机相吻合的。所以，病人问为什么一把脉就知道我脾气不好……其实，脉象里面都蕴含了这些信息。

但是，我们学习经方的脉法，将表里、阴阳、虚实分清楚就可以了。

5. 经方方证及其药证

何谓经方？西汉·司马迁《汉书·艺文志》定义为："本草木之寒温，量疾病之深浅，假药味之滋，因气感之应，辨五苦六辛，致水火之齐，以通闭解结，反之于平。"

这段说的是：草木的性味，热与寒，疾病的深浅，药物的四气五味，以及它们之间的感应，组合成为水火之剂，可达通闭解结、水火平和的作用，这就叫经方。这与我们后世的定义不同。所以，我们理解经方，必须从这里去理解，从这个角度去理解经方。今天杨志敏院长提到从圆运动来理解经方，我觉得也是这个道理。一物有一物的形状，一物有一物之功能，我常对病人说："我给你点生命的种子，如菟丝子、补骨脂、枸杞子，都是种子，我们吃的大米、麦子、红薯、马铃薯也都是生命的种子，我们用这些种子的能量补充我们自己的能量。"

经方源自远古典籍《汤液经法》，传为伊尹所作。梁代医家陶弘景介绍："经方……其方意深妙，非俗浅所识。缘诸损候，脏气互乘，虚实杂错，药味寒热并行，补泻相参，先圣遗奥，出人意表。汉晋以还，诸名医辈，张机、卫汜、华元化、吴普、皇甫玄晏、支法师、葛稚川、范将军等，皆当代名贤，咸师式此《汤液经法》，悉救疾苦，造福含灵。其间增减，虽各擅其异，或致新效，似乱旧经，而其旨趣，仍方圆之于规矩也。"并说："昔南阳张机，依此诸方，撰为《伤寒论》一部，疗治明悉，后学咸尊奉之。"另在《名医录》中评价张仲景"所著论，其言精而奥，其法简而详"。张仲景自我介绍"勤求古训，博采众方"，王叔和也说"录其证候诊脉声色对病真方有神验者"，可见《伤寒杂病论》所载非一般。林亿等谓"仲景本伊尹之法，伊尹本神农之经"，可知经方自有规范在。

综合以上诸家的认识，经方有以下特点：经方归属"水火之剂"，组成"药味寒热并行，补泻相参"，功能为"通闭解结，反之于平"，应用特色为"对病真方有神验"。张仲景本人对经方主治的描述毫不含糊，只要方证相应者，均曰"主之"，这说明了经方的特效。经方的应用原则，张仲景每每随文演义，临机告示。

第16条："太阳病三日，已发汗，若吐，若下，若温针，仍不解者，此为坏病，桂枝不中与之也。观其脉证，知犯何逆，随证治之。桂枝本为解肌，若其人脉浮紧，发热汗不出者，不可与之也。常须识此，勿令误也。"此中提出"观其脉证，知犯何逆，随证治之"，并且强调"常须识此，勿令误也"，提醒我们方随证转，方证相应的重要性。

第97条："血弱气尽，腠理开，邪气因入，与正气相搏，结于胁下，正邪分争，往来寒热，休作有时，嘿嘿不欲饮食。脏腑相连，其痛必下，邪高痛下，故使呕也。小柴胡汤主之。服柴胡汤已，渴者，属阳明，以法治之。"此中提出："服柴胡汤已，渴者，属阳明，以法治之。"提醒我们注意患者服药后的反应，强调对证治疗。

第244条："太阳病，寸缓、关浮、尺弱，其人发热汗出，复恶寒，不呕，但心下痞者，此以医下之也。如其不下者，病人不恶寒而渴者，此转属阳明也。小便数者，大便必硬，不更衣十日，无所苦也。渴欲饮水，少少与之，但以法救之。渴者，宜五苓散。"此中教导我们："渴欲饮水，少少与之，但以法救之。渴者，宜五苓散。"从证候变化中举例说明如何对证治疗。

第267条："若已吐、下、发汗、温针，谵语，柴胡汤证罢，此为坏病，知犯何逆，以法治之。"此中总结误治的后果，强调"知犯何逆，以法治之"。提醒我们必须重视方法的灵活运用。

第317条："少阴病，下利清谷，里寒外热，手足厥逆，脉微欲绝，身反不恶寒，其人面色赤，或腹痛，或干呕，或咽痛，或利止脉不出者，通脉四逆汤主之。甘草（二两，炙）附子（大者一枚，生用，去皮，破八片）干姜（三两，强人可四两）。右三味，以水三升，煮取一升二合，去滓。分温再服，其脉即出者愈。面色赤者，加葱九茎；腹中痛者，去葱，加芍药二两；呕者，加生姜二两；咽痛者，去芍药，加桔梗一两；利止脉不出者，去桔梗，加人参二两。病皆与方相应者，乃服之。"仲景在此从通脉四逆汤的主治中告诫："病皆与方相应者，乃服之。"通脉四逆汤药效峻烈，仲景在此提醒我们方证对应的必要性。

《金匮要略·脏腑经络先后病脉证》云："夫诸病在脏欲攻之，当随其所得而攻之。如渴者，与猪苓汤，余皆仿此。"此条文寓意深刻，强调应该从病机认识病位，辨证求因，从"如渴者，与猪苓汤，余皆仿此"这一句道破了方证对应的天机，正如刚才说的"如能寻余所集，思过半矣"。

《金匮要略·百合狐惑病阴阳毒病脉证治》云："百合病……其证或未病而预见，或病四五日而出，或病二十日，或一月微见者，各随证治之。"此条文"各随证治之"，即提示见是证用是方，从主证抓方证就不会错。

以上为张仲景最为苦口婆心的告诫，强调了方证对应的原则法度。其实这种方证对应及其药证的应用原则在每个经方运用中都有示范，我们从桂枝汤类方的主治变化中也可以领悟。

第 12 条："太阳中风，阳浮而阴弱。阳浮者，热自发；阴弱者，汗自出。啬啬恶寒，淅淅恶风，翕翕发热，鼻鸣干呕者，桂枝汤主之。"

第 13 条："太阳病，头痛发热，汗出恶风者，桂枝汤主之。"

第 14 条："太阳病，项背强几几，反汗出恶风者，桂枝加葛根汤主之。"

第 18 条："喘家作桂枝汤，加厚朴杏子佳。"

第 43 条："太阳病，下之未喘者，表未解故也，桂枝加厚朴杏子汤主之。"

第 20 条："太阳病，发汗，遂漏不止，其人恶风，小便难，四肢微急，难以屈伸者，桂枝加附子汤主之。"

第 21 条："太阳病，下之后，脉促胸满者，桂枝去芍药汤主之。"

第 22 条："若微寒者，桂枝去芍药加附子汤主之。"

第 23 条："太阳病，得之八九日，如疟状，发热恶寒，热多寒少，其人不呕，清便欲自可，一日二三度发。脉微缓者，为欲愈也。脉微而恶寒者，此阴阳俱虚，不可更发汗、更下、更吐也。面色反有热色者，未欲解也，以其不能得小汗出，身必痒，宜桂枝麻黄各半汤。"

第25条："服桂枝汤，大汗出，脉洪大者，与桂枝汤如前法。若形似疟，一日再发者，汗出必解，宜桂枝二麻黄一汤。"

第27条："太阳病，发热恶寒，热多寒少，脉微弱者，此无阳也，不可发汗。宜桂枝二越婢一汤。"

第28条："服桂枝汤，或下之，仍头项强痛，翕翕发热，无汗，心下满微痛，小便不利者，桂枝去桂加茯苓白术汤主之。"

第62条："发汗后，身疼痛，脉沉迟者，桂枝加芍药生姜各一两人参三两新加汤主之。"

第117条："烧针令其汗，针处被寒，核起而赤者，必发奔豚。气从少腹上冲心者，灸其核上各一壮，与桂枝加桂汤，更加桂二两也。"

第279条："本太阳病，医反下之，因尔腹满时痛者，属太阴也，桂枝加芍药汤主之；大实痛者，桂枝加大黄汤主之。"

从桂枝汤类方的化裁变化中，我们可以得出桂枝汤及其类方的应用规律。桂枝汤主方的主证：痛发热，汗出恶风，鼻鸣干呕。类方的主治变化：项背强几几，加葛根；喘，加厚朴、杏子；发汗，遂漏不止，其人恶风，小便难，四肢微急，难以屈伸，加附子；下之后，脉促胸满，去芍药；下之后，微寒，去芍药加附子；脉微而恶寒，面色反有热色，身必痒，合麻黄汤；大汗出，脉洪大，形如疟，一日再发，合麻黄汤，桂枝汤剂量倍于麻黄汤；发热恶寒，热多寒少，脉微弱，合越婢汤，桂枝汤剂量倍于越婢汤；头项强痛，翕翕发热，无汗，心下满微痛，小便不利，去桂加茯苓、白术；发汗后，身疼痛，脉沉迟，加芍药生姜各一两人参三两；气从少腹上冲心，桂枝加桂二两；下之腹满时痛，加芍药；下之大实痛，加大黄。我们学习时要善于从方法中归纳，方证要清楚，药证要清楚，要明白药物有什么作用，如厚朴、杏子治喘，附子可以温阳；胸满不能用芍药……如果这些都清楚了，你的方证就会很精确。

以上举例的化裁变化，其实也是药证的变化。张仲景在小柴胡汤证、小青龙汤证、真武汤证、通脉四逆汤证、四逆散证、理中丸证等方证的相关条文中对药证的把握做了示范。如："面色赤者，加葱九茎；腹中痛者，去葱，加芍药二两；呕者，加生姜二两；咽痛者，去芍药，加桔梗一两；利止脉不出者，去桔梗，加人参二两。"每一味药的应用都有特异性的指征与证据，黄煌老师形容："一个萝卜一个坑，一味中药一味证。"经方药味的功效性能绝大多数与《神农本草经》的记载一致，当然我们更可以借鉴后世医家的特效经验，甚至包括现代药理学的最新科研成果来充实经方运用的药证。

张仲景倡导平脉辨证，方即法，以法类方，方证相应，证从方出，法从方明，故桂枝汤的用法，即为桂枝法，柴胡剂的适应证即为柴胡证。凡方剂应用规律皆可以此归类，强调方证、重视药证、确立规矩目的只有一个：避免误诊，提高疗效，并促进诊疗程序的规范化。因此，研究经方大有可为。

经方应用原则除了重视方证、药证的规矩外，药味剂量之间的配伍也是影响疗效的关键。如葛根汤的配伍剂量，葛根四两，麻黄二两，桂枝二两，生姜三两，甘草二两，芍药二两，大枣十二枚，为原方剂量，主治"太阳病，项背强几几，无风恶寒"，"太阳与阳明病合病者，必自下利"，以及"太阳病，无汗而小便反少，气上冲胸，口噤不得语，欲作刚痉"等证。如果剂量改变，主治范围可以在"太阳阳明病"的病机范畴内无限扩大，在我的日常诊疗中，葛根汤的应用几乎占处方量的 1/3～1/2，并且疗效可靠，大家有兴趣的话，不妨看看我那篇《神奇广大的葛根汤》。经方的疗效是神奇的，运用不在乎药味的多少，而在乎药量是否恰当；不在乎病机的复杂，而在乎平脉辨证是否熟练。

现实中很多经方同道都重视葛根汤，大家都知道用葛根汤能解决很多问题，如《伤寒论》里面说的"气上冲胸，口噤不得语，欲作刚痉"，就是指中风，所以这个方对中风是一个特效方，治疗后基本都不留后遗症。我们一个学员的表妹发生了严重的车祸，蛛网膜下腔出血，在 ICU 病房昏迷了很长时间，我就用大剂量的葛根，300g、500g 这样用，现在病人恢复得挺好。经方的疗效是神奇的，应用不在药物的多少，而在药量是否恰当。仝小林老师大力提倡经方量效的关系，这个非常的重要，我觉得他是领时代之先，对我们中医的发展一定会有很大的促进作用。我手上还有很多治疗脑梗死的病历，都是用大剂量的葛根治疗，也都没有留任何后遗症。跟我抄方的学员，看到这些疗效都觉得很神奇。所以，张仲景告诉我们的都是特效方法，他一点都没有骗我们。

四、平脉辨证法如何运用

如何运用平脉辨证法？其实前面的探讨已经涉及，张仲景给了许多示范，王叔和在《脉经》中更是不遗余力总结并推荐。我以为运用平脉辨证法，当重在以下三个方面：

1. 解析学习难题

由于时代所限，竹简书写困难，《伤寒杂病论》文法记载简略，内容互文互见，甚至隐晦其显，读者往往不得要领，甚或曲解其意。但从平脉辨证法解读，一切显得如此直白。《伤寒论·辨脉法》《伤寒论·平脉法》两章原本就是为解读后面的篇章而作，故平脉辨证蕴藏了破解原文疑难问题的密码。

例如，《伤寒论·平脉法》最后对脉法有一个精彩的对话总结："问曰：濡弱何以反适十一头？师曰：五脏六腑相乘，故令十一。问曰：何以知乘腑？何以知乘脏？师曰：诸阳浮数为乘腑，诸阴迟涩为乘脏也。"这段对话是一个千古疑案。历代研究伤寒者对这段话的内涵，要么曲解，要么避而不言。如金代医家成无己，为王叔和编次，孙思邈、林亿整理《伤寒论》之后注释《伤寒论》的第一人，他在《注解伤寒论》中解释："濡弱者，气血也。往反有十一头，头者，五脏六腑共有十一也。腑，阳也，阳脉见者，为乘腑也。脏，阴也，阴脉见者，为乘脏也。""濡弱者，脉之最虚，何以反居十一种之先？濡弱，木象，木居五行之先，此以五脏六腑因其濡弱而相乘，故令脉具十一之形象也。如濡弱而见弦，是肝脏之乘也，见微弦，是胆腑之乘也。心脉钩，脾脉缓，肺脉毛，肾脉石，仿此类推。言脉得濡弱，则五脏六腑皆来相乘，故濡弱之中。兼具十一之象，而濡弱常在十一之先也。何以知乘我者为腑为脏？凡诸阳脉浮数者，为乘于腑，诸阴脉迟涩者，为乘于脏也。"他说"十一"是五脏六腑的相加。而黄元御以五行生克配五脏解释，他说："濡弱，木象，木居五行之先，此以五脏六腑因其濡弱而相乘，故令脉具十一之形象也。"此解含混不清，"脉具十一之形象"是什么意思？他也没说清楚。

其实从着文辞语法的格式，行文之间必有联系，所以通读原文，前后对比，我们就会发现《伤寒杂病论》的写作体例，有互文互义，详略相间，一以贯之的特点。故用承上启下、自下而上的方式，反过来再读原文不难发现，原来张仲景师徒的对话是从平脉辨证法对脉法应用的一个总结。这个总结涉及了寸口脉法、趺阳脉法的十一种急危重症的脉象。"濡弱"属阴脉，示有胃气。今五脏六腑之气阳竭危亡，变化相乘，阳脉不足，阴往乘之，"濡弱"之脉加于濒临衰败的五脏六腑之气，示有胃气，阳气来复，即生机之兆。有胃气则生，无胃气则死，"濡弱"的胃气之脉关乎生死存亡，自然当居于十一种急危重症脉象中第一位。

又如 176 条："伤寒脉浮滑，此以表有热，里有寒，白虎汤主之。"此条文也是疑虑重重，注家一般认为是仲景错简或笔误。宋代林亿等整理《伤寒论》时就怀疑道："臣亿等谨按：前篇云，热结在里，表里俱热者，白虎汤主之。又云其表不解，不可与白虎汤。此云脉浮滑，表有热，里有寒，必表里字差矣。又阳明一证云，脉浮迟，表热里寒，四逆汤主之。又少阴一证云，里寒外热，通脉四逆汤主之，以此表里自差明矣。《千金翼》云白通汤，非也。"林亿等以 350 条"伤寒脉滑而厥者，里有热，白虎汤主之"来佐证，主张"表有寒，里有热"。倘如此，则与脉象浮滑的机理不符。阴阳脉法提纲云："凡脉大、浮、数、动、滑，此名阳也。"脉浮为阳，脉滑为阳，浮为在表，滑为在里，表里相合，三阳俱病，故脉浮滑，乃阳气重叠之象，主阳气盛极。

若"表有寒，里有热"，寒主收引，脉当"浮而紧"，即"弦"。《伤寒论·辨脉法》云："脉浮而紧者，名曰弦也。"此乃阳明中风之脉。如189 条："阳明中风，口苦咽干，腹满微喘，发热恶寒，脉浮而紧，若下之，则腹满小便难也。"此为表寒里热的太阳阳明病，与白虎汤证不合，治当别论。故 170 条强调："伤寒脉浮滑，发热无汗，其表不解，不可与白虎汤。"其实，脉滑与寒相关，张仲景师徒对此问题有专题讨论。《伤寒论·平脉法》载："问曰：翕奄沉，名曰滑，何谓也？沉为纯阴，翕为正阳，阴阳和合，故令脉滑，关尺自平。阳明脉微沉，食饮自可。少阴脉微滑，滑者，紧之浮名也，此为阴实，其人必股内汗出，阴下湿也。问曰：曾为人所难，紧脉从何而来？师曰：假令亡汗若吐，以肺里寒，故令脉紧也。假令咳者，坐饮冷水，故令脉紧也。假令下利以胃虚冷，故令脉紧也。"从对话中可见，脉滑的机理在于"阴阳和合"，表现为"关尺自平"。滑脉，属寒郁化热，是"紧之浮"的别称。而产生紧脉的原因，与"肺里寒""坐饮冷水""胃虚冷"相关。以此推理，脉滑岂不与寒大有关联？故 176 条"伤寒脉浮滑，此以表有热，里有寒，白虎汤主之"。其将"表有热、里有寒"对应"伤寒脉浮滑"的解释，以示寒郁化热、热郁不解的病机并无不妥。

我们都把"表有热，里有寒"当作一种症状来理解，其实它提示的是产生脉浮滑的病机，实际上就是我们所说的寒郁化热。

而《伤寒论》350 条："伤寒脉滑而厥者，里有热，白虎汤主之。"此"里有热"，即为针对"伤寒脉滑而厥者"之"厥者"的解释。337 条乃定义曰："凡厥者，皆阴阳气不相顺接，便为厥。厥者，手足逆冷者是也。"白虎汤证之厥的病机在于阳郁不解而厥逆，内热盛于里，故胸腹灼热，阳气不达四肢，则手足冷为厥。219 条："三阳合病，腹满身重，难以转侧，口不仁，面垢，谵语遗尿，发汗则谵语，下之则额上生汗，手足逆冷。若自汗出者，白虎汤主之。"此乃阳结之重证。平脉辨证，见寸关脉浮滑，就是白虎汤，而不必虑及其他。

又如《伤寒论·伤寒例》中云："凡得病，厥脉动数，服汤药更迟，脉浮大减小，初躁后静，此皆愈证也。"此中言"厥脉动数"之"厥脉"是什么意思呢？

《伤寒论·辨不可下病脉证并治》篇载："伤寒脉阴阳俱紧，恶寒发热，则脉欲厥。厥者，脉初来大，渐渐小，更来渐大，是其候也。如此者，恶寒甚者，翕翕汗出，喉中痛；若热多者，目赤脉多，睛不慧。医复发之，咽中则伤；若复下之，则两目闭。寒多便清谷，热多便脓血；若熏之，则身发黄；若熨之，则咽燥。若小便利者，可救之；若小便难者，为危殆。"此中对"厥脉"有明确解读："厥者，脉初来大，渐渐小，更来渐大，是其候也。"此即提醒，当领悟凡遇到手足逆冷的"厥"病的脉象，应从平脉法而理解"阴阳气不相顺接"的病机。

解读"厥"病，除了平脉，尚可辨证，即："伤寒发热，口中勃勃气出，头痛目黄，衄不可制，贪水者，必呕，恶水者，厥。若下之，咽中生疮。假令手足温者，必下重，便脓血。头痛目黄者，若下之，则目闭。贪水者，若下之，其脉必厥，其声嚶，咽喉塞；若发汗，则战栗，阴阳俱虚。恶水者，若下之，则里冷，不嗜食，大便完谷出；若发汗，则口中伤，舌上白胎，烦躁。脉数实，不大便六七日，后必便血；若发汗，则小便自利也"。

结合这两条有关"厥"病的平脉辨证，反过来对照《伤寒论》对厥阴病的认识，就不难理解厥阴病由于阴阳之气不相顺接、三焦气机不利所致的寒热夹杂、虚实互见、上热下寒、里寒外热、上实下虚等证了，就不难理解消渴、腹胀而下利、饥而不欲食、胃脘嘈杂、烦躁、呕吐等错综复杂的症状了，这样我们就会对厥阴病主脉主证的对应、兼脉兼证的对应认识更清晰，对方证运用把握更精准。

另如六经病欲解时、六经病皆中风、伤寒中风、五脏中风之类的问题，如果我们从平脉辨证法解读，道理皆明明白白。

以上所观，张仲景擅长平脉辨证，其著作内容前后照应，详略互见，字字珠玑，绝无半点絮语。平脉辨证法一以贯之，如果不从脉法解伤寒，我认为无异于盲人摸象。

2. 明确方证病机

平脉辨证法强调脉证合参，重在脉象与证候之间的互相对应，从脉象中辨识或推测病机，以确定方证主治。疾病的病机变化有一定的规律性，其证候表现相应也有规律可循，平脉知证，脉证合参，可以起到执简驭繁的作用。具体应用方法如下：

（1）从脉辨证

从脉象与证候的对应中确认主证，脉证相符。如"太阳之为病，脉浮，头项强痛而恶寒"。"伤寒脉弦细，头痛发热，属少阳"。"伤寒脉微而厥，至七、八日肤冷，其人躁，无暂安时者，此为脏厥"。

（2）从脉辨因

从脉象中推求病因，辨识病机。如《金匮要略·痰饮咳嗽病脉证并治》之"脉浮而细滑，伤饮"。"脉弦数，有寒饮，冬夏难治"。"脉沉而弦者，悬饮内痛"。

（3）从证知脉，脉证合参

从证知脉、脉证合参有助于鉴别诊断。如"太阳病，发热、汗出、恶风、脉缓者，名为中风"。"太阳病，或已发热、或未发热，必恶寒，体痛，呕逆，脉阴阳俱紧者，名曰伤寒"。"太阳病、发热而渴，不恶寒者，为温病。若发汗已，身灼热者，名曰风温。风温为病，脉阴阳俱浮，自汗出，身重，多眠睡，鼻息必鼾，语言难出"。

（4）从脉测证

从脉象中分析病机，明确方证主治。如"伤寒脉浮滑，此以表有热，里有寒，白虎汤主之""趺阳脉浮而涩，浮则胃气强，涩则小便数，浮涩相搏，大便则硬，其脾为约，麻子仁丸主之"。"血痹阴阳俱微，寸口关上微，尺中小紧，外证身体不仁，如风痹状，黄芪桂枝五物汤主之"。

（5）从脉定方

以脉象概括病机，从脉象中直接确定方治。如"太阳病，下之后，脉促胸满者，桂枝去芍药汤主之"。"伤寒脉结代，心动悸，炙甘草汤主之""少阴病，脉沉者，急温之，宜四逆汤"。

（6）从脉定法

凭脉象推求病机，再从病机确定治则。如"脉浮紧者，法当身疼痛，宜以汗解之。假令尺中迟者，不可发汗。何以知然？以荣气不足，血少故也""微数之脉，慎不可灸，因火为邪，则为烦逆，追虚逐实，血散脉中，火气虽微，内攻有力，焦骨伤筋，血难复也。脉浮，宜以汗解，用火灸之，邪无从出，因火而盛，病从腰以下必重而痹，名火逆也。欲自解者，必当先烦，烦乃有汗而解。何以知之？脉浮，故知汗出解"。"病人脉数，数为热，当消谷引食，而反吐者，此以发汗，令阳气微，膈气虚，脉乃数也。数为客热，不能消谷，以胃中虚冷，故吐也"。

以上略举大要，从例证中可据，平脉辨证法主要用于辨识病机，确认方证，是鉴别诊断的重要凭据。由于疾病本身或疾病过程存在特异性，不同的病机其脉象必然有异，有诸内必形诸于外，内外相应，特定的症状必有相应的脉象，脉象不仅与证候相应，也蕴含了病机，主脉与主证、兼证与兼脉之间自有其内在的联系，由一定的病机所决定。所以，从证可以定方，从脉也可直接定方。

3. 简化临证思路

一叶而知秋，风行即叶动，中医临证非常重视"司内揣外、内外相应"的思维方法。荣卫血气运行脉中，病则荣卫气血不和，故脉占病气之先。如刚才我从阴阳解释，阳化气，阴成形，在阳病的阶段，阳化气，脏器不一定有损伤，即使有损伤也是轻微的，而到达三阴阶段，阴成形，就一定损伤器官了。所以说脉从阴阳，往往就能判断病情的演变、病情的程度、病势的发展及预后。

因为气的蕴含广泛，凡生命信息皆属气，古人把它分为阴阳之气，凡亢进的，积极向上的为阳，而功能低下的为阴，阴阳是认识世界最极致的方法。生命之气恰与地球大气一般，生生不息、运动不止。人活一口气，生命终结谓之断气。故脉象的本质就是人体气机运动的外候表现。学习平脉辨证，首先应当对脉象的机理有一个充分的认识，把脉就是把气，就如同观察一个人的精神面貌，从他的眼光就知道他的"神气"状态。脉动也存在着"神气"状态，把脉就是通过辨别血脉搏动的形象、度势及其所在位置的异常现象辨清人体五脏六腑气机运动状态。五脏六腑气机运动状态失调反言之就是疾病的本质。仲景平脉辨证法的平脉之"平"，即平三关脉动的太过与不及；辨证之"辨"，即辨别阴阳证候的虚实盛衰。仲景之言意为要从三阴三阳辨识病机。

就如太阳光，阳光有强有弱，从强弱中我们把它分成三类，就是太阳、阳明、少阳，然后阴雨天也可以分太阴、少阴、厥阴，人体与之相对应，疾病的症状可以千奇百怪，证候的表现可以不止一端，但病理机制却大略近似，可以类归。故《素问》将病机从十九个方面进行了归纳："诸风掉眩，皆属于肝。诸寒收引，皆属于肾。诸气膹郁，皆属于肺。诸湿肿满，皆属于脾。诸痛痒疮，皆属于心。诸痿喘呕，皆属于上。诸厥固泄，皆属于下。诸热瞀瘛，皆属于火。诸禁鼓栗，如丧神守，皆属于火。诸痉项强，皆属于湿。诸逆冲上，皆属于火。诸腹胀大，皆属于热。诸躁狂越，皆属于火。诸暴强直，皆属于风。诸病有声，鼓之如鼓，皆属于热。诸病胕肿，疼酸惊骇，皆属于火。诸转反戾，水液浑浊，皆属于热。诸病水液，澄澈清冷，皆属于寒。诸呕吐酸，暴注下迫，皆属于热。"我觉得病机十九条对我们每位医生都非常的重要。这条文必须烂熟于心，一定要清清楚楚，这是基本功。

临证如此归类，思路清晰，但张仲景认为仍可补充。《金匮要略·脏腑经络先后病脉证》说："千般疢难，不越三条；一者，经络受邪，入脏腑，为内所因也；二者，四肢九窍，血脉相传，壅塞不通，为外皮肤所中也；三者，房室、金刃、虫兽所伤。以此详之，病由都尽。"又说："五邪中人，各有法度，风中于前，寒中于暮，湿伤于下，雾伤于上。风令脉浮，寒令脉急，雾伤皮腠，湿流关节，食伤脾胃，极寒伤经，极热伤络。"

《黄帝内经》重点在于推理性的教育，在于告诉我们"为什么"的道理。《伤寒杂病论》的重点则在于实用性的指导，在于告诉我们"是什么"的道理。相对于《素问》病机十九条，张仲景的临证思路不仅继承并有所发挥，且提倡简约化。《伤寒论》以阴阳为纲，"病、脉、证、治"四字为要，从平脉辨证架构三阴三阳辨证论治体系，纲举目张，尽可能辨别病在表、在里、在气、在荣、在上、在下、在脏、在腑等不同情况，平脉辨证，病证结合，精辨病机为治则立法，更显大道至简、返璞归真。如六经病的主脉，王叔和推衍仲景脉法精义，论定："太阳病主脉浮，阳明病主脉长（等同于脉洪大）、少阳病主脉弦、太阴病主脉沉细、少阴病主脉沉、厥阴病主脉微缓。"这个阳脉见阳病，阴脉见阴病的三阴三阳六经病分类法尽管比较粗糙，但从其主证见主脉，兼证见兼脉的应用方法中把握疾病特征，对于鉴别阴阳证候并存、寒热虚实并见等病机复杂的三阴三阳病合病，犹可提纲挈领。而脉法提倡的"三部不同，病各异端，太过可怪，不及亦然，邪不空见，终必有奸"的独脉法，有利于疾病的精确定位、简化临证思路、规范方证，也是提高疗效的关键。

黄煌老师将经方方证对应的应用经验，推衍为经方体质学说，从体质禀赋与疾病的特异性证候特征把疾病类型规定为"方人""药人"，诸如"麻黄脸""半夏眼""桂枝舌""附子脉"与"柴胡体质""黄芪体质"

之类，这确实体现了中医"望而知之"的神通，属诊法中的上乘功夫，已经成为经方医学研究的重要内容。平脉辨证法从脉象与证候的对应、脉象与病机的对应中辨识方证，也是经方脉证学的主要研究内容，与经方体质学说一脉相承，互为补充，方证的认识更臻完善。如"麻黄脸"对应的常态脉象必右寸浮；"半夏眼"对应的常态脉象必右寸滑；"桂枝舌"的对应脉必左寸浮弱；"附子脉"其脉当左寸沉细弱更明显，而"柴胡体质"对应的常态脉必双关弦；"黄芪体质"对应的常态脉必右寸弱等。这些皆体现了经方医学的大道至简，证明了经方运用是可以规范的。

从特定脉直接处方，脉象与方证、药证对应，将经方运用简约化，以此架构成经方脉证学的思路，首倡于王叔和。王叔和在《脉经·卷二·平三关病候并治宜》中分列寸关尺三部脉象，将特定脉象与证候相对应，成为脉证，脉证不仅与内服的方药对应，而且还可以对应针灸、按摩，以及外用药治疗等，如"寸口脉浮，中风，发热，头痛。宜服桂枝汤、葛根汤。针风池、风府，向火灸身。摩治风高。覆令汗出……关脉浮，腹满不欲食。浮为虚满。宜服平胃丸、茯苓汤、生姜前胡汤。针胃管，先泻后补之……尺脉浮，下热风，小便难。宜服瞿麦汤，滑石散。针横骨、关元，泻之"。从中可见，此类"脉－证－病－治"对应的分类法充分体现了平脉辨证的优势。《脉经》所载方有些见于《伤寒杂病论》，但大多不见，故可认为是王叔和的继承与创新。

方证对应，当紧扣原文，张仲景强调"但见一证便是"并不仅限于小柴胡汤，只要"观其脉证，知犯何逆"，抓住了病机特点，便可大胆运用。用方尽可能不加减，以防力量不够，但可以合方。张仲景已经为我们做了示范，如桂枝麻黄各半汤、桂枝二麻黄一汤、柴胡桂枝汤等。需注意的是合方必有合病相兼脉证对应。如146条："伤寒六七日，发热，微恶寒，支节烦疼，微呕，心下支结，外证未去者。"此中"发热，微恶寒，支节烦疼"为太阳病证，而"微呕，心下支结"为少阳病证，再从证测脉，当寸部脉浮、关部脉弦，尺脉稍弱。脉证合参，诊断明了，方治即出，将太阳病主方桂枝汤，与少阳病主方小柴胡汤，两方合而为一，即柴胡桂枝汤。我曾经用柴胡桂枝汤治疗肝癌，但是我后来发现用这个方子会引起病人发热，而且还是高热，而发热的过程却能延长患者的生存期。我不清楚肿瘤是否可以通过发热来解决，我觉得大家可以试试看。我们县中医院里一位职工的家属得了肝癌，还转移了，没有办法治，后来他天天发热，用解热药都没有用，可后来肝癌却好了，发热后肿瘤就此消失了。所以我觉得这也是一个思路，大家可以试试看。六经合病的诊断，经方合用的方法皆可以此类推。从主脉抓主证，从兼脉辨兼证，主证即方证，兼证即药证，方随证转，主次分明。这是平脉辨证法应用的基本原则。

我们今天学习张仲景、王叔和，一脉相传，并借助现代科技条件进一步有所发明。所以，我将本人从平脉辨证法运用经方的思路推荐给大家，希望众人拾薪火焰高，从各个角度来研究，以期建设经方脉证学，并为推广经方医学模式贡献力量。

五、平脉辨证法应用纲要

1. 平脉阴阳辨证纲要

脉位分阴阳：寸为阳，尺为阴，关前属阳、关后属阴。故寸脉见阳脉，左寸属太阳、右寸属阳明；寸脉见阴脉，左寸属少阴、右寸属太阴；左关前见阳脉，属阳明；关后见阳脉，属少阳；关前见阴脉，属太阴；关后见阴脉，属厥阴；左尺见阳脉，为太阳；尺见阴脉，为少阴。

王叔和《脉经》规定："心部在左手关前寸口是也，即手少阴经也。与手太阳为表里，以小肠合为府。合于上焦，名曰神庭，在龟尾下五分。肝部在左手关上是也，足厥阴经也。与足少阳为表里，以胆合为府。合于中焦，名曰胞门，在太仓左右三寸。肾部在左手关后尺中是也，足少阴经也。与足太阳为表里，以膀胱合为府。合于下焦，在关元左。肺部在右手关前寸口是也，手太阴经也。与手阳明为表里，以大肠合为府。合于上焦，名呼吸之府，在云门。脾部在右手关上是也，足太阴经也。与足阳明为表里，以胃合为府。合于中焦脾胃之间，名曰章门，在季胁前一寸半。肾部在右手关后尺中是也，足少阴经也，与足太阳为表里，以膀胱合为府。合于下焦，在关元右。左属肾，右为子户，名曰三焦。"

所以有同道问我，你怎么知道患者前列腺增生，你怎么知道患者输卵管阻塞？其实，王叔和已经说得清清楚楚了，就单纯尺部一个弦紧脉，能分出好多病。如果关后尺上是弦而紧的，男的一定是腰或者是前列腺的问题，女的就是腰痛，或者是附件、盆腔的炎症；如果尺下是弦的，就能断定是腰腿痛……大家都可以用这个方法来把脉，验证这个方法是不是正确的。

脉形脉势分阴阳：凡脉大、浮、数、动、滑为阳脉类；凡脉沉、涩、弱、弦、微为阴脉类。浮与芤相类，弦与紧相类，滑与数相类，革与实相类，沉与伏相类，微与涩相类，软与弱相类，缓与迟相类。阴脉阳脉皆相类，阴证阳证自分明。故太阳病主脉浮，阳明病主脉长（等同于脉洪大）、少阳病主脉弦、太阴病主脉沉细、少阴病主脉沉、厥阴病主脉微缓，谓之脉证相符。阳病当见阳脉，阴病当见阴脉，阴阳合病则阴阳兼见并存。凡阴病见阳脉者主病出，为向愈之兆；阳病见阴脉者主病进，为恶化之象。

2. 病平脉辨证纲要

"寸主射上焦，出头及皮毛竟手，左为心、右为肺；关主射中焦，腹及腰，左为肝脾，右为胆胃；尺主射下焦，少腹至足，双尺皆为肾"。我很赞成这个说法，因为临床用这个区分病证，很容易处方。我主张左关脉主肝、脾，右关脉主胆、胃，这样可以直接把病位定出来，为处方提供思路。如果右关是弦紧脉，我们就知道这是柴胡证；如果左关脉是弦的，那我们就要调肝和脾了。

心与小肠相表里，肺与大肠相表里，肝、胆、脾、胃相表里，肾与膀胱相表里。督为阳，任为阴，命门三焦源于肾。识得太过与不及，病位病机指下明。

3. 外感内伤平脉辨证纲要

"六淫致病脉共见，脏腑杂病辨三关。表里同病重独脉，阴阳虚实分部看"。因为六淫致病，邪比较轻浅，所以脉象一定表现为阳脉，一般三部脉都可见。而内伤病时，就一定要从三关去分，属肝、属肾、属脾、属胃，还是属哪个脏器，一定要分清楚。既有脏腑病变，又有外感，这时就要看独脉了，从寸关尺三部去分。

4. 三阴三阳六经病平脉辨证纲要

脉象阴阳从太过与不及辨别,太过为阳、不及为阴。证候当辨寒热、虚实、表里、阴阳,脉象必分浮沉迟数、有力无力,阳证之脉当有力太过,阴证之脉则无力不及。病证有主证、兼证之分,脉应有主脉、兼脉之别,证变脉应,病、脉、证、治一一对应,凡三阴三阳六经病均分类易辨。故人身上下、左右、内外、表里相应,左右关联,内外互见,凡脏腑气血的病机变化,皆可从三焦分定,并归类于三阴三阳六经病证。

平脉辨证法从表里三焦立论,《伤寒论·平脉法》强调:"邪不空见,终必有奸,审察表里,三焦别焉。"三阴三阳病的辨证论治不仅从表里认定,也从三焦区别。230条可佐证:"阳明病,胁下硬满,不大便而呕,舌上白胎者,可与小柴胡汤。上焦得通,津液得下,胃气因和,身濈然汗出而解。"由此可见,三阴三阳病不仅是六经病,而且是从古代解剖部位即上、中、下三焦以认识疾病表、里、内、外病位的病证。

（1）太阳病,是以上、中焦表实病变为主的病证

太阳病提纲（1条）:"太阳之为病,脉浮,头项强痛而恶寒。"太阳病主脉当见寸部脉浮,尤以左寸浮明显,对应以头项强痛、恶寒为常见症状。兼证表现复杂,当从兼脉辨,如浮数主表热（例如葛根黄芩黄连汤证）,浮缓主表虚（例如桂枝汤证、桂枝附子汤证）,浮紧主风寒（例如麻黄汤证、大青龙汤证）,浮滑主风痰（例如麻黄杏仁甘草石膏汤证）。依据134条:"太阳病,脉浮而动数,浮则为风,数则为热,动则为痛,数则为虚"。凡太阳病皆当从此类推,符合太阳病主脉者为太阳病,否则是它病,或者为合病。

（2）阳明病,是以中、下焦里实病变为主的病证

阳明病提纲（180条）:"阳明之为病,胃家实是也。"阳明病分太阳阳明、正阳阳明、少阳阳明三个类型,主脉当三部俱现,但以寸、关明显。依据245条:"阳脉实,因发其汗,出多者,亦为太过。太过者,为阳绝于里,亡津液,大便因硬也"。阳明病三个类型的主脉各异,太阳阳明主脉象浮滑或洪大;正阳阳明主脉迟,迟是指阳郁化热,阳气阻滞不通，脉反映出来就是缓，如肠伤寒，出现相对缓脉；少阳阳明主脉浮而紧，对应以胃家实、汗出、大便难为常见症状。兼证、兼脉均从阳明病类型区分。例如：太阳阳明，脉实（如大承气汤证），脉洪大（如白虎汤证），浮虚（如桂枝汤证、猪苓汤证、麻黄连翘赤小豆汤证），跌阳脉浮而涩（如麻子仁丸证）；正阳阳明，脉迟（如承气类方证）；少阳阳明，脉浮而紧（如栀子豉汤证、吴茱萸汤证），或脉弦浮大（如茵陈蒿汤证、小柴胡汤证、大柴胡汤证）等。

（3）少阳病，是以中焦半表半里病变为主的病证

少阳病提纲（263 条）："少阳之为病，口苦，咽干，目眩也。"少阳病主脉当见脉弦细，尤以双关部脉弦明显，对应以口苦，咽干、目眩、胁下硬满、干呕不能食、往来寒热为常见症状，兼证较为复杂，但主脉、主证必备，以柴胡类方证为主，方证辨识强调"有柴胡证，但见一证便是，不必悉具"（101 条），治法告诫当"知犯何逆，以法治之"（267 条）。如脉双关弦实（大柴胡汤证）、双关细弦（小柴胡汤证）、脉双关弦（四逆散证）、脉双关弦的程度不对（柴胡桂枝干姜汤证）等。今天有同道找我看病，他两关弦不对等，舌苔黄腻，他的大便一定是溏或者稀，我就凭脉开柴胡桂枝干姜汤。脉左寸加右关弦（加味逍遥散证），左寸属心，右关属胆胃，所以这个人肯定烦躁，忧虑，而且头晕、头痛、月经不调、内分泌紊乱，就是加味逍遥散证。

（4）太阴病，是以中上焦表虚为主的病证

太阴病提纲（273 条）："太阴之为病，腹满而吐，食不下。自利益甚。时腹自痛。若下之。必胸下结硬。"太阴病主脉当见沉细，主要为关脉弱，或寸关浮而缓，对应以脘腹胀、呕吐、腹泻、不渴、腹痛、腰困痛、身发黄为常见症状，兼脉、兼证从表虚的病机变化。例如：脉浮（如桂枝汤证），脉浮而缓（如桂枝加芍药汤证），脉弱（如四逆汤证、人参汤、小建中汤证、甘草干姜茯苓白术汤证）。

（5）少阴病，是以下焦里虚病变为主的病证

少阴病提纲（281 条）："少阴之为病，脉微细，但欲寐也。"少阴病脉当见沉，主脉微细，表现为寸关尺三部皆沉细弱，但寸、尺沉细弦紧，

关沉细稍弱，也属少阴。对应以下焦里虚病变伴随的精神较差（即"但欲寐"）为常见症状，病证往往表现为阳虚阴盛，病情危殆，似是而非，多真寒假热证，病情危殆。但兼脉必随证候相应。例如：脉细沉数（如麻黄附子细辛汤证、黄连阿胶汤证），脉微欲绝（如通脉四逆汤证）。283条："病人脉阴阳俱紧，反汗出者，亡阳也，此属少阴，法当咽痛而复吐利。"此脉阴阳俱紧，指寸关尺三部沉细紧，病机在于阳气虚损，阳不制阴，阴火上冲（如猪肤汤证、甘草汤证、半夏散及汤证、真武汤证），所以有些咽喉痛的病人，苔是水滑的，脉是紧的，还得用麻、附、辛，半夏散，还得温阳。

（6）厥阴病，是以上中下焦虚实夹杂病变为主的病证

厥阴病提纲（326条）："厥阴之为病，消渴，气上撞心，心中疼热，饥而不欲食，食则吐蛔。下之利不止。"厥阴病的主脉当见寸关尺三部均沉微弱细。327条可以反佐："厥阴中风，脉微浮为欲愈，不浮为未愈。"如果厥阴病的病人脉浮，表示阴病出阳了，这个病将愈了，如果脉还是细沉微弱，那么就未愈。

厥阴病脉有"脉初来大，渐渐小，更来渐大"的特点，故兼证兼脉众多，症状之实与脉象之虚对比性非常强。所以凡阴阳之气不相顺接、三焦气机不利所致的寒热夹杂、虚实互见、上热下寒、里寒外热、上实下虚等病情错综复杂的病证，如消渴、腹胀而下利、饥而不欲食、胃脘嘈杂、烦躁、呕吐等表现，均属厥阴病范畴，主证必俱手足逆冷，兼证表现多样化，但多伴有下利即大便稀症状。

厥阴病证表现在上、中、下焦病均可见证，相对三阳病、太阴、少阴病单纯的主证表现而言，主证呈多样性而错综复杂。故厥阴病从平脉辨证，当舍证从脉，无论证候如何复杂，只要抓住"虚而实、杂而乱"，则脉候虚实即可认定。例如：脉微细弱（如当归四逆汤），微细弱数（如乌梅丸证），或沉细而迟（如麻黄升麻汤证），或沉细微弦或紧（如瓜蒂散证）等。

在临证实践中，六经病证候有时并不单一出现。合病并见较多，如太阳、少阳合病，只需有太阳病的脉证、少阳病的脉证同时并见，即可断定。

六、经方脉证初识

1. 寸脉

寸脉浮，辨虚实。浮虚，发热、汗出、恶风、头痛，太阳病中风，宜桂枝汤。浮实，发热、头痛、颈项强，太阳阳明病。无汗者宜葛根汤，汗出者宜桂枝加葛根汤（即葛根汤去麻黄）。其实，也可以不去麻黄，只要把麻黄的量减少点就可以，效果更好。

咳剧者，脉浮滑数，宜厚朴麻黄汤。咽喉痛者，属温病，宜银翘马勃散。双寸脉浮滑或浮数，瘀热在里，宜麻黄连翘赤小豆汤，对于年轻的小姑娘、小伙子脸上长痤疮的，这是特效方子。

寸脉紧，苦头痛骨肉疼，当发汗，太阳病中寒。宜麻黄汤；三关脉浮紧，发热恶寒，不汗出而烦躁者，宜大青龙汤。

寸脉微，分左右。左寸微，头晕，头侧隐痛，颈项不利，脑血管痉挛或大脑供血不足，少阴病。心悸者，宜桂枝加黄芪汤，汗多者，宜桂枝加附子汤；四肢凉者，宜当归四逆加吴茱萸生姜汤。右寸微，咽喉干痛，喑哑，短气、胸闷，太阴病。多见于喉痹，宜桔梗甘草汤、半夏散及汤；喜唾者宜理中丸。左右寸皆微者，少阴病，宜麻黄附子细辛汤。

寸脉数，烦热，热在上焦，喉咽不利，口舌生疮，太阳阳明病。宜葛根黄芩黄连汤、泻心汤、黄连上清丸。凡寸脉数略滑的脉，就是黄连、栀子的脉，所以此时就要马上联想到和黄连栀子相关的方剂。

寸脉缓，皮肤不仁，风寒在肌肉，心动过缓，太阴病。宜桂枝加附子汤。

寸脉滑，内热，咳痰，胸中壅满，甚则吐逆，阳明病。宜葶苈汤、射干麻黄汤、麻黄连翘赤小豆汤。

寸脉弦，心下愠愠，微头痛，心下有水气，为寒饮，太阳病。宜小青龙汤、茯苓甘草汤。

寸脉弱，阳气虚，自汗出而短气，属太阴病。宜桂枝加龙骨牡蛎汤、桂枝加黄芪汤。

寸脉涩，咽喉干，少津液，胃气不足，太阴病。宜百合地黄汤、麦门冬汤。这是属于生地黄脉。例如，帕金森综合征患者，大便难，双手颤抖，炙甘草汤是个非常好的方子，但是地黄的用量必须在 250～300g 以上，如果按常规的量无效，用了这个方子很快就能解决大便难的问题，因为地黄有通血痹之功，它通过滋养血脉来达到通络的作用。帕金森综合征是通过大脑的损伤而形成行为障碍，而且由于通常伴有代谢紊乱，故大便干结。用炙甘草汤治疗是一个非常好的方法。

寸脉芤，吐血；微芤者，衄血；空虚，去血故也；阳明病，宜白虎加人参汤，也可生脉饮加三七。

寸脉伏，胸中逆气，噎寒不通，是胃中冷气上冲心胸，太阳病。宜旋覆代赭汤、奔豚汤。

寸脉沉，胸中引胁痛，胸中有水气，太阳太阴合病。宜服泽漆汤、十枣汤。

寸脉濡，阳气弱，自汗出，是虚损病，太阴病。宜桂枝加龙骨牡蛎汤、桂枝加附子汤、薯蓣丸。

寸脉迟，上焦有寒，心痛咽酸，欲呕吐，太阳太阴合病。宜服黄连汤，或附子汤、理中汤加黄连。

寸脉实，即生热，在脾肺，呃逆气塞，阳明病；虚，即生寒，在脾胃，食不消化，太阴病。有热，即宜服竹叶汤、葛根汤；有寒，宜服吴茱萸汤。

寸脉细，发热及吐，太阳少阳合病。自下利者，宜黄芩汤；若呕者，黄芩加半夏生姜汤；吐不止，宜大半夏汤、橘皮竹茹汤。

寸脉洪大，胸胁满，太阳阳明病，宜白虎汤、小陷胸汤。寸脉浮大属于石膏脉。

寸脉太过出寸口（上竟上），脉浮滑，太阳阳明病。左寸主心血管病，心肺瘀阻，脑络不通，头痛剧，心悸动，宜葛根汤加黄芩、黄连；右寸主鼻咽与肺，咽喉不利，头额胀痛，胸中憋闷气促，宜麻黄连翘赤小豆汤合小陷胸汤。

2. 关脉

关脉浮，腹满不欲食，心下痞，太阳病。关浮不及为虚满，宜服厚朴生姜半夏甘草人参汤；关浮太过为实满，大黄黄连泻心汤；发热汗出而痞满者，宜桂枝人参汤、厚朴七物汤。

关脉紧，心下苦满，急胀痛。紧为弦之甚，主寒闭不痛或内有久寒，厥阴病。宜当归四逆加吴茱萸生姜汤。脉紧者为实，大实痛者，太阴病，宜桂枝加大黄汤。

关脉微，胃中冷，心下拘急，隐隐痛，太阴病，宜附子理中汤或附子汤。双关脉微欲绝，饮食无碍，纯阴结，此太阴脾气将绝之兆，当防肝癌，当大剂温阳，四逆汤加人参。如果服药后，脉出来了，这个人病就好了，如果真脏脉现，弦如刀刃，这个人的治疗恐怕就没有任何方法了。

关脉数，胃中有客热，灼热而痛，心中懊恼，食后易饥，消渴，阳明病。宜栀子大黄汤。

关脉缓，其人不欲食，此胃气不调，脾气不足。太阴病，宜桂枝汤加人参。

关脉滑，胃中有热。滑为热实，以气满故不欲食，食即吐逆。阳明病。宜半夏泻心汤、大柴胡汤。

关脉弦，口苦，咽干，目眩，胸胁苦满，此邪在胆，逆在胃。少阳病。双关脉细弦，宜小柴胡汤。这样的病人太多了，很多的胃病病人，迁延不愈，四处治疗，用西药效果不好，他的病根其实都在胆上，不是在胃上，但是我们关注的却是他的胃。其实，只要抓住他关脉是弦的、夜间有口干口苦的特点，就用小柴胡汤即可。在这基础上，我一般会加蒲公英，都能很快解决问题。左关独弦，必失眠，宜柴胡加龙骨牡蛎汤；双关弦，宜四逆散；双脉脉细弦不对等，宜柴胡桂枝干姜汤；左寸、右关弦，余脉稍弱，宜加味逍遥散。

关脉弱，胃气虚，食欲差，太阴病。宜小建中汤、人参汤、薯蓣丸。

关脉涩，血气逆冷。脉涩为血虚，以中焦有微热。太阴病，宜炙甘草汤、小建中汤。刚才我说寸脉涩是炙甘草汤，关脉涩也是炙甘草汤，涩脉一定是和炙甘草汤相关联的。

关脉芤，大便去血数升者，以膈腧伤故也，厥阴病，宜黄土汤。黄土汤是治疗下焦出血最好的方子。我治过大量胃出血的病人，用这个方子效果非常好。

关脉伏，中焦有水气，溏泄。太阳病中寒，宜五苓散。下利而心下坚满者，甘遂半夏丸。

关脉沉，心下有冷气，苦满吞酸。太阴病，宜橘枳姜汤、泽漆汤。

关脉濡，苦虚冷，脾气弱，重下病，就是脏器下垂，感觉脘腹隐隐不适。太阴病，宜附子粳米汤、薏苡附子败酱散。

关脉迟，胃中寒，喜吐唾沫。太阴病，宜附子汤、茯苓饮。大便不通者，宜附子泻心汤。

关脉实，胃中痛，阳明病，宜栀子厚朴汤、大承气汤。

关脉牢，脾胃气塞，盛热，厚朴大黄汤，厚朴的量我一般会用到60g左右。

关脉细，脾胃虚，腹满，太阴病，黄芪建中汤。

关脉洪，胃中热，必烦满，阳明病。烦渴者，宜白虎汤；口苦者，宜大柴胡汤。

3. 尺脉

尺脉浮，为伤肾，下热风，小便难。太阳少阴合病。宜瓜蒌瞿麦丸。我认为瓜蒌瞿麦丸是治疗前列腺的特效方，用这个方1个星期症状能明显的好转，如果下焦皮肤粗糙，可以合上桂枝茯苓丸，一般短时间内就能见效，但是一定要忌酒，一点点含酒精的饮料都不能喝。

尺脉紧，分左右，定上下。脐下痛。太阴病。宜枳实芍药散。尺上紧，在男前列腺病，宜桂枝茯苓丸；在女胞宫寒，宜当归芍药散；紧在左，病在左；紧在右，病在右；均宜当归芍药散合桂枝茯苓丸。尺下紧，腰腿寒痹疼痛，宜肾着汤、乌头汤。

尺脉微，下焦虚寒，厥逆，小腹中拘急，有寒气。太阴病。宜小建中汤、内补当归建中汤。

尺脉数，下焦瘀热，恶寒，脐下热痛，小便赤黄，腹皮急，考虑肠痈、急性盆腔炎。太阳阳明合病。宜大黄牡丹皮汤、赤豆当归散、薏苡附子败酱散。

尺脉缓，脚弱下肿，小便难，有余沥。少阴病。宜瓜蒌瞿麦丸、防己黄芪汤。

尺脉滑，水热互结，血气实，热结膀胱，少腹急结，妇人经脉不利，男子尿血。太阳病。宜桃核承气汤、大黄牡丹皮汤、当归贝母苦参丸。

尺脉弦，小腹疼，小腹及脚中拘急。太阴少阴合病。宜内补当归建中汤、当归芍药散。

尺脉弱，阳气少，肾气弱，发热骨烦。少阴病。宜肾气丸。

尺脉涩，足胫逆冷，小便赤。少阴病。宜知柏地黄丸。

尺脉芤，下焦虚，小便去血。太阳少阴合病。宜猪苓汤。

尺脉伏，小腹痛，癥疝，水谷不化。少阴病。宜四逆散合四逆汤。

尺脉沉，水气病，腰背痛。太阴少阴合病。宜肾气丸、肾着汤。

尺脉濡，苦小便难。少阴病。宜瓜蒌瞿麦汤。

尺脉迟，下焦有寒，大便难。太阳少阴合病。宜桂枝加大黄汤。

尺脉实，小腹痛，小便不禁。太阳少阴合病。宜瓜蒌瞿麦丸、枳实芍药散。

尺脉牢，阴寒盛，水蓄下焦，腹满，阴中急。少阴病。外阴肿者，宜牡蛎泽泻散；少腹痛剧者，宜通脉四逆汤。这个情况肾病综合征最常见。

一般脉沉主虚，但现在恰恰有很多是主实的，这时就要和症状一起看。如果这个人体型很壮实，脉沉细滑，一般他的血尿酸偏高，血糖偏高，如果是血糖高且伤肾的患者，一般迟脉会稍突出，且更有力，还伴有手掌潮红。这些都与血液循环不好有关。

七、病－脉－证－治对应举例

张仲景、王叔和从平脉辨证架构了三阴三阳辨证论治体系，并且将其推衍为杂病论治，即《金匮要略》各篇章中的"病、脉、证、治"的示范。同理，我们学习并运用平脉辨证法同样可以推求现代疾病的特效专治，甚至可以是临证科研的捷径。

1. 肝病

双关脉独弦明显，阳明、少阳病，腹胀、便秘者，大柴胡汤主之；寸脉浮滑者，阳黄，合茵陈蒿汤；寸脉沉缓者，阴黄者，合茵陈术附汤。

2. 胃病

双关弦细者，少阳病，口苦，咽干，目眩，脘腹不适，大便紧，邪在胆，逆在胃，小柴胡汤；双关濡弱，脘腹隐痛，食少，便稀溏，太阴病，桂枝汤合人参汤主之；寸脉沉弱，胃脘痛不止，附子理中汤主之。

3. 类风湿

右寸稍浮，左寸略沉，关尺俱紧或滑，太阳、太阴、少阴合病，骨节肿痛变形，疼痛剧烈，桂枝知母芍药汤。治风湿病，只有桂枝知母芍药汤有效，但是高效的诀窍在哪里呢？就在于附子的量和生姜的量，生姜的量最少在 60g 以上，附子的量也必须在 30～60g，如果疼痛特别剧烈，可以合乌头汤。

4. 痤疮

脉双寸浮滑，关弦或滑，尺稍弱者，阳明病，痤疮化脓，瘀热在里，麻黄连翘赤小豆汤主之；左寸弦、右关弦者，厥阴病，加味逍遥散主之；痤疮兼尺脉弦者，痤疮跟足必暗紫，瘀血阻络，在男子当便秘，女人必痛经，合桂枝茯苓丸。

5. 褐色斑

左寸弦，右关弦，余脉见弱，少阴厥阴合病，加味逍遥散主之。色暗者，其人实，合桂枝茯苓丸；色淡者，其人虚，合二至丸加菟丝子，菟丝子大剂量用，能使大便通畅，斑也很快就能变淡，一般来说两三周后脸上就会很光滑。

6. 鼻窦炎

双寸脉浮滑而实，阳明病，头额痛，涕色黄或如脓，或鼻衄，葛根黄芩黄连汤主之。

7. 过敏性鼻炎

右寸浮细弦、余脉细弦，太阳中寒，鼻涕清稀，小青龙汤主之；左寸浮弦或双寸浮滑者，太阳阳明病，葛根汤合麻黄连翘赤小豆汤主之。

8. 顽固性失眠

左关弦，少阳病，烦躁易惊，辗转难眠，柴胡加龙骨牡蛎汤主之。

9. 顽固性腹水

寸脉浮弱，关尺浮弦，少阴病，腹大如鼓，舌红无苔，水热互结，攻补两难，猪苓汤主之，猪苓必重剂。既不能攻，也不能补，什么办法也没有，只有猪苓汤重剂。

10. 末梢神经病

脉寸浮，关尺细，太阳少阴病，葛根汤合当归四逆汤主之。我认为葛根汤合当归四逆汤是微循环改善剂。

11. 前列腺病

左寸沉弦，关脉弦，尺脉弦紧，厥阴少阴病，小便淋涩，腹股沟或胀或痛，四逆散合桂枝茯苓丸、瓜蒌瞿麦丸主之。

12. 血液病

寸关脉洪大，阳明病，气血妄行，肌肤紫癜，人参白虎汤主之，石膏当重用。我治疗白血病都是用白虎加人参汤，石膏一定要重用，以前我不知道，都用滋阴凉血的方法，其实都是错误的，疗效也不肯定，现在用白虎汤后，疗效非常的好。

13. 糖尿病

脉见寸关脉洪大，太阳阳明病，宜葛根黄芩黄连汤；三关脉浮大或实，阳明病，初病或实证，宜白虎汤或人参白虎汤、竹叶石膏汤；寸脉稍浮，双关脉弦不对等，少阳厥阴病，病情迁延，宜柴胡桂枝干姜汤、乌梅丸；寸关脉沉细弱，尺脉浮或弦，少阴病，久病入络，心肾俱衰，瘦弱不堪者，宜猪苓汤、大黄附子细辛汤、桂枝茯苓丸；下肢浮肿者，宜真武汤。此病程较长，首病太阳阳明、继少阳、入厥阴，再少阴，而传经合病多见，故脉多间杂并见，治当观其脉证，平脉辨病，平脉合方。

14. 神经官能症

脉见左寸上沉涩，寸下短促而浮，右寸上浮促，寸下沉弦，双关脉弦弱，尺脉细弦或紧，厥阴病，往来寒热、腹痛，气上冲膈，憋闷，烦躁，痛苦之状莫名，但查无实据，此乃奔豚，奔豚汤主之。

15. 颈椎腰腿痛

颈椎病，脉左寸浮弦或紧，颈项强痛，太阳阳明病，宜葛根汤；左寸沉涩，颈项酸困，少阴病，宜桂枝加附子汤；寸脉浮，尺脉弱，颈项强痛，太阳病，宜桂枝汤。寸脉弦弱，双关脉弦，颈项疼痛在两侧，太阳少阳病，宜柴胡桂枝汤；腰椎病，关脉弱，尺脉紧，脾虚生湿，湿气下流，困于腰，太阴病，宜肾着汤；尺沉涩，少阴病，腰痛四味丸（威灵仙、狗脊、杜仲、怀牛膝）；颈椎、腰椎突出，寸浮，关濡，尺沉，太阳太阴少阴病，葛根汤、肾着汤、腰痛四味丸；尺下（下竟下）紧，腰腿痛，合乌头汤；下肢痉挛者，宜葛根汤，白芍重剂（是芍药甘草汤）。

以上是个人经验，仅为举例，希望学者发挥。平脉辨证是中医学的基本功，历史上于此道大有成就的医家众多。吴鞠通《温病条辨》、周慎斋《医家秘奥》中均有此类方脉直接对应的经验总结。

脉辨证诊疗模式中规中矩，经方方证、药证如肯如綮，临证运用效若影响，体现了经方的魅力。

八、结 语

《伤寒杂病论》字字珠玑，句句真言，张仲景有独善其用之验，王叔和有整理推广之功。医门有仲景、叔和，犹如儒家之孔丘、孟珂。孔孟道德文章教化千古，《伤寒杂病论》的精髓如仲景论脉、阴阳要略、三阴三阳六经病提纲、经方应用原则等亦当垂范万世。《伤寒杂病论》序曰："夫天布五行，以运万类；人禀五常，以有五脏。经络府俞，阴阳会通；玄冥幽微，变化难极。自非才高识妙，岂能探其理致哉！"今托仲景吉言，把

《伤寒杂病论》的精髓集萃，刻成竹简，敬献大家，供奉案头，日诵数遍，"三省吾身"，必将悟道有得！

最后，念一下我写的《伤寒杂病论》赞。

《伤寒》与《金匮》，区区不足六万言，仲景述在前，叔和撰于后，历代经验之大成，平脉辨证演其变，病、脉、证、治垂规范，内、外、妇、儿皆发源。三阴三阳提纲挈领，表里虚实细分缕析。从水火识阴阳，例伤寒辨传变。六淫首患于荣卫气血，杂病终归于脏腑三焦。寸口、跌阳、少阴、少阳诸脉法互参，望色、闻声、问苦、按腹各诊法并用。平脉以辨证，辨证以定方，方证相应，药证相随。善用汗吐下，但辨可不可；必从阴阳和，顺逆生死别。见病而思源，悟道思过半，君不见，郑钦安论少阴独创火神派，吴鞠通治阳明条辨温病学，徐灵胎从类方总结伤寒如何学，黄煌从体质发扬经方大道简。方法皆从简，学习有何难？千古圣明，万世医宗，福佑众生代代传！

下 篇

名 师 访 谈 篇

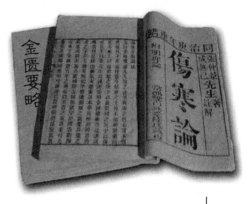

冯世纶教授访谈实录

主持人：今天很高兴，能采访到经方大家，伤寒大家冯世纶教授，能聆听到冯老的谆谆教诲是我们晚辈的荣幸。冯老，您能给我们介绍一下您诊病时的辨证思路吗？

冯教授：我是中医学院毕业的，以前都用脏腑辨证，而现在都用《伤寒论》的六经辨证了，基本上是先辨六经，后辨方证。

主持人：就是说一位病人来了，您先定出他的病是哪一经？

冯教授：实际上现在大家对《伤寒论》的认识存在误区。《伤寒论》的六经不是经络，而是八纲。太阳病是表阳证，少阳病是半表半里证，阳明病是里热证，里实热证……这不是八纲吗？这都是八纲的概念。所以说六经来自八纲，不是么？我在临床中，先用八纲分析，是寒证还是热证，是表证还是里证，然后再辨是太阳证、阳明证、少阳证，还是太阴证、少阴证、厥阴证，这就是辨六经了。辨完六经以后再辨方证，根据症状的反应来辨证。现在人们对辨证论治有些模糊，认识不清。辨证论治，不是推理。譬如，有人认为今年是太阴司天，少阴在泉，气候多湿，就应该加苍术，把这也叫辨证，这是不对的。经方不主张这样辨证，不是根据气候，或其他理论来推理。而是患者得了病以后，出现了一些症状，医生根据这些症状的特点来分析，来辨证。患者是在表、在里还是在半表半里，是阳证还是阴证，是这样来辨出所属六经，然后再辨出相应的适应证。这样治病就非常简单、非常好掌握了。其实，张仲景就是这样治病的。但现在很多人认为太阳就是太阳经，太阳病就是经络的病，这样的认识是不对的。

主持人：冯老，您刚刚给我们讲解您看病的思考过程可能用了一两分钟，但实际上您在临床中，是否只需要一两秒钟就能形成一个思路？

冯教授：有的证典型，就比较容易，但有的证不典型，那辨起证来还是挺费劲的。不过用八纲辨证还是比较容易把握的，比其他的辨证方法容易。

主持人：就像《内经》讲的说"察色按脉，先别阴阳"？

冯教授：对。

主持人：冯老，您在学习过程中会遇到困惑吗？最大的困惑是什么？

冯教授：有啊。困惑肯定是有的。我的困惑就是对一些理论还不理解。比方说六经。六经到底是怎么一回事？经方理论到底是什么？去看资料，可是资料很多，有几十种说法呢，哪个说法对呢？我们都说学经典、搞临床，真学懂了吗？很难，很难学得懂。可能有时候我们对某一方面有体会，学了就能用。比方说，最早在1963年的时候，我还在实习，在老师的指导下，我就会用小青龙汤，但是我对小青龙汤的方证认识吗？并不认识。我就知道某一种哮喘能用小青龙汤治疗，但我当时并不理解它。

主持人：但是用了之后很有效果，对吗？

冯教授：是有效果，但是对它不理解，不明白小青龙汤的方证实质是什么。因为当时都是按脏腑辨证，认为是肾阳虚，肾不纳气，然后痰饮上犯。

主持人：现在的教材讲的是外寒内饮。

冯教授：是的，我以前还认为小青龙汤治疗的病证是没有表证的。那个时候，我有幸跟秦伯未老师学习，秦老在查房的时候跟我们说，没有表证的时候不能用小青龙汤。后来我遇到一位病人，是位画家，他从小就哮喘，每年冬天都怕冷，吐痰，吃点热药一吐黄痰就能缓解，但是每年都发作。我当时一看这不是肾阳虚吗？我看他的脉沉细，手脚冰凉，我让他张开嘴想看看舌象，可是一张开嘴，口水就流下来了。我立刻想，这不是痰饮吗？不是正好可以用小青龙汤吗？我就问秦伯未老师，这位病人用小青龙汤行不行，他也不表态，就说你看着办吧。后来我用了小青龙汤，治好了，非常得意。后来我再仔细学《伤寒论》才认识到，这个病不是没有表证，而是我对表证不认识。

主持人：对表证这个词的理解不一样？

冯教授：对！《伤寒论》41 条不是写了嘛！"伤寒表不解，心下有水气"。这不是说明有表证嘛！只是这个表证怎么去认识的问题。所以对于《伤寒论》的理论，并不是一下就能认识到的。在医学传承的过程中，汉代张仲景的书差一点就传丢了。后来王叔和发现了，整理了，可是他是按《内经》的理论来整理的，而《伤寒论》和《内经》不是同一个理论体系，比如 46 条提到"阳气重故也，麻黄汤主之"。《伤寒论》里面说的阳气重是什么？是指阳热重吗？不是！是指津液充足。27 条说："此无阳也，不可发汗，宜桂枝二越婢一汤。"那不可发汗，怎么还用桂枝二越婢一汤呢？这个方不是发汗的吗？所以这里的"此无阳也"怎么解释呢？如果用《内经》的理论解释，就解释不通了。所以，我们在学习《伤寒论》时，可能需要花很长的时间去理解。所以造成很多人初学时并不理解《伤寒论》的理论。

主持人：不知道"伤寒"二字的深刻含义吗？

冯教授：对！很多人不知道《伤寒论》是讲什么的。有人说伤寒是北方人得的，南方没有伤寒，可是张仲景不是北方人啊，这就有矛盾了。也有人说南方有温病，北方没有温病，这些说法都非常片面的。这主要是因为没搞清楚《伤寒论》的理论体系。通过这几年的学习，我认为《伤寒论》的经方是有它的理论体系的，它的主要理论基础是八纲，不是经络脏腑，也不是五行。当我们提出来以后，好多人都不理解，对此表示困惑。我们现在正在整理和研究胡希恕先生留下的笔记，觉得收获不小。胡希恕先生认为，《伤寒论》与《内经》不是一个理论体系，也就是说张仲景绝对不是根据《内经》写《伤寒论》的。《伤寒论》有自己的系统，是从上古神农时代的用方、用药经验慢慢发展来的。上古时代有什么经验呢？八纲！没有经络、藏象、五行等。而这些理论从哪里来的？《内经》以前是没有的。

主持人：您是指我们课本上出现的"五行学说"吗？

冯教授：对，是的。邓铁涛老先生最近不是也提了一个问题吗？

主持人：邓老提出五脏相关理论。

冯教授：是的。邓老提出用五脏辨证，而不是五行。这是因为《内经》《汤液经法》《伤寒论》等都是来自神农时代，那个时候没有五行。

中医的理论渊源于那个时代，并不是如很多人认为的"中医的一切理论都来自《内经》"，这是错误的。

主持人：也就是说，我们中医发展的历史还要往上溯源？

冯教授：对！据考古研究发现，神农时代就有了中医。所以我们现在说中医的一切理论来源于《内经》这是不正确的。最早的时候，中医的医经和经方是不分的。后来在传承的过程中，医经和经方分开了。经方怎么发展？用方证总结经验。怎么总结经验？观察用方是否有效。这就是《伤寒论》的形成过程。而医经如何发展呢？医经后来加入了五行，之后道家、佛家的思想也加入其中，产生了诸多理论体系。

主持人：冯老您的观点真的让我们感觉耳目一新啊。

冯教授：其实这个观点，有很多人提出过。有些人称之为中医的"两个学派"。

主持人："两个学派"是？

冯教授：一个是经方学派，一个是《内经》学派。那么时方学派是怎么形成的？是由医经发展而来的，也属于《内经》学派，用的理论不是《伤寒论》的理论，而是《内经》的理论。

主持人：现在中医学界有个很有趣的现象，民间火、国外火、网上火。您对这个现象怎么看？

冯教授：这的确很奇怪。我在延安的时候，听一位学生说，他们学了6年的中医，但有很多同学毕业后都搞西医去了。后来我去美国讲学，却碰上几位以前学西医到美国后搞中医的人士。我在澳大利亚讲学的时候，也有很多学生以前是学西医的，现在却学中医了。中医在国外火，为什么？中医确实能解决一些西医解决不了的问题。比如对肝炎、类风湿、干燥综合征这些西医认为治疗棘手的疾病，中医治疗是有一定优势的，于是他们就感兴趣了，感觉学中医有用。那么为什么这些人都集中在民间、国外或者网上呢？是因为国内的中医学生大学毕业后进医院，工作中必须西医要过硬，还有论文的要求、课题的要求等，晋升的"指挥棒"要求他们更多的走西医路线，而中医方面投入精力少。

我们就谈到这里吧。

主持人：好的，谢谢冯教授，非常感谢！

姚梅龄教授访谈实录

主持人：姚老您好，很高兴您能接受我们的采访。我们都知道您平时诊病的疗效非常好，想问一下您的辨证思路是什么？

姚教授：这个问题很大。关于我诊病的疗效，只能说曾经意外地取得了一些成绩。虽然我也能治好一些疑难病，甚至治好一些绝症，但现在我对自己还是不够满意的。

主持人：绝症？

姚教授：嗯。癌症、多脏器衰竭等。还治好过一些内外科治了很多年、呼吸心跳停止了几次、濒临死亡的病人。

主持人：这些病人在医院都是下病危的吧？

姚教授：何止下一次病危？那些中医学认为是死证，西医学认为是没有办法的病，我治好过一些。比如癌症晚期的患者，有些治疗后都已经活了十几年，到现在还没复发。这都是事实。但相对患者的需求来讲还不能讲疗效好，只能讲有效而已。

主持人：癌症晚期能活十几年，真的很了不起！

姚教授：你问我治病的辨证思路，概括地讲就是要系统地认识疾病，和系统地处理疾病。

主持人：那您是怎么认识疾病，怎么处理疾病，怎么辨证的？特别对于一些癌症病人、一些死证，您是怎么开方处理的呢？

姚教授：其实我们讲的辨证论治就是系统地认识疾病和系统地处理疾病的基础。也就是说，我们在认识疾病的时候，必须在辨证论治的基础上发展、提高。另外，还要补充很多西医学的知识进去，这样才能更全面、更系统地认识疾病。

任何一位病人，他不会照书本生病，书本上写的典型症状、体征、检查指标等都与病人都很符合，这是极少见的，极少遇到这样典型的病例。树上没有两片同样的树叶，世上没有两位一模一样的病人。差异是辨证的重点。疾病是一个变化的过程，它在不同的个体身上是不一样的。就算在同一人身上，随着时间的推移，疾病的本质都会变化。

观其脉证，知犯何逆，随证治之。这才是辨证论治的精髓。脉证的"证"是指证据，证据包括哪些呢？包括症状、体征、发病的时间、发病的过程、发病过程的表现和表现的变化，还包括个人史、既往史、治疗史，所有跟疾病相关的客观依据全是证据。观其脉证的变化，做出不同的诊断，给出处方用药的加减，这才是辨证论治。我认为，证是不需要分型的，因为型是模型，是定的。树上没有两片同样的树叶，世上没有两位一模一样的病人。比起套型来说，我们更应该随时观其脉证。根据病人的脉象和其他所有的证据来分析当前疾病的本质。只有这样，才能得出准确的辨证结论，才能给予合适的治疗。

所以我讲要用好经方，就先要认识疾病；要先认识疾病，就要先观其所有的证据，不能不重视理化检查，用了什么西医治疗都要考虑进去。张仲景写那么多误治，为什么？那都是我们看病的证据啊。讲误用汗吐下法以后有什么反应，那是证据啊。讲"发于阳，七日愈；发于阴，六日愈"，338 条讲"至七八日肤冷"，这些都是证据啊。又如"伤寒脉浮而缓，手足自温者，系在太阴"，这个"伤寒"讲的是什么？指在发病前病人受了寒，是证据啊。发病史、生活史、治疗史、个人史等这些都是证据，所有跟疾病相关的情况全是证据。有了证据怎么看病呢？要根据患者的具体情况，汇总所有信息进行分析。怎么分析呢？分析他的病因、病机和疾病的性质。我提了两条最基本的要求：第一，必须按照辨证论治的基本原则来认识疾病；第二，仅这样还不够，还要发展，还要补充。所以我要求书写病历不能漏掉任何一个情况。我的病历写得都是很详细的，我规定看一个病至少半小时。

主持人：那复诊呢？也是这样吗？

姚教授：对，要看病人的变化。病人点滴的变化我们都要记录在案。

除了初诊时了解了的既往史、以往的检查史、治疗史不再追问了。其他的情况我们都要进一步了解，所以看病时间省不了。严格地说，半小时看一位病人是指复诊，而不是初诊，初诊就要花 1 个多小时，有时候超过 2 个小时，甚至要用一天的时间把他提供的一叠病例看透。

主持人： 一天？

姚教授： 对，有时候一天，有时候要用两天。用两天的时间来救活一个人，值！

主持人： 姚老，您对我们经方班有没有什么意见、建议或者展望呢？

姚教授： 我希望经方班要建立在实用的基础上，要先讨论，先认识疾病，再谈经方的应用，不要光讲经方能治哪些病、哪些证、哪些疑难杂症。如何用好经方一定是有前提的。第一，要理解方剂，要理解方剂应用的范畴，知道它针对什么样的病或证，这些病或证是怎么回事、性质是什么要清楚。第二，做出证的诊断或病的诊断主要依据是什么，并且要谈清楚类似证的鉴别。第三，还要谈清楚的是，如果病起了变化，那么针对变化经方要做出什么调整。总结起来就是，只有先认识疾病，才能真正理解经方，进而真正理解经方的应用范畴，并且真正应用好经方、化裁经方，从而真正治好病。

这样讲解才是比较具有实用性的。

每个人的认识都有局限，生命时间也不长，经验也有限。我们这次就是来抛砖引玉的。

我们就谈到这里吧。

主持人： 谢谢姚老，非常感谢！

温兴韬医师访谈实录

主持人：今天很有幸能请到温兴韬医生来与我们分享他在学习中医及临证过程中的体会。温医生您好，请问您在学习中医过程中最大的感悟是什么？

温医师：我认为中医是一个庞大的体系，所以它在漫长的发展进化过程中，形成了不同的学术流派。而现在公认的两大学术流派。一个是以《黄帝内经》为代表的思辨流派。《黄帝内经》是中医的核心部分，它以阴阳、五行、藏象学说为核心，并用大量篇幅阐述了针灸的理论。从临床的角度来讲，《黄帝内经》以五行藏象学说指导临床，同时注重病因病机，强调气血阴阳、八纲辨证。时方派就属于这一类。而另外一个流派是以医圣张仲景为代表，以《伤寒杂病论》为核心的流派，这个流派以六病辨证为主。整个《伤寒杂病论》以六病为纲，方证为目，它不大讲气血阴阳、不大讲脏腑偏盛偏衰，它强调的是一些典型的脉证组合。如桂枝汤就是"啬啬恶寒，淅淅恶风，翕翕发热，脉阳浮而阴弱"，而麻黄汤以"头项强痛，发热，恶寒，脉浮紧"为特定的脉证组合，白虎汤则是口渴，甚至大热，脉偏滑数。《伤寒论》《金匮要略》里极少有病机术语。其实这两大流派各有优缺点，看起来，时方辨证好像更容易些。在中医界，从古到今，大多数医生都以时方辨证为主。不仅是医生，就连很多患者的脑子里都被灌输了很多这样的概念。

主持人：如一些病人会问，我是不是气虚啊？是否该吃点黄芪补一补？

温医师：是的。这已经成了一个根深蒂固的思想。很多患者到医院来就诊就会问："医生，我是肾虚还是脾虚啊？"就连有些《伤寒论》的教材都时方化了。

主持人：每一个条文都列出病因病机，治法？

温医师：是的！每一个方，如桂枝汤、白虎汤，都根据时方病机去解释，所以我们就不能真实地按照医圣原有的学术思想去领会《伤寒论》了。虽然我们学了《伤寒论》，但是我们却没能真正体会《伤寒论》的精神。一直到1995年，我到南京进修，遇到了黄煌教授，在他的影响下，我才开始认真思考我应该如何学习《伤寒论》，学习《金匮要略》。所以，那以后我临床时，基本上是以《伤寒论》原有的辨证思想、辨证方法来应用经方。但是，我并不否定时方辨证的价值，应用时方辨证，如果辨得好，一样有很好的疗效。但现在有一种可怕的现象就是时方"庸俗化"。

主持人：譬如说头痛就加白芷、川芎，这些吗？

温医师：是的，这是最糟糕的。面对头痛，我们是不能随便讨论它的治疗的。头痛，如果伴随脉浮紧、无汗，这就是麻黄汤证；如果头痛伴随口渴、烦躁、脉滑数、大便不通，那就是承气汤证；如果头痛伴随脉弦、胸胁苦满，那可能是大柴胡汤证。所以仅看单一一个症状，我们是无从治疗的。而现在很多医生，单纯地认为某个症状就该加什么药，还视之为临床经验，其实这根本是"庸俗化"的。另外一个现象就是"西医化"。如认为哪味药有升压作用、哪味药有降压作用、哪味药保护胃黏膜、哪味药是抗菌的，用西医的思想来指导中医临床。这不能说完全没有道理，但是这违背了中医的辨证思想。

主持人：如一人胃酸多，我们首先辨证，在辨证处方的基础上，再应用中药药理研究成果，加上抑制胃酸的药，这样可不可以？

温医师：我早期临床的时候也是按照这个思路治病。1995年，我向南京的黄煌教授学以后，我原来的思路就全部扔掉了。我现在治胃病，不会加诸如瓦楞子、煅龙骨、煅牡蛎这些药。为什么？因为根本不需要这些药。我现在体会到，很多胃酸多的病人表现为胃脘嘈杂，我可以用栀子豉汤、栀子干姜汤、栀子厚朴汤之类的方治疗，效果非常好。所以，我现在脑子里根本没有哪味药是抑酸的、哪味药是保肝的，只有辨证。我一直提倡，学经方就要按照经方的思维去学。我原来写过一篇文章，叫做《漫谈经方》。我在文章里提出了一个"纯正经方"的概念，认为企图用时方为代表的《内经》辨治思维来研究《伤寒论》，或者用《内经》的思想来指导经方的应用，这在临床中是不适宜的。

主持人： 就像北京的冯世纶教授说，《伤寒论》的思想应该来源于更早的神农时代。

温医师： 这个我没有考证过。我有一个观点是，医圣张仲景写《伤寒论》这本书，是在勤求古训、博采众方的基础上写成的。我想仅凭一个人的智慧，在短短几十年当中，就能创出一个那么完备的理论，而且形成了那么多高效的方子，几乎是不可能的。你看《伤寒论》有多少变证出现啊？一个人临床，要见到那么多种病，并且积累出那么多的经验，还把经验上升到理论，是几乎不可能的。所以，我推测，在张仲景的年代以前，就应该有大量的理论与方剂出现，而医圣张仲景用惊人的智慧将这些理论与方剂高度浓缩，把他们系统化，从而写成了《伤寒杂病论》这本书。

主持人： 您意思是说，张仲景是站在巨人的肩膀上？

温医师： 应该是这样的。因为单凭一个人的精力与智慧，是不可能完成这种"惊天地、泣鬼神"的作品的。现在很多人对《伤寒论》缺乏深刻的认识，特别是对《伤寒论》自身学术特点缺乏深刻的认识，从而按照时方化的思路去理解它、注解它，导致很多人虽然学过《伤寒论》，但是只得其形，而没有掌握它的神。以致很多人在临床中虽然用的是《伤寒论》的方，但疗效不是很好。我认为，《伤寒论》的很多方是无法用病机去解释的。就像桂枝去桂加茯苓白术汤，很多注家都认为这个方是错简。

主持人： 很多人都在争论，这个方子到底是去桂还是去芍。

温医师：《伤寒论》书上明明白白写着这个方是桂枝去桂加茯苓白术汤。可是连徐灵胎这样的经方大家都认为应该是去芍药才对。但我在临床中遇到"心下满，微痛，小便不利"的病人都是用桂枝去桂加茯苓白术汤，去的是桂枝，一用就效如桴鼓。一次，程兆盛局长举了个例子。在抗战期间，宋庆龄突然胃痛，咯吐脓血，西医没有办法，她就到老中医那里看。那老中医一看，说这个好治，就用苇茎汤嘛。因为这正好符合苇茎汤的脉证特点，治起来很简单。而在西医看来，看见胃痛就考虑胃有病，看见咯脓血又考虑肺部的问题，反而不知道该怎么治疗。那老中医也不懂西医的知识，一看就知道这是苇茎汤证，所以一用此方病就好了。其实，我们只要按照经方的思路去用，就会觉得经方很好用。

主持人：最后一个问题，温医生您能谈一下对我们经方班有什么建议或者展望吗？

温医师：我认为经方班应该有两个内容。一个是经方医师之间的高层次的探讨和切磋，一个是对经方初学者的指导和传承。我认为这两个方面应该各有侧重。

我觉得，经方医师之间在探讨和切磋的过程中应该是毫无顾虑的，大家应该各抒己见。有一句话叫"他山之石可以攻玉"。我们在研究《伤寒论》的基础上，还可以借鉴其他学说，从各方面来佐证《伤寒论》、佐证经方。

而对于初学者，他们都刚刚入门，或想入门但还没入门，我们最好用相对纯正的、《伤寒论》原本的思想去教导，不用讲很多其他理论。

这是我的一些感触，讲得不对的地方，请多多包涵。

主持人：好的，谢谢您！

李艳教授访谈实录

主持人：李教授您好！今天非常荣幸能采访到您。我们想请教您几个问题。首先，您能给我们介绍一下您在临床中基本的辨证思路吗？

李教授：我主要用六经辨证，也结合黄煌老师的体质辨证。我们这个专科主要是从事精神心理和睡眠方面的诊治，所以直觉对于医生和病人都很重要。在病人进入房间的那一刹那，就要尽量把握好病人的基本情况。

主持人：这就是《难经》的"望而知之谓之神"。一看，就知道这位病人是"桂枝体质"，还是"黄芪体质"。

李教授：对！其实六经辨证和体质辨证关系很密切。像桂枝类方涉及太阴病、厥阴病、太阳病；半夏类方则以太阴病为主；附子类方以少阴病为主。所以，我的辨证思路基本上是以六经为核心，而辨证的切入点可能从体质方面入手，另外再结合问诊、切诊，特别是脉诊进一步辨证。有一些病人的体质和证型可能不一样，情况比较复杂，这时我就从一些比较急，或者比较重要的症状切入。

主持人：所以您的辨证思路还是以《伤寒论》为主、以经方为主，然后再加入体质辨证？

李教授：对，是这样的。

主持人：李教授，平时您看得最多的疾病是精神、心理这方面的疾病吗？

李教授：对。我临床治疗的疾病主要是精神障碍和睡眠障碍，还混合一些临床心理疾病。这些病种包括：焦虑症、抑郁症、精神分裂症、呼吸睡眠暂停综合征、原发性失眠、继发性失眠、夜行症等，还有一些伴有人格障碍的，或家庭关系紧张引发的心理疾病，都属于我们科的诊治范围。

主持人：李教授，刚才您提到的呼吸睡眠暂停综合征，好像得这个病的人都比较胖、脖子比较短，是这样的吗？

李教授：是的，患有呼吸睡眠暂停综合征的人中确实是体型偏胖、脖子偏短的人比较多，但是有一些体型偏瘦的人一样会出现呼吸睡眠暂停综合征。这个病分为两种类型，一种是外周型，一种是中枢型。外周型的病人一般体型偏胖，痰湿重；而中枢型的病人，则主要是呼吸道的结构异常所致，比如鼻中隔偏曲等。但无论哪一型患者，日久都会出现代谢的紊乱，出现代谢综合征，那些瘦的人后来也会变肥胖，那些本来胖的人就会变得更加肥胖，接着还会导致糖尿病、高血压等继发性的问题。所以在内分泌专科，在糖尿病的病人中，有相当一部分人伴有呼吸睡眠暂停综合征。有一些诊断为原发性高血压的病人，病因查不清楚，很可能就是因为呼吸睡眠暂停综合征引起的，如果能够把他的血氧饱和度纠正了，睡眠改善了，血压也就会得到很明显的改善。

主持人：李教授，您刚才提到有一些病人主要是痰湿重，那脾为生痰之源，治疗这类患者的时候主要是健脾吗？

李教授：是的。但不单是健脾。对于一些病程比较久的病人，或者一些体质比较虚弱的病人，则可能要养肾气，养脾气，或者要通调水道，甚至活血化瘀。有一些年纪比较轻，并伴有鼻炎的病人，则可能要解表，用葛根汤效果就会非常好。而如果病程比较久，则可能会用一些化痰理气，特别是一些扶阳理气的方，起效会更快些，特别是脸色偏黑偏暗的病人，一般用附子的多。而如果鼻炎比较重的病人，用葛根、桂枝、附子的机会更大一些。如果伴有其他疾病，如心血管疾病，则需要根据他的体质来辨证处理。对于这个病的治疗，有的是从标治，有的是从本治，主要是要看他的血氧情况好不好，还有他伴随症状如何，不同的情况临床方案不一样。

主持人：李教授，您刚才提到用葛根汤可以治。《伤寒论》说："太阳病，项背强几几，无汗恶风，葛根汤主之。"仲景没有提到葛根汤可以治鼻炎、可以改善缺氧呀，您是怎么思考的？

李教授：缺氧的病人，很多时候都表现出"项背强几几"，特别是晚上睡眠期间有可能会出现颈项僵硬、转侧不利等症状。另外，痰湿重的病人，因为脾虚，容易受到风邪的干扰，从而导致鼻炎的进一步加重。这些病人用了葛根汤以后，一发汗，颈项拘紧的问题就能解决，脑部的供血就改善得比较明显了。

主持人： 李教授，那您葛根一般用多少？

李教授： 我一般是按照四两来用。病人体重如果在150斤（75kg）以上，我们就按一两15g来算，那就是60g，这是很常用的剂量。

主持人： 最权威的说法是，《伤寒论》中的一两等于15.625g。您在临床中处方用药的时候是否也完全按照《伤寒论》原方的剂量使用？

李教授： 一开始在摸索剂量的时候，我确实也是想按照《伤寒论》原方剂量使用。但是我想，安全是第一位。我们的辨证可能没有我们想的那么准确。所以，当患者第一次用药的时候，我不建议这样用。但是一些常用的药物，如茯苓，还有一些药食同源的药物，如葛根，按照一两等于15g来算，应该问题不大。我觉得，在临床中，处方可以按原书的比例，但不见得一定要追求绝对剂量值。所以，在临床中，药物剂量还是要和病证结合在一起考虑。很多时候我们应该中病即止，大病不一定大剂量，小病不一定小剂量，这一点很重要。就像叶天士的方子，或者伤寒大家刘渡舟的方，都非常精简，药量非常少，这种药味、量精简的做法很值得我们借鉴。

主持人： 我刚学中医的时候，无知者无畏，给一些北方的患者用附子，用量达到40～50g。但现在到了南方，我看见我的导师李赛美教授附子的用量只有10～15g。我才知道，取"少火生气"之意时，附子的用量不用那么大。

李教授： 是的。我们不能盲目地使用大剂量。

主持人： 刚才李教授您提到伤寒大家刘渡舟，我也看过刘老的医案，我觉得他的方子都非常小，而且很少加减。有一些人用经方，会在原方基础上下大功夫加减；而有些人则不加减。李教授您怎么看待这个问题？

李教授： 刘渡舟老先生通读了《黄帝内经》《伤寒杂病论》，并深谙叶天士及金元四大家。所以，刘老的用药是非常出神入化的。刘老在辨证的时候大多是用六经辨证，有时候也用《内经》去辨证。我们刚开始读他的方子很难读得懂。我记得特别清楚，他有一个病案是治疗精神分裂症的。这位病人躁狂发作，他就只用了黄连和大黄两味药。黄连5g，大黄5g，用开水泡。病人喝下去以后，症状有所缓解，他一看，药已中病，就再加大一倍剂量。病人服用3剂药之后，就完全好了。

主持人： 没有用黄芩？

李教授： 没用。他认为泻心汤就只有黄连和大黄，不叫三黄泻心汤。泻心汤里是否有黄芩这个药目前也在考证当中，有人认为有，有人认为没有。而刘渡舟老认为根本不需要用黄芩。大黄和黄连，一个泻脾胃之火，一个泻心火。黄芩是泻肺火的，所以他认为黄芩在这个方子中并不重要。他就用大黄、黄连两个药把病治好了。这是他病案中的一个典型的经方个案。刘渡舟老在治疗一些湿热证的时候，将伤寒的学说、《内经》的学说、金元四大家的学说结合在一起，并提出了"胃虚肝热"的学术观点。我觉得，刘渡舟老一定掌握了很多经典，因为他对处方的加减运用融合了很多医家的观点。有时候，我们把握不到他的精髓，就看不懂他的处方。

主持人： 李教授，我知道您平时看精神、心理方面的病比较多，那您常用的方子有哪些呢？

李教授： 可以说《伤寒论》里面的方子我都用过。

主持人： 从太阳到厥阴？

李教授： 对。我都用过，而且用的频率比较高，对经方的加减及合方的运用也比较多。

在病人的整个病程中，可能会涉及六经的动态变化，比如说有些病人可能开始时使用柴胡加龙骨牡蛎汤，而到后来，当他的症状发生变化之后，可能用到的是苓桂术甘汤，或者桂枝汤、桂枝加芍药汤、半夏泻心汤等。具体用药还是以六经辨证为基础。

经方中，桂枝类方我用得频率最高。另外，半夏类方，还有柴胡类方，如小柴胡汤、柴胡桂枝干姜汤、柴胡桂枝汤、柴胡加龙骨牡蛎汤、柴胡加芒硝汤等，我用得也比较多。特别一提的是逍遥散，它是经方中的经方，不但包括了柴胡类方还包括了当归芍药散，是一个疗效很好的方子。

主持人： 在逍遥散里面，柴胡是用于疏肝的，这个时候柴胡的剂量是多少？10g吗？

李教授：一般我用柴胡最低是30g左右，关键是要配伍。我们临床使用的时候，如果病人是血虚肝郁证，白芍用量大一点，柴胡就不会太燥了。一般白芍用40～60g。《内经》里面讲血虚则寒，所以养血以后寒就没了，肝自然就疏达了。我们让病人吃逍遥散3～5剂，对于女性月经失调、乳腺增生甚至一些妇科炎症所伴随的睡眠障碍，效果非常好。我觉得逍遥散既平和，又安全，且费用低，在临床中用的效果还非常好。

主持人：台湾的张老（张步桃）也经常用逍遥散。

李教授：对，逍遥散非常好用。我在疏肝理气的时候基本上都用它。另外，治疗女性便秘、痤疮，效果也都很好。

主持人：甲状腺肿也可以用逍遥散吗？

李教授：对于甲状腺肿我不太敢用逍遥散。我一般会用"凉"一点的方子。我可能会用柴胡加龙骨牡蛎汤，放少量牡丹皮、栀子，或加味逍遥散，效果也很不错。

主持人：那补中益气汤中柴胡没用那么大量吧？

李教授：没有。补中益气汤里面的柴胡是为了和升麻配合，升提气机的。补中益气汤里面主要的是党参、黄芪、白术这些药，立意是甘温除热。它原本是气虚，然后引起气虚下陷、气虚发热。所以柴胡的用量就比较小，10～15g，升麻一般不超过5g，升麻量大了以后效果就不好了。

主持人：李教授您刚才提到了柴胡加龙骨牡蛎汤。梅国强教授认为，柴胡加龙骨牡蛎汤里必须用铅丹，不用铅丹效果就不好。那我们一般怎么运用呢？

李教授：他有这个经验，我没有，而且我们在临床中也获得不了这味药。由痰湿为患而引起的情绪急躁，是暴躁的，我们一般用礞石来治疗。礞石有两种，一种是青礞石，一种是金礞石，我们医院只有金礞石，实际上可能青礞石会更好一点。礞石化痰湿的效果很好。但如果是以睡眠障碍为主的，表现为白腻苔的病人，那我们一般用磁石来治疗。

主持人：李教授，最后我想问一下您对经方班有什么意见、建议或者展望？

李教授：经方班里大家很多，我还是学生，我是带着仰慕的心情来参加经方班的。我想经方班一直秉承着一个务实的理念，我觉得这个风格能一直保持下来，就已经非常好，非常难得了。经方班能吸引这么多国内外的经方爱好者坐到一起，我觉得这个已经足够了。我希望经方班能保持原有的魅力，坚持不懈地一直办下去，同时能够充实一些内涵，吸收一些新的资源，增加一些新生力量，最好能够在经方班上培养一批师带徒，使年轻人和老一辈的专家学者更好地互动，这就更好了！

主持人：我们今天的访谈就到这里，谢谢李教授！

姜宗瑞医师访谈实录

主持人：姜老师您好，非常高兴您接受我们的采访！我们想了解一下，您在中医方面学习、成长至成才是经历了怎样一个历程？

姜医师：我一直把自己当成学生。我是第一次来参加这个经方班，是真心来学习的。关于中医学习，我有两个深切的感受。第一，要有兴趣。这是最重要的一点。第二，还要有老师领路。我从小学到高中成绩都挺好的，是班里的学习委员。可是，我高二的时候患神经衰弱，头痛、心烦、失眠、注意力不集中，所以我读到高二就被迫辍学，也没有上大学了。因为我亲身感觉到了疾病对人的危害，于是我就发奋自学中医。1987 年，我拜邢台矿务局总医院中医科主任郭灿勋为师。1989 年，我又拜广宗县儿科名医吉建华先生为师，并得太老师张大昌先生的厚爱。再后来，我还先后跟了黄煌老师、江西的徐汝奇老师学习。2007 年，在天津我还认识了一位张老师，对我帮助也很大。所以我深有体会，跟师学习是很重要的。我有个心愿，就是将来如有机会，我还要多走一走，多拜师学习。

我觉得书本上的东西，和跟师学到的东西不一样。我的师爷张大昌先生，他理解的经方，是属于广义的经方，是和《内经》《神农本草经》结合比较密切的经方。不是单指《伤寒论》《金匮要略》的方。这对我的影响比较大，使我的思想观念发生了转变。现在我认为，所谓经方确实应该是那种传统的、广义的经方。

主持人：您跟得比较久的老师是？

姜医师：跟得比较久的，就是带我入门的那两位老师。郭灿勋老师，他是我的启蒙老师；还有吉建华老师，他是自学成才的。

主持人：姜老师您中医启蒙是从哪本书入手的？是《伤寒论》《内经》吗？

姜医师：我最早看的是陈修园的《伤寒论浅注》。那时候我自学，也不知道自己该看什么。后来，我们村里有个老中医，他给了我唐容川注释的《伤寒论浅注补正》和《金匮要略浅注补正》。这些都是我的启蒙医书。后来我跟了师爷学习之后，就与他和他的徒弟开始研究《辅行诀》了。

主持人：您刚刚提到，经方不仅是《伤寒论》《金匮要略》的方，而且包括和《内经》《神农本草经》结合比较密切的方，那您是不是在临床实践中用方不拘一格呢？

姜医师：2009 年出版《经方杂谈》之前，我主要是应用方证对应的思想治疗疾病。方证对应的效果确实很好，有时候可以说很神奇。将这些验案记下来，别人看着确实很精彩。但随着近些年积累的临床病例的增多，我越来越感觉到临床中 2/3 的疾病找不到合适的方证，所以我不提倡所有人都走纯方证对应的路。也因此我多方拜师，希望能学习各家的临床经验。现在，临床遇到哪种病，我基本都能拿出个方案，也基本上都有效。

主持人：那您平时诊病的时候，药量是怎么掌握的？

姜医师：我在《经方杂谈》中提到，我将药量分成三个计量段：每两相当于现在 2～3g 的，属于小剂量段；每两相当于 6～8g 的属于中剂量段；而每两相当于 10g 以上的，是大剂量段。其实，我更倾向于一两等于 10g 的计量方法，前提是 1 剂分 3 服。现在我临床病例多了，我总结中医的治疗，尤其对于慢性病的治疗，关键不在量上。我对火神派的治病思路比较认同，现在用温阳药的病例确实比较多，但对火神派超大量应用药物的方法，我并不提倡。我以前用药剂量也很大，但有一次亲身的经历让我转变了想法。有次，我自己煎药，是一个常用的方子——三拗散。这是个治疗咳嗽的剂，我当时按每味药 15～20g。我用煎药机煎药，本来计划煎 10 包，因为水加多了，煎了 12 包，结果临床效果也不错。后来，我就故意每味药的药量不变，增加水量，煎到 15 包，效果也一样。再后来煎到 20 包，它的效果也不差。从此，我不再一味提倡用大量。现在我在戒毒所工作，这里的病人病情都比较复杂，我的用量基本是按一两相当于 3g 来计算的，我觉得效果还可以。

主持人：姜老师，我还想请问您关于看病的问诊方法。有些老师问诊问得非常快，一上午能看一百位病人，而且疗效还非常好。有些人老师就问得很详细，可能一位病人要问半个小时，甚至 1 个小时。您问诊的时候，是通过十问歌问，还是有一些独到的经验？

姜医师：我先说四诊吧。我对四诊的看法跟我们现在教材的讲法不一样。医案要求四诊俱全，望、闻、问、切。而临证时，不一定都能做到四诊俱全，医者善用哪一种，就用哪一种，或者有主次之分都可以。我比较重视脉诊，因为把脉之后对病人的病情已经了解 90% 了，所以我问诊相对简单，有目的地问，有时候直接问病人是不是有某种症状，核实一下。

主持人：不过脉真是心中了了，指上难明，看书本上写的什么轻刀刮竹，什么如按琴弦，姜老师，对于脉，我们确实体会不好。

姜医师：诊脉有个前提叫"虚静为宝"。医生要是能做到虚和静，那就合乎道了。好的医生在把脉的时候是能保持虚静状态的，心浮气躁是不行的，心静下来才能体会。所以把脉是一种静的训练，是医生的基本功。我过去虽然不把脉也看好了很多病，但那多少有点误打误撞的感觉，而且自己心里也是没底的。现在我觉得，脉诊是中医诊病的一大关键。所以，为什么过去以诊脉作为考量医生的标准呢，我觉得是有原因的。

古代的医生善用比喻来讲脉，但有时候我们对这些比喻的理解是有问题的。你刚才提到的这两种脉，其中，如按琴弦是不对的。弦脉，古人指的是弓弦。弓弦和琴弦是不一样。弓是指射箭用的弓，弓弦是牛筋做的，比较粗，有张力。琴弦是死脉，没有张力。古人的弦指的是弓弦，后来人们经常说弦是琴弦，这是因为我们学古文不认真，于是就很容易理解走样。另一个是涩脉，如刀刮竹。我发现很多人都讲错了，把刮字理解错了。古人的用字很规范，但是很多人轻易把刮竹理解成削竹。刮的动作是竹身和刀面垂直轻轻地刮；而削竹则为过竹节的时候产生阻碍的感觉。这是不对的。

主持人：最后一个问题，姜老师，您能对我们经方班提点什么建议、意见和展望吗？

姜医师：我是第一次参加经方班，感觉到经方班的氛围还是不错的。我感觉，经方班讲的内容不能太偏，要大众化一点。因为参加会议的很多都是初学者，所以内容应该大众化一点，各方面都要讲到。像黄煌老师啊、郝万山老师啊，讲课的内容都比较大众化，不是很偏。很偏的东西现在很时髦，在网络上也很容易流行，但不利于初学者成才。

　　主持人：好的，谢谢姜老师，非常感谢！

杨志敏教授访谈实录

主持人：今天很高兴能请到广东省中医院的院长杨志敏教授与我们分享她从医过程中的所感所悟。杨院长，那我就开门见山了。请问您在中医学习过程中偏重于哪一方面呢？

杨教授：我觉得学习中医，第一要从事临床，第二要跟师学习。我在临床工作中注重跟师学习。我的老师们都从医几十年了，他们肯定经历了很多成功的个案和失败的个案，而他的老师也肯定给他传授了很多经验。所以，只要跟师学习，我们就能少走弯路，可以在老师的启发下开拓思路、拓展视野。同时，在老师的指导下，我们会增加对中医的信心，从而为学习中医助力。另外，学习中医一定要多读书。我经常会让老师推荐一些书给我看。我每读一本书，就会给我带来一些启发和帮助，就会帮我解决一些过往没有解决的问题。我们在读书的过程中，一定要带着问题去读，边读边思考，那么很多原来没有解决的问题，就会在这本书上找到答案了。

主持人：茅塞顿开了。

杨教授：是的，茅塞顿开。答案会自然而然地呈现在眼前。所以我觉得临床、跟师、读书能让我们的能力不断提升。

主持人：杨院长，今天我也很有幸听了您的讲座，其中特别感兴趣的是您用当归四逆汤治疗带状疱疹。我看您用的当归四逆汤，完全按照张仲景原书中的量，按一两等于 15g 来换算，包括细辛，原书中用三两，您就用了 45g。杨院长，对于这个量是您跟师中学到的，还是自己临床的一些体会呢？

杨教授：我是在跟师过程中学到的。我在跟李可老学习的过程中发现，他特别讲究处方时按《伤寒论》书中的原方原量，并且按一两等于15g换算。

主持人：包括煎服法也是按《伤寒论》吗？

杨教授：对，包括煎服法。我们在临床过程中，当遇到重病、大病的时候，按原方原量用药往往能效如桴鼓。我们医院有一个中医经典病房，关于药量的问题是经典病房不断研究的重要课题。我觉得当遇到重病、大病的时候，一定要用原方原量，待病情稳定之后，再把量减下来。

主持人：杨院长，您对针灸也很有研究吧？

杨教授：不敢这样说。我只是跟老师学习了一些。有时候遇到一些疼痛的病人，我会针药并用。

主持人：其实我拜读过一些您在中医经典病房的精彩案例。我记得有一位高血压的病人，接着心电监护，当时您给他用针灸，眼看着心电监护上显示的血压往下降。我的印象特别深刻。杨院长，您能不能给我们分享一下这方面的经验？

杨教授：其实我觉得，我的经验都得益于我的老师。针灸中有补泻的手法，我觉得对于某些疾病，疼痛也好，高血压也好，眩晕也好，通过针灸可以调节气机的升降。如对于眩晕的病人，如果是虚证，我们就经常针四神聪和平衡针里的偏瘫穴。针刺这两个穴位能很快地改善脑部的血液供应。如果这位病人头晕还伴随颈项强痛，我们就可以结合后溪。而对于头痛的病人，我常用列缺穴。很多病人是属于紧张性的头痛，我希望他能把情绪舒缓下来，从而缓解头痛。我就会针太冲穴，用比较强的刺激度。如果这个人本虚而标实，那我在给他针太冲的时候，还会配合太溪、少海、三阴交，因为肝肾同源嘛！我觉得针灸一定要跟中医的脏腑辨证结合起来。

主持人：您是辨证取穴？

杨教授：我的取穴方法首先是来源于老师的一些经验；另外，我还结合了脏腑的相生相克关系。

主持人：杨院长，您经常出差，而您随身都会带着黄元御的《四圣心源》和彭子益的《圆运动的古中医学》，是吗？

杨教授：是的，我一般都会带。有时候也会带一些其他书，要看每个阶段的学习需要吧。我通常是一个人出差，我觉得出差的时候，相对没人打扰，反而是最好的看书机会。

主持人：杨院长，您认为我们当代中青年应该如何学习传统文化？

杨教授：应该学习它、喜欢它，同时去探究它。西医学的东西，我认为既不能排斥，也不能放弃。传统文化和西医学对中医临床都非常有帮助。有一次，我看一个纪录片，说我们眼睛只能看见特定波长的光，但我们借助现代科学技术就能把看不见的光线呈现在眼前，发现隐形的世界。那我们为什么不可以借助现代科学技术去发现一些我们不知道的现象呢？

主持人：师夷长技以制夷。

杨教授：对。有一些现象我们看不到，但是我们借助科技可以把这些现象很好地呈现出来，从而应用到很多领域，包括传统文化领域。我觉得这是我们年轻人要去思考和学习的地方。

主持人：杨院长，再问您最后一个问题，您对我们经方班有什么意见或建议，或者说有什么展望？

杨教授：我觉得随着热爱中医的人越来越多，这个经方班也应该会越来越好。经方班除了对我们院校的人有影响外，对民间的影响也非常之大。关键是要影响医疗中的主要力量，也就是医院里的这班年轻医生。因为他们是各大医院的中坚力量。如果他们热爱、使用和推广经方，那么他们对中医药事业的持续发展影响会很大的。另外，我觉得除了每年的经方班外，还应该在医院内部、学校里面，开展各种论坛、沙龙、学习角之类的活动，这也非常重要。如果我们可以把这种经方班办到医院去、办到学校去，如果我们能把专家也请去讲课，那么受众会更广。

主持人：好的，谢谢您，杨院长！

程兆盛局长访谈实录

主持人：今天我们很荣幸邀请到江西省中医管理局程兆盛局长做专题访谈。程局长您好！第十一期经方班在革命圣地井冈山胜利召开，期间得到了您的大力支持，不胜感激！请问程局长您从事中医药管理工作多少年了？您学习中医经历了一个怎样的历程？

程局长：我从事中医药管理工作将近 30 年了。我对中医非常有感情，我从小在农村长大，记得那时候西医仍未普及，我们接触的主要是中医和中草药。我小时候生病都是用中医和中草药来治疗的，所以小时候我对中医就有一点比较粗浅的认识。后来我当兵退伍以后被推荐为中医学院的工农兵学员，去学中药，但是我觉得在农村还是中医更实用，就改学中医了。毕业后我就留在学校里当老师、看病。过了几年，中医学院调我到行政处当了 1 年处长，后又调到省卫生厅当中医处的副处长、处长。这些年来，我一直从事中医药管理工作，临床搞得不是很多，但是也了解一些，我把中医的理论运用到了中医管理工作方面，并出版了几百万字的书。

主持人：近 30 年来，程局长您主要是从事中医药管理工作，在这工作方面您一定有很多的经验。能否就目前中医的现状及中医发展的形势谈一下您的观点？

程局长：在我们国家，现在是发展中医药事业的最好时期。它有四个主要标志。第一，从中央到地方，覆盖城乡的中医医疗教育体系已基本建立起来了，中医的服务网络也越来越健全和完善了。乡镇卫生院、社区医院都设有中医科。乡村医生都能够用中医疗法来治疗疾病。第二个标志，中医药管理体系比较健全，比如说有国家中医药管理局，然后每个省设有中医管理局或者中医处，每个县市相应有专门管理部门中医科。第三个标志，目前中医药的学术发展在不断地进步，不断地提高，中医药的地位在整个医改当中、医疗服务体系当中越来越重要。第四个标志，就是国家政策。包括制定了扶持中医药发展的政策措施、加大中医药方面的资金投入、强调坚持中西医并重的方针等。这些都为中医药事业的发展创造了更好的政策环境。而现在最大的问题就是缺乏新一代名中医，虽然中医的临床疗效也在不断地提升，但是与西医学比较起来，中医的阵地在萎缩。目前中医的疗效与西医有距离，中医的现状与老百姓的需求有差距。虽然国家对中医的投资比较多，要求中医机构要多加强中医特色优势建设，可是现在好多中医院都在西化，虽然是中西医结合，但中医特色优势发挥得比较差。这是最大的问题。这也阻碍了中医学术的发展，影响了老百姓对中医的评价，也影响了国家相关部门对中医的投资。要解决这个问题是比较难的，解决起来时间也是比较长的。我觉得，我们还是要千方百计地培养新一代名中医。今天举办这个经方班，使大家共同来研究学习经方，就能提高、促进中医的疗效，培养新一代名中医，从而弘扬中医的特色优势。

主持人：现在中医的发展得到了国家的大力支持，然而因为中医药自身的局限性使得很多中医院为了生存和发展都严重西化了。

程局长：这个问题还要考虑到深层的原因。一个是经济效益的问题，还有一个是中医师的水平下降、疗效下降问题，当然还有中药质量的问题。

主持人：对，是多方面的因素。程局长，我知道您在治未病方面颇有研究，还出了很多有关"治未病"的书籍。今天，您能不能给我们讲一下您在中医"治未病"方面的体会？

程局长：治未病是中医理论的一个重要的组成部分，这在《内经》和《金匮要略》里都有涉及，上工治未病嘛。治未病的基本内容，就是无病早防、有病早治、既病防变、病后防复四个方面。中医"治未病"，预防保健还是很有优势的。特别是我们国家当前的状况，很多人营养过剩，或者工作压力比较大，产生了一些慢性、非传染性的疾病，比如心脑血管病、肿瘤、糖尿病、肝肾疾病等。目前中医和西医对这些疾病都很棘手，这些疾病很难治疗。所以这些病应该主要靠预防、靠保健。而中医在这方面是很有优势的。比如《内经》里就讲"恬淡虚无，真气从之，精神内守，病安从来"。这是我们中医"治未病"的精华之一。还有"上古之人，其知道者，法于阴阳，和于术数，食饮有节，起居有常，不妄作劳，故能形与神俱，而尽终其天年，度百岁乃去。今时之人不然也，以酒为浆，以妄为常，醉以入房，以欲竭其精，以耗散其真"。这种观点是两千年前的《内经》里讲的，但却非常切合我们现在的实际情况。

我觉得中医在治未病上应该有三个战略。第一个战略，疾病前期要预防保健。第二个战略，治已病。这本来就是中医一贯的重点。另外还有一个战略是疾病后期的康复。像针灸协助中风后遗症的康复、手术后的康复、肿瘤化疗后的康复中医在这些方面都很有优势。我们在江西成立了一家中医肿瘤康复医院，就是发挥、发展中医药在肿瘤康复中优势的很好的平台。

主持人： 我看江西省的中医还是发展得很好的。

程局长： 这几年，江西的中医受到了上级部门的重视，发展得比较快。但是，整个学术氛围、服务能力还有待提高。实事求是讲，广东发展得比较好。

主持人： 中医的发展应该与大众对中医的需求和认识的程度有关。

程局长： 对，与需求和认识直接相关。

主持人： 这次来参加会议的学员中，有很多是基层的中医师。其实我觉得很多基层中医师都是非常有才华，而且他们真的是从临床实践中锻炼出来的。政府没有制定相关的政策扶持基层中医？有没有制定一些政策可以帮助基层中医、民间中医传承他们的经验，促进他们的学术交流？

程局长： 民间中医药是我们中医药事业的重要组成部分。民间中医、基层中医是传承中医药的重要力量，他们直接给老百姓看病。中医，本来就是来源于基层的。扶持基层中医确实是一个很重要的问题，也很值得政府去扶持。但是目前，政府确实对民间中医扶持的力度还是有限的，这几年我们做了哪些工作呢？第一，我们除了评选省级名中医，我们还评了基层优秀中医。这是直接面向县和县以下基层中医师的。我们这次评了298名。还评了100名优秀乡村中医师，这是我们从荣誉上去支持。第二，在江西，乡村医生都能申请享受津贴补助，而其中乡村中医师相对更容易申请。我们目前要求基层，也就是村卫生室的乡村医生要能中会西，或者能西会中，要掌握两套办法来处理常见病、多发病。乡镇卫生院和社区中心要设有中医科，并配中药房。第三，在增进他们的经验交流上我们做了很多工作，如我们组织了一些优秀的基层中医师办经验交流会，并把他们的经验收集上来，汇集成书，发给大家阅读学习或者办班学习等。

主持人：目前中医师的培养模式有两种。一种主要是院校培养，另外一种是师带徒。不知道江西有没有师带徒？

程局长：在20世纪80年代以前，师带徒还是比较多的。现在这种零起点的师带徒确实比较少。但是前几年出台了《传统医学师承和确有专长人员医师资格考核考试办法》，是根据执业医师法规第10条、第12条制定的。他有两方面的内容。第一，可以允许零起点的师带徒，而师带徒的条件包括指导老师条件和学徒条件。首先，指导老师要求为副高以上职称或者是从医15年以上的中医师；其次，学徒要求具有高中学历或者具有同等学历。只要指导老师和学徒之间双方愿意，就可以签一个关于学习的协议。然后到县级卫生局的相关部门去公证，证明两个人是师徒关系，然后备个案就可以了。学徒跟师学医3年以后，可以参加省里面组织的考试，考试初试合格了，就发出师证。徒弟取得出师证后，在同一年就可以考执业助理医师，考取执业助理医师3年后，就能考执业医师。加起来，要取得执业医师证差不多需要六七年，还是比较艰难的。第二，确有专长的民间医师的考核制度。这实际上指的是乡村医生，他没有执业医师资格，但依法从事中医学临床实践5年以上，也可以参加考试。他们可以先参加医技职场考试，考试合格以后，同一年可以再考执业助理医师，再过3年，就可以考执业医师，这加起来就要八九年。所以，要拿到执业医师证还是很不容易的。

主持人：请问程院长您对我们经方班有什么建议？能否对经方班以后的发展提出一些宝贵意见？

程局长：我感觉经方班办得非常好。首先，参加学习的人非常多。第二，参加学习的人都非常认真。第三，老师讲课的质量非常高，每位老师都联系实际讲，讲得很生动，内容也很实用。

我觉得这个经方班要长期办下去。现在，国家中医药管理局非常重视提高中医的临床水平，而我们办经方班的初衷和他们是一致的。另外，这次经方班在井冈山举办很有意义。张仲景的《伤寒杂病论》是经方的起源，而井冈山是中国革命的发源地。

主持人：对，两个发源都具有历史意义。

程局长：我们托毛主席和张仲景的福啊！我们以后要多办经方班，而且我建议把中医部门的领导叫来参加。他们参加后，就会把一些东西变成政策，就能真正的推广了。像南京办的经方沙龙，我也会去听，毕竟我一辈子学习中医药、研究中医药、管理中医药，对中医药很有感情。仝小林老师讲了句非常经典的话，他讲"医改在中医，中医在基层，基层在经方"，这句话讲得非常好。

主持人：谢谢程局长。

徐汝奇医师访谈实录

主持人：徐老师好！您在中医方面获得了那么大的成就，那您学习及研究中医经历了怎么样的一个历程？

徐医师：我学习中医有偶然性也有必然性。我 1982 年高中毕业，在毕业前的半年，我经常咳嗽，找了很多医生看，都说我是气管炎，可是吃了很多药都没有效。在 1982 年 7 月 6 日我参加高考的前一个晚上，突然咯血，查出来是肺结核。我也没找医生看，而是自己找中医的书看，看了之后自己开方用药，后来病就好了。于是，我就爱上了中医，专门去找中医的书来看，我还拜了我们当地的一位老中医为师。这位老师以针灸推拿为主，我跟他学习了大约 3 年。1985 年，我参加了北京的光明函授中医药大学的课程，在读大学期间，我遇到了江西中医学院（现江西中医药大学）的老院长陈瑞春老师。陈瑞春老师是经方大家，在他的指导下，我开始对经方有所关注。后来，陈瑞春老师介绍我参加广州中医药大学的经方班。从第一期经方班开始到现在，我每期经方班都参加，所以李赛美老师说我是铁杆学员。通过经方班，我学习到了很多用经方的经验，这让我感觉到了经方的伟大，我自己也希望能为推广经方事业做点贡献。

主持人：经过了不懈的努力，到今天，您能对中医有那么深的见解，真的是很不容易。我们觉得您很厉害！特别是觉得您在脉诊方面真的是颇有研究。

徐医师：经方班真的是一个非常好的平台，可以把全国各地各大中医流派，把所有中医名家的各种经验都汇集到这里。可是我发现，现在大家对脉诊比较忽视。而我在学习《伤寒杂病论》的过程中，发现脉诊非常重要。也确确实实觉得如果我们要把《伤寒杂病论》的每一条条文的意思都弄得清清楚楚，那就非得去钻研脉诊不可。因为在《伤寒杂病论》里涉及脉的条文很多。所以我觉得要真正去了解和学习《伤寒杂病论》，就必须恢复《伤寒杂病论》这部著作的原貌。而从明朝以后，人们对《伤寒杂病论》的学习应该是有偏差的，特别是在脉诊这方面存在着很大的疏漏。我们不能仅把注意力放在内证、方证上面，仅关注方证是远远不够的，我们更应该从脉证合参这方面去学习《伤寒杂病论》。这样对原文的理解，对方证的认识，对六病的辨认就会更加精准，临床疗效会有更大地提高。

主持人：徐老师，您在临床中主要是用经方来治疗疾病，是吗？您是怎么学习《伤寒论》的？从背开始吗？

徐医师：我认为学习《伤寒论》首先要下苦功，要把原文弄得清清楚楚。第一，要选一个好的版本，最好是白文本，这样在阅读的时候就不会受影响。学习《伤寒论》必须要有自己独立的见解，最好是把自己回归到那种最质朴的状态中去，如果书本上有注解，就会受注家的影响，先入为主了。所以我觉得学习《伤寒论》，选择版本非常重要，这是其一。第二，一定要学以致用。如果学到的东西，在临床中疗效非常好，那就说明这是有用的；如果学到的东西，在临床中用了没有实效，那就说明学习的内容存在问题。我在临床当中反复求证，后来发现，张仲景写书的目的就是推广他的方法，而他的方法就是平脉辨证。

主持人：读原文确实是一个很好的入门方式。您从参加第一期经方班开始直到现在，自己也承办了一期经方班，而且办得这么轰动、这么热烈，那么，您对经方班今后的发展有什么建议和展望呢？

徐医师：第一，经方班应该会有非常好的发展前景。因为目前，经方医学有着蓬勃的发展势头。我想，作为中医人，我们都有责任去推广经方，所以经方班将来肯定会更蓬勃。这一点我们可以完全相信。第二，参加经方班的学员来自于不同的学校、医院，还有民间医生与一些经方爱好者。从参与学员的广泛性来看，经方班有着非同凡响的影响力。我认为今后发展的重点，要多关注一些年轻的学子，这点非常重要。因为要巩固大家对中医的信心，必须要让大家看见中医实实在在的疗效，这才是最关键的。所以经方班必须找一些实战能力强的老师，让学员能从老师们的讲解中学到更多的实战本领，我觉得经方班以后的发展不但要从理论上去研究，还要从实战上去努力。

　　主持人：让从事中医的人看到中医更好的疗效，坚信我们中医有广阔的发展前景，建立大家的信心，那我们以后再多多努力！谢谢您。

黄胜光教授访谈录

主持人：今天，我们非常荣幸请到了黄胜光教授，黄教授是深圳市南山人民医院主任医师，湖南中医药大学兼职教授、硕士研究生导师，深圳市中西医结合学会风湿病专业委员会主任委员。我们想了解一下您当初是怎样开始从事中医行业，并且进行仲景学术思想研究的？

黄教授：我从医的经历跟你们不太一样，我先是在农村做赤脚医生，主要是学习西医，那时候农村缺医少药，我就自己看了些中医的书籍，开中药，而且我还上山采药、自己种植中药，那时候中药还是比较容易得到的。

主持人：那您当时是自学成才，还是拜了当地的中医师？

黄教授：主要是自学。

主持人：那很厉害。

黄教授：那时候只是学了一点基础知识，现在看起来那个时候的水平是非常低的。但是，还是可以帮老百姓治疗一些头痛啊、感冒啊、腹泻啊，能解决一些问题。

主持人：我们现在中医院校出身的学生，上学5年、7年、8年，甚至10年，您觉得和您的学习经历相比，各有什么利弊？

黄教授：各有特色。我那个时候是历史原因造成的，那时也没有什么办法。后来恢复高考以后，我考上湖南中医学院（现湖南中医药大学），本科毕业后又考上了南京中医学院（现南京中医药大学）伤寒学的硕士研究生。我们有临床经历的人去学医和统招学生的感觉是不一样的。我们在临床中首先有个感性认识，碰到很多问题解决不了，然后再去学习，感觉不一样，效率也不一样。

主持人：对。那您在从医过程中又是怎样应用仲景学说的？

黄教授：我在本科的时候就对伤寒很感兴趣，当时我学得也比较好。那时，我的学习劲头还是挺足的，除了书本知识外，我还经常去图书馆看其他的书。其中有一本书是《吴佩衡医案》。吴佩衡是云南中医学院老教授，他非常善于用附子，并且剂量也很大，他治好了很多疑难怪病。我当时受他的影响比较大。后来我考上了南京中医学院（现南京中医药大学）的硕士研究生。导师是陈亦人教授，他很精通《伤寒论》《金匮要略》，所以我这两科学得都比较扎实。再加上南京中医学院很重视中医经典的教学，安排给我们上课的老师都是非常有名的，像丁光迪老教授都亲自上课。

主持人：您在临床中常用的经方有哪些？是怎样使用的？

黄教授：实际上经方是一个基础，我用的是经方和后世医方的结合。比如有一些疾病，症状与《伤寒论》原文描述的一致，那就可以对号入座，效果很好。但是经方的药味比较少，很多疾病却是混在一起的，所以我常几个方子同时用。比如自汗的病人，我常用桂枝汤，但是很多情况下要和小柴胡汤合用。小柴胡汤也是治外感发热很好的方，后世医家在它的基础上做了很多的推广应用，如柴葛解肌汤等。我治疗外感发热，小柴胡汤、柴葛解肌汤都是经常用的。另外，治疗急性咳嗽，中医属于痰热咳嗽证者，麻杏甘石汤也是很常用的一个方。可是麻杏甘石汤清热化痰力量弱一点，所以后世医家会加黄芩、银花、连翘、浙贝母、天竺黄等。以经方为基础，再结合后世经验，这样用起来效果比较理想。

主持人：您对经方班有了解吗？

黄教授：经方班在全国的影响很大，我以前也曾经参加过一次，还是很不错的。

中医后世的很多学说，包括李东垣的脾胃学说、张景岳的温补学说、叶天士的温病学说等，很多都基于《伤寒论》一书。《伤寒论》是后世中医发展的基础。我们内科医生也好，妇科、儿科甚至外科医生也好，治病应用仲景的方子都是基础。对于搞临床的医生，经方是很重要的。而对于推广经方方面，经方班确实做了很多实事。课程紧密结合临床，请了全国非常知名的临床专家讲课，开拓临床医生的思路。这对于中医学的发展是一件大好事！

主持人： 经方班从国内走向国际，最近几期也吸引了美国的、日本的很多教授来讲课。那么您对经方班走向国际有什么寄语呢？

黄教授： 经方班反映了目前我们国家中医发展的最高水平，它对中医中药走向世界起到了良好的推动作用，对中医的继承和发展是个好事。我也希望这个经方班一直办下去，而且越办越好。

主持人： 谢谢黄教授！也希望我们经方班影响力越来越大，像黄教授说的那样，将中医药推广到全世界。谢谢！

李惠林教授访谈录

主持人：今天，我们非常荣幸地请到了李惠林教授，李教授是深圳市中医院副院长，博士研究生导师，也是广东省仲景学术委员会常委，在临床、教学方面有着非常丰富的经验。我想请教一下李教授，您在这么多年的临床工作中，对于中医经典有没有特别的认识，在临床运用中又有什么特别的经验和体会呢？

李教授：这个话题说起来挺大。在读大学的时候，我就对四大经典特别感兴趣，尤其是《伤寒论》。为什么呢？因为它最贴近临床。《伤寒论》中的辨证论治思想，2000 年来临床一直都在用，而且每天都用，如果用的好，效果是不错的。所以大学毕业考研究生的时候，我就选了《伤寒论》。我当时的想法很朴素，就是想用《伤寒论》治好病。后来，我又考了博士，还是读《伤寒论》，导师就是熊曼琪教授。我是熊曼琪教授的首届博士。在读博士期间，我更加深刻地体会到经典与临床紧密结合的重要性。因为当时其他中医院校的伤寒教研室、金匮教研室是没有临床病区的，而我们广州中医学院（现广州中医药大学）就有。这是一个非常有意义的创新，后来也被全国的同道所称赞，最关键的是提供了一个基地，把伤寒、金匮的经典方药用来实践，可以把经方的疗效展现给学生看，这些都是活生生的案例，这样教学更生动、更鲜活，所以效果很好。

主持人：刚刚您给我们讲了关于经典的学习经历，那么您做了这么多年的临床，对哪些经方运用得得心应手，或者对哪些疾病的诊疗有特别的经验，能否传授给我们一些？

李教授：说不上什么经验，就是些个人体会。作了这么多年医生，总会有一点心得。比如说小柴胡汤。我读本科学方剂学、中医内科学的时候，以及后来研究生阶段学《伤寒论》，可以说小柴胡汤不知道听了多少遍，我相信每一位学中医的都会背得很熟，但是运用起来可能大家就没那么熟了。小柴胡汤运用非常广泛，为什么呢？小柴胡汤的加减化裁可以应用于内、外、妇、儿等各个学科。我在临床中，对于一些呕吐症就用小柴胡汤治疗，疗效都很好。我曾经治过一病例，是一位顽固性胆汁反流性胃炎患者，50 岁。呕吐长达 5 年，天天呕，一吃饭就呕。她原本 110 斤（50kg）的体重，最后不到 80 斤（40kg）。她求医的经历是非常漫长的，在北京、西安、上海都治疗过，找过好多医生，胃镜、肠镜等也全都检查过，诊断明确——胆汁反流性胃炎。患者每天呕出黄色的酸苦水，口干、口苦。这让我想到了《伤寒论》里"心烦喜呕，默默不欲饮食"。看过她的舌象、脉象后，觉得她应该就属于这种情况，于是就用了小柴胡汤，开了 5 剂药。她服后觉得不错，就继续买药吃，后来她对我说，服药后她由每餐吐减轻至每天吐 2 次。以前不想吃饭，用药后也想吃了，体重也增加了。她觉得找了这么多医生，只有这次是有效的，后来我又给她加减用药，大概服了 1 周，她就完全不吐了，精神也好了许多。因为患者长期呕吐，吃不下饭，人很虚，后期我就给她用四君子汤加味治疗，直到康复。

还有一个关于小柴胡汤的例子。一位急性腮腺炎的患者，疼痛，发热，体温略高，37.9℃，怕冷，腮部肿胀，红肿热痛都有。他当时在基层医院被诊断为牙龈炎，到口腔科就诊。口腔科医生看了以后说："你还是去找内科吧！"他就来找我。当时，我想腮腺这个部位是足少阳胆经的循行部位，又看这位病人有发热、恶寒、口干、口苦的症状，我就给他用了小柴胡汤。我还开了外敷中药，用麻油调青黛敷在腮部。用了 3 天药，他所有的症状都消失了。从这些病例来看，我感觉小柴胡汤真的很神奇，而且果然是"但见一证便是，不必悉具"。所以，经方在临床的应用确实是效如桴鼓。

主持人：经常有人说经方是古老的方子，后世既然有那么多的时方，我们就没有必要花时间去研究经方、研究经典。您对这个观点有什么看法？

李教授：我觉得这种观点是不对的。我们现在研究经方是"读经而不泥古"。学术的发展，是有源有流的。"源"，就是经方；后世的时方，就是"流"。时方的很多要旨、精神，是从经方来的，它是继承了经方的思想之后进一步的创新，或者是结合了时代的特点发挥出来的。现在我们说谁是经方派，谁是时方派，谁是温热派，谁是寒凉派……我觉得这些都不全面，因为"辨证论治"这四个字已经把这些意思都涵盖进去了。辨证论治就是"有是证用是药"。

我们现在研究经方有什么意义呢？关键是领会辨证论治的思想。另外，我觉得中医用药也罢，选方也罢，学经典也好，做临床也好，千万不要忘记辨证论治。因时、因地、因人治宜，这是最重要的。张仲景方子里温热类方比较多，而且病例中出现脾胃病的症状比较多。为什么呢？这是他那个时代所决定的。我20多年前在《中国自然科学史研究》杂志上发表过一篇文章，是研究《伤寒论》成书时代气候背景的一篇文章。当时，我查了有史可考的气象资料，不仅包括中医的典籍，还包括其他学科的一些记载。《伤寒论》成书是在东汉末年，从气象学来讲，是一个"小冰河期"，是由暖变寒的。所以，当时寒证的疾病特别多，消化系统疾病也特别多，所以仲景偏于用温热类的方子。这都是时代背景所决定的。到了温病那个年代，叶、薛、吴、王等医家成名，其原因第一是他们所处的地域是江浙一带，第二是那个时候中国的对外交流已经多了起来，传染性疾病也很多，另外，长江流域靠东海，气候比较潮、湿、热，在这种气候特点下，疫病都是偏于热证的，而且外感疫病、烈性传染病比较多，所以他们的选方和伤寒不同。而他们的选方特点又是从伤寒学派里衍生出来的。他们结合了当时疾病流行的特点，用清热的处方比较多一些，但是也没有排斥伤寒的方药、没有否定伤寒。所以讲"寒热之争"是不准确的，这本身就是由疾病谱所变现出来的。而现代疾病谱的特点又是什么呢？外感疾病越来越少，内伤病越来越多。因为我们吃多了肥甘厚腻，运动少了，或者精神压力大，所以现代疾病就倾向于湿热、痰湿、瘀浊，脑血管病、心血管病、糖尿病、高脂血症、高血压这类疾病很多。也就是说，在我们所处的年代里，我们的组方用药应该也必须有我们的特点，一定要结合时代特征和疾病谱的变化灵活组方。

主持人：《伤寒论》是由古文写成的，文简义博，信息量很大。这对于初学者来说，可能难度会很大。您有没有好的建议，怎样才能把理论知识和临床挂上钩？

李教授：对于初学者来说，真的要潜心学习伤寒。首先就是背功。我的内经老师，陕西中医学院（现陕西中医药大学）付贞亮老教授，是山东人，他讲内经的时候，用山东话对我们说："学习《内经》对于初学者味同嚼蜡，但是我们还要坚持嚼蜡，当把蜡嚼出味道来，就会爱不释手了。"那么，学习《伤寒论》也是同样的道理。《伤寒论》比《内经》的实用性要强一些，但是也要先要把它背下来，哪怕是囫囵吞枣都没有关系。先吞进去，再慢慢消化它，这样才会有味道。还有就是学习《伤寒论》一定要结合临床，因为经典毕竟是从实践中得来的。

主持人：您对目前中医的教学模式有什么建议？对《伤寒论》的理论和临床教学又有什么好的建议？

李教授：我觉得中医学生的培养方式不宜像工业生产的方式。实际上中医学的教学规模应该小一些。另外，学生在学习的过程中，前2年应该重点学习基础理论，中后期就应该多去临床。广州中医药大学第一临床医学院实行本科学生导师制，这是一种非常好的教学方式，可以使学生在临床的各个环节上都能早一点进入状态；然后，再学临床课程、经典课程，时时刻刻多结合临床，把临床贯穿其中，这样教学的效果大概就会好一些，学生的兴趣也会更浓一些。

主持人：我们经方班已经办了十几年，李教授您对我们经方班有什么好的建议呢？

李教授：这个经方班，我参加过很多届，确实感触很深。第一点感触就是我们这个经方班真正体现了张仲景所说的"勤求古训，博采众方"。"勤求古训"就是我们大家坐到一起来，探求《伤寒论》《金匮要略》，探讨张仲景辨证论治的思想，以及经方在临床的应用这些话题；那么"博采众方"呢，是指我们经方班邀请了全国在经方方面学有所成、经验丰富的大家，乃至于世界各地对经方有所体会的一些名家，充分体现我们弘扬学术，繁荣学术，交流经验的主旨。第二点，这个经方班突出了广州中医药大学的特点——经典结合临床、经典走进临床。这个优势也非常明显，所以它才能够办得好，而且有说服力。第三点，我有一些很深的体会，是什么呢？就是我用来自勉的，也是想说给年轻人的体会。我们这个经方班是经过多年的拼搏才收获今天的成就的。研究学术也是一样，一定要沉得住气、坐得下来，不一定两三年就能出成果，也许几十年磨一剑，我们要不为市井的喧嚣所动、不为名利所困、不为名利是务。只要能沉得下心来，必有大成。广州中医药大学伤寒学科注重理论结合临床，有很多的研究成果，在理论方面、临床方面、人才培养方面都取得了不小的成绩。这说明，这条发展之路走得是很对的！这也是广州中医药大学经方班能够办十几届而始终受同行肯定的原因。现在，不仅有国内的同行过来讲学，就连国外的同行也来了。为什么我们可以办得这么好？我觉得很重要的一点就是结合临床。

主持人：非常感谢李教授！

谢建军教授访谈录

主持人： 今天，我们非常荣幸地请到了谢建军教授。谢教授是珠海市第二人民医院的院长兼书记，也是广东省仲景学会的副主任委员，多年从事临床教学工作，有着非常丰富的临床经验。今天，我们也想请他讲一讲临床的经验。谢教授您好！

谢教授： 您好！

主持人： 您能否谈一下临床中您擅长的病种和方剂？

谢教授： 我在临床这么多年确实有些体会，比如李可老中医的破格救心汤，对于临床危重症的治疗，往往能收到意想不到的效果。举个例子，一次我们医院儿科来了一小男孩，5岁，因为感冒发热入院，用了抗生素，也经过西医对症治疗，但还是不退热。虽然他热不退，却周身冰冷，面红如妆，头痛，呼吸困难，喷射性呕吐，而且瞳孔散大。头颅CT提示脑积水，已经压迫延髓了。腰椎穿刺结果怀疑是病毒性脑炎。心电监护提示血氧饱和度很低，已经上了呼吸机。我查房时候看到了这个孩子，我想这就是真阳衰微的表现啊。我就开了破格救心汤，让家长给他喝上试试。到了下午5点，我打电话问孩子情况怎么样，他们说病情还在恶化。其实我关心的是中药有没有服，他们告诉我还没有来得及服，我叮嘱他们赶快喂。晚上，我又问，果然喝了中药生命体征都有了改善。第二天孩子就脱呼吸机了，早上孩子就坐起来了，但还是有点没精神。到了第三天，孩子就完全恢复了！

主持人： 中医只要辨证论治正确，还是非常有效的。

谢教授： 是的。我在儿科治疗过好几位类似的患者。有的高热不退，颈部淋巴结肿大，一般几剂中药就能解决问题；还有的口腔糜烂、双唇糜烂，吃不下东西也不能喝水，小孩子可怜得涎水直流，我也是用几剂温阳药就治好了。

主持人：真寒假热？

谢教授：是的。这个时候如果还在用清热泻火的药是肯定不行的。要从舌象、脉象上看，只要舌苔是白的、舌质是淡的、脉是偏虚的，一般用温阳潜阳的药都没问题。

主持人：如果遇到这样的病人，医生用附子的情况似乎不多吧？

谢教授：我是支持用附子的！我要求药房先把附子煮好，一下煮20kg，然后一袋袋装好，一袋200g。这样我在开药的时候附子就直接调剂相应的量，跟其他药一起倒进去煮1个小时即可，既方便又快捷。

主持人：这个值得推广。您在门诊附子用量如何？

谢教授：平均一位患者用80g左右。

主持人：平均都要80g？

谢教授：是啊。一般一开就是7天，差不多一人560g。

主持人：那您用什么方子多一些？

谢教授：其实用好两个方子就可以治好多病了。一个是桂枝汤，一个是四逆汤。桂枝汤不仅是用来调和营卫的，它还可以调和脏腑、调和阴阳。因为疾病的本质就是阴阳失衡嘛！四逆汤要加上理中汤合用，不能单用附、草、姜。卢崇汉的"四逆法"我很推崇，不是所有的方子都用干姜，生姜也可以的，加上理中类方，效果真的很好，能治百病。附子的组方，我自己都是亲自尝过的。

只要抓住了病机，中医的辨证就简化了。但简化不等于乱来，是有根据的，要辨别是阴证还是阳证，虚证还是实证。只要把这个问题抓住了，中医辨证就简单了。当然，这也需要积累，要经过反复地磨炼。

主持人：您也试药吗？

谢教授：2000年，我在卫校当校长的时候，感觉自己衰老得很快，整日周身疼痛，尤其是关节痛、腰痛得厉害，走路都很困难。我当时先用了西医治疗，打封闭针，但是没有好，反而肢体肿、胃绞痛。后来我了解火神派以后才觉得附子的疗效是不可思议的。我用四逆汤加减，附子用

120g，服了 1 个月，所有症状都消失了，不仅身体不痛了，连手上的老年斑也褪掉了。可见，温阳药不仅治病，还可以使人年轻哦。

主持人： 呵，返老还童了。

谢教授： 长生不老做不到，但是要延年益寿还得是用中药，而且是温阳的中药。我以前作报告，不到 1 小时，气虚得就不想说话了，也不想动；而现在，每年服 1 个月温阳药后，中气充沛得不得了。

主持人： 自己煎？

谢教授： 不是自己煎，是医院煮的。附子第一周用 80g，第二周 90g，第三周 100g，第四周 120g，然后停 1 年，可以调理我这种气虚的体质。

主持人： 您对经方班有什么寄语吗？

谢教授： 经方班是推广经方的一个很好的平台，请来的专家都是临床方面的大家。我认为，经方班的内容在理论方面可以简化，因为书大家都可以自己去看。而关键是要注重实战，现在大家最重视的就是疗效。

主持人： 非常感谢谢教授结合自己的临床实践为我们介绍了中医扶阳的一些应用体会。我们受益匪浅，今天的采访就到这里。谢谢！